日本エム・イー学会編
ME 教科書シリーズ E-3

人工臓器（II）
——代謝系人工臓器——

工学博士 **酒井 清孝** 編著

コロナ社

日本エム・イー学会
教科書編纂委員会

| 委　員　長 | 佐藤　俊輔（大阪大学） |
| 委　　　員
（五十音順） | 稲田　紘（東京大学）
金井　寛（東京電機大学）
神谷　瞭（日本大学）
北畠　顕（北海道大学）
楠岡　英雄（国立大阪病院）
戸川　達男（早稲田大学）
鳥脇純一郎（中京大学）
野瀬　善明（九州大学）
半田　康延（東北大学） |

（所属は編纂当時のものによる）

刊行のことば

　医療は理工学領域で開発された技術を導入し，めざましい発展をとげた。いまから100年ほど前1895年に，レントゲンによって発見されたX線は人体内部の透視に応用され診断に大いに役立った。1900年代にはいってハンス・ベルガーは人の頭皮上で脳の電気現象が記録できることを発見した。これらは20世紀の医療の性格を象徴する発見であった。さらに生体材料の開発，X線CTやMRIなどの計測・診断機器や，各種治療機器の導入により，診断や治療技術は急激な発展をとげた。医療はME機器の支援なくしては成立しえない状況にある。理工学でも医学から発掘されたテーマが重要な研究対象になってきている。この分野には新技術のシーズが豊富なことが認識されてきたのである。

　日本エム・イー学会設立に時を同じくして，大学でも医用生体工学の教育や研究がさかんになってきた。最近になって，理工系学部・大学院を中心に，医用生体工学を専門とする専攻や学科が設立されはじめた。これらの学部，学科や大学院専攻で行われている教育・研究は医学部での工学技術の教育とともに，MEの将来を支える人材を育成し，技術を開発するために極めて重要である。

　日本エム・イー学会では，教育の一貫として，臨床工学技士のための教科書として「臨床工学シリーズ」を監修し，コロナ社から刊行中である。ところが，理工系大学あるいは医学部の学部，大学院の学生向けのMEに関する適当な参考書や教科書は，以前コロナ社から刊行された「ME選書」や「医用工学シリーズ」を除けば皆無である。それらもすでに品切れになって入手できないものや，または内容が古くなっているものもある。大学・大学院の教育の現場では，適切なMEの教科書がないために，教官が経験から講義や演習をしている状態である。日本エム・イー学会の教育委員会が同評議員に対して行った講義に関するアンケートからも，横断的かつ基礎的な教科と，最新の発展に関する部分とを適当にミックスした教科書シリーズの編纂が期待されている。この期待に応えるために日本エム・イー学会では，教科書シリーズを編纂することになった。

　この教科書シリーズは，大きく分けて

　　　生体計測関係
　　　生体システム・バイオメカニクス関係
　　　生体情報処理関係
　　　医用画像関係
　　　生体物性・材料，機能代行関係
　　　医療機器・情報システム関係

からなる。各巻とも基礎から最近の研究の状況までを簡潔に教科書としてまとめたもので，大学高学年から大学院修士課程での半期（半年）の講義で教える程度の内容にしてある。もちろん，参考

書としても使える。内容はなるべく視覚的に理解できるようにつとめた。この企画は，現時点でのME教育あるいは学習に必要な内容を網羅するようにつとめた結果であり，国際的にみてもこれに匹敵するものはない。できるだけ多くの教育の現場で使っていただければ幸いである。

1999年3月

日本エム・イー学会教科書編纂委員会

まえがき

これまでの科学技術の飛躍的進歩を振り返ると，そのきっかけは，
- 手動→自動（ロボット）
- 天然→人工（人工物，人工システム）
- 大型→小型（多くの機能を狭い箇所に収納→小型化）

である．例えば，天然素材はこれまで私たちの生活の中に広く取り入れられ，多くの分野で使われてきた貴重な材料である．その性能は非常に優れており，ほかに変えがたい貴重な材料であった．しかし，需要が多くなってくると供給が追いつかなくなり，その結果価格の上昇を招いてしまう．科学技術はそれらの問題を解決すべく，たゆまぬ努力を重ねてきた結果，天然素材をまねた多くの人工繊維が世に提供された．生物機能を模倣して，われわれの生活に役立つ人工物（人工システム）を構築した例は多い．例えば，
- 人工臓器（生体機能を代行する装置）
- 人工皮革（動物の皮の機能をまねた製品）
- 人工繊維（軽く美しい絹に代わるナイロン）
- 人工ゴム（天然ゴムの機能をまねたゴム）
- 人工ダイアモンド（天然のダイアモンドをまねた人工宝石）
- 人工鳥（鳥の機能をまねた飛行機）
- 人工人間（人の機能をまねたロボット）
- 人工生命（生命体の機能をまねた模倣生命）
- 人工衛星（星の機能をまねた空飛ぶ物体）
- ……

人工物の性能は手本である天然物の性能に比べると劣るが，供給量と価格を考えると，十分に実用的である．特に人工の鳥である飛行機は，鳥の俊敏な旋回性能などに及ぶべくもないが，多くの人と荷物を遠方まで運ぶ点では，鳥の性能を凌駕しているといえる．人工人間であるロボットは，単純な繰返し作業を忠実に実行する優れものである．人工皮革は，ランドセルやアパレルに使われており，比較的よくできた変わった製品である．

このように科学技術の産物として多くの人工物が世に出ているが，性能的には天然物に及ばない点が多い．寺田寅彦先生の随筆に，「…どうも人間のこしらえたものはとかく欠点だらけであるが，天然のものは何を見ても実に巧妙にできている．…」と書かれている．

天然物の機能をまねて人工物（人工システム）をつくることを，バイオミメティックスと呼んでいる．バイオミメティックス（自然を模倣した，ないしはそれに類似した構造科学）という用語は

1960年代から使われていたが，1972年にコロンビア大学のRonald Breslow教授によるバイオミメティック・ケミストリーの提唱に始まるといわれている。当時は酵素機能に関する研究が主であったが，その後，生体の構造と機能の解明が急速に進んだことが背景となって，生体を模倣する技術の開発へと進んでいった。生物の仕組みを学び，人知を加えることによって，人間社会に役に立つ人工システムを構築するという，夢のある話である。そのために，生物の仕組みを広く深く知ることが重要となる。前述のように，現代科学技術の多くは，バイオミメティックスの成果である。

そのひとつに，本書のテーマである人工臓器がある。このような組織・器官レベルから，現在ではさらに分子レベルに至る広い範囲に拡大して，バイオミメティックスは新しい時代に突入している。人工臓器も，組織工学の応用によって進展しているが，やがては分子レベルでの研究・開発が行われる時代もくるであろう。

バイオミメティックスでは，手本を目標にし，手本にできるだけ近づこうと努力することが仕事となる。しかし，天然物よりさらに優れた，しかも工学的洗練度の高い材料，デバイス，システムを人工的につくることも，将来的には可能であろう。本書をひもときながら，超人工臓器という大きな夢を見ていただきたい。

現在臨床応用されている人工臓器と研究されている人工臓器の種類は，人体のほとんどをカバーするほど多い。やがては，人体の一部が機能低下したときにそれを人工臓器で置換するという，まさに自動車の修理をパーツ交換で対応するのと同じことが行われるようになるであろう。人工臓器をその機能で大きく分けると，循環系と代謝系があり，本書では代謝系人工臓器を解説している。

本書の編集に関しては，コロナ社に負うところが多い。厚く御礼を申し上げたい。

2003年5月

著者を代表して　酒井　清孝

編著者・執筆者一覧

編著者
　　酒井　清孝　（早稲田大学）

執筆者（執筆順）
　　酒井　清孝　（早稲田大学，1，2章）
　　谷下　一夫　（慶應義塾大学，3章）
　　福田　淳二　（九州大学，4章）
　　船津　和守　（九州大学，4章）
　　須藤　雅夫　（静岡大学，5章）
　　東條　角治　（九州工業大学，6章）

（2003年4月現在）

目　　　次

1. 序　　論

1.1　科学技術と医療 ……………………………………………………………………………… 1
1.2　バイオメディカルエンジニアリング（医用工学） ………………………………………… 2
1.3　代謝系人工臓器 ………………………………………………………………………………… 3

2. 人 工 腎 臓

2.1　は じ め に ……………………………………………………………………………………… 7
2.2　腎臓の役割 ……………………………………………………………………………………… 7
2.3　人工腎臓の役割 ………………………………………………………………………………… 12
2.4　人工腎臓の曙 …………………………………………………………………………………… 12
2.5　人工腎臓の原理 ………………………………………………………………………………… 15
2.6　人工腎臓の装置 ………………………………………………………………………………… 17
　　2.6.1　人工腎臓システム ………………………………………………………………………… 17
　　2.6.2　透 析 器 …………………………………………………………………………………… 18
　　2.6.3　透 析 膜 …………………………………………………………………………………… 22
　　2.6.4　非対称透析膜 ……………………………………………………………………………… 29

3. 膜型人工肺

3.1　は じ め に ……………………………………………………………………………………… 31
3.2　膜型人工肺の基本デザイン …………………………………………………………………… 32
　　3.2.1　膜型人工肺に使用されるガス透過膜 …………………………………………………… 33
　　3.2.2　対流による酸素，炭酸ガス輸送 ………………………………………………………… 34
　　3.2.3　血液側のガス輸送抵抗と膜抵抗 ………………………………………………………… 40
3.3　膜型人工肺の性能評価方法 …………………………………………………………………… 42
　　3.3.1　評価方法の問題点 ………………………………………………………………………… 42
　　3.3.2　体外循環による *ex vivo* 評価方法 ……………………………………………………… 43
　　3.3.3　輸送現象論に基づく性能評価 …………………………………………………………… 45

vi 目次

- 3.4 膜型人工肺のガス交換性能の改善 ……………………………………………… 46
  - 3.4.1 二次流れの有効利用によるガス交換性能の改善 …………………… 46
  - 3.4.2 蛇行管によるガス交換性能の改善 …………………………………… 48
- 3.5 膜型人工肺の炭酸ガス除去性能 ………………………………………………… 54
  - 3.5.1 炭酸ガス除去膜型人工肺の概念 ……………………………………… 54
  - 3.5.2 微孔性膜型人工肺の炭酸ガス除去性能 ……………………………… 54
  - 3.5.3 微孔性膜のぬれ特性と炭酸ガス除去性能 …………………………… 58
- 3.6 微孔性膜型人工肺における炭酸ガス促進拡散 ………………………………… 60
  - 3.6.1 炭酸ガス促進拡散の寄与 ……………………………………………… 60
  - 3.6.2 数値解析による炭酸ガス除去性能評価 ……………………………… 60
  - 3.6.3 数値解析によって得られた炭酸ガス除去性能 ……………………… 61
  - 3.6.4 炭酸ガス除去性能の実験結果 ………………………………………… 64
- 3.7 膜型人工肺の長期使用 …………………………………………………………… 65
- 3.8 血管内留置のための外部灌流膜型人工肺 ……………………………………… 65
- 3.9 理想型人工肺を目指して ………………………………………………………… 67

4. 人 工 肝 臓

- 4.1 は じ め に ……………………………………………………………………… 69
  - 4.1.1 人工肝臓開発の必要性 ………………………………………………… 69
  - 4.1.2 本章の枠組み …………………………………………………………… 70
- 4.2 肝臓について ……………………………………………………………………… 71
  - 4.2.1 肝臓の構造と機能 ……………………………………………………… 71
  - 4.2.2 肝臓病とその治療法の概要 …………………………………………… 74
- 4.3 人工肝臓について ………………………………………………………………… 76
  - 4.3.1 人工肝臓の目標と分類 ………………………………………………… 76
  - 4.3.2 人工肝臓開発の変遷 …………………………………………………… 78
- 4.4 ハイブリッド型人工肝臓 ………………………………………………………… 81
  - 4.4.1 ハイブリッド型人工肝臓の必要条件とその設計の考え方 ………… 81
  - 4.4.2 ハイブリッド型人工肝臓に利用する肝細胞 ………………………… 81
  - 4.4.3 ハイブリッド型人工肝臓に用いるスカッフォルド（肝細胞付着用の足場） … 84
  - 4.4.4 肝細胞の培養方法 ……………………………………………………… 88
  - 4.4.5 ハイブリッド型人工肝臓モジュールの設計 ………………………… 90
  - 4.4.6 本節のまとめ …………………………………………………………… 97
- 4.5 スフェロイドを用いたハイブリッド型人工肝臓の開発 ……………………… 97
  - 4.5.1 PUF/スフェロイド培養法の確立 ……………………………………… 97

4.5.2　人工肝臓モジュールのスケールアップの実際 …………………… 99
　4.5.3　体外循環システム ……………………………………………… 100
　4.5.4　本節のまとめ …………………………………………………… 107
4.6　ハイブリッド型人工肝臓のヒト臨床への適用例 ……………………… 107
4.7　お わ り に ………………………………………………………………… 109

5. 人 工 膵 臓

5.1　は じ め に ………………………………………………………………… 110
5.2　糖尿病の分類 ……………………………………………………………… 110
　5.2.1　インスリン依存型糖尿病（Ⅰ型糖尿病） ……………………… 110
　5.2.2　インスリン非依存型糖尿病（Ⅱ型糖尿病） …………………… 110
5.3　膵　　　　島 ……………………………………………………………… 111
　5.3.1　人 工 膵 臓 ………………………………………………………… 111
　5.3.2　ハイブリッド型人工膵臓 ………………………………………… 112
　5.3.3　グルコースセンサを用いた人工膵臓 …………………………… 112
5.4　グルコースセンサの基礎原理 …………………………………………… 113
　5.4.1　酵素反応と電気化学計測 ………………………………………… 113
　5.4.2　酵素反応速度と基質濃度 ………………………………………… 114
　5.4.3　固定化酵素膜の拡散と反応 ……………………………………… 115
5.5　生体計測に必要な事項 …………………………………………………… 120
　5.5.1　皮下組織液のグルコース濃度 …………………………………… 121
　5.5.2　生 体 デ ー タ ……………………………………………………… 121
5.6　グルコースセンサの膜デザイン ………………………………………… 122
　5.6.1　グルコース感応膜 ………………………………………………… 122
　5.6.2　選 択 透 過 膜 ……………………………………………………… 122
　5.6.3　膜透過特性の測定理論 …………………………………………… 123
　5.6.4　膜の選択透過性 …………………………………………………… 125
　5.6.5　制 限 透 過 膜 ……………………………………………………… 126
　5.6.6　生 体 適 合 膜 ……………………………………………………… 126
5.7　皮下埋込みグルコースセンサの進展 …………………………………… 127
　5.7.1　複合膜のセンシングモデル解析 ………………………………… 127
　5.7.2　針型先端感応式センサ …………………………………………… 129
　5.7.3　針型側面感応式センサ …………………………………………… 130
5.8　マイクロダイアリシス採取型連続血糖値モニタ ……………………… 131
　5.8.1　マイクロダイアリシス法 ………………………………………… 131

viii　目　　次

　5.8.2　マイクロダイアリシス法グルコース計測 ……………………………… 131
5.9　血糖値モニタの進展 ……………………………………………………………… 134
　5.9.1　メディエータ型簡易血糖値モニタ ………………………………………… 134
　5.9.2　銀電極還元電流型血糖値モニタ …………………………………………… 136
　5.9.3　酸素発生型簡易血糖値モニタ ……………………………………………… 137
5.10　携帯型人工膵臓 ………………………………………………………………… 139
5.11　新規なグルコース・血糖値測定法 …………………………………………… 140
5.12　ハイブリッド型人工膵臓 ……………………………………………………… 140
5.13　今後の課題 ……………………………………………………………………… 142

6．薬物送達システム

6.1　は じ め に ……………………………………………………………………… 143
6.2　血中濃度と標的濃度 …………………………………………………………… 144
6.3　薬物の生体膜吸収 ……………………………………………………………… 146
　6.3.1　拡散係数と分配係数 ………………………………………………………… 147
　6.3.2　2層膜モデル ………………………………………………………………… 149
6.4　体　内　動　態 ………………………………………………………………… 150
6.5　制　御　放　出 ………………………………………………………………… 151
　6.5.1　マトリックス型製剤からの薬物放出 ……………………………………… 151
　6.5.2　レザバー型製剤からの薬物放出 …………………………………………… 153
6.6　DDSに用いられる高分子基剤 ………………………………………………… 153
　6.6.1　非分解性高分子 ……………………………………………………………… 153
6.7　DDSの現状 ……………………………………………………………………… 157
　6.7.1　経口DDS …………………………………………………………………… 157
　6.7.2　経皮治療システム …………………………………………………………… 159
　6.7.3　眼科領域のDDS …………………………………………………………… 162
　6.7.4　プロドラッグ ………………………………………………………………… 164
　6.7.5　気道，鼻粘膜からのDDS ………………………………………………… 166
　6.7.6　薬物ターゲティング ………………………………………………………… 166
6.8　時間治療と時間制御型DDS …………………………………………………… 167
6.9　DDS設計におけるバイオミミクリー ………………………………………… 170
6.10　将来の展望 ……………………………………………………………………… 172

参　考　文　献 ………………………………………………………………………… 173
索　　　　　引 ………………………………………………………………………… 185

1 序論

1.1 科学技術と医療

現代社会がテクノロジーの急速な高度化によって支えられている事実は，万人が認めるところであろう．この一種の社会変革は，一つの見方として，経験に立脚した技術から，科学（原理原則に基づいた技術）への移行といえる．

医学は，いうまでもなく，病苦に苦しむ人の治療を至上命題として発展してきた学問である．したがって，"なぜ"よりも"いかに"が，また"基礎理論"よりも"方法論"が重視され，経験則が中心であったのはやむをえない．

生体内現象は他の自然現象に比して非常に複雑であるため，神秘的なもの，例外的なもの，といった扱いをされがちであった．このことも，科学的な手法が適用されなかった理由の一つであろう．

工学は，科学的に自然現象を解明し，一般則を見つけ，それを社会生活を豊かにすることに利用することを目的とした学問であるが，その研究対象を人工物に限ってきた．最近になって，バイオリアクタや遺伝子工学のように，一部の生物，生命現象についても研究対象にするようになった．しかし，生体についてはいまだ聖域で，おもに医学者の手に委ねられている．医学研究に臨床試験が不可欠である以上，これはやむをえないことである．しかし，生体現象も決して例外ではない．自然現象の一部である以上，工学者が生体を研究対象としてもなんら不思議ではない．

医療技術のブレークスルーは世界的な大戦争のときに起こるといわれている．戦時における新しい医療技術の必要性と，そのために投下された莫大な研究費による産物であるが，この医療技術は，平和時にわれわれの健康維持に役立っている．

第二次世界大戦時には輸液技術が発達し，朝鮮戦争時には人工腎臓が挫滅症候群（clash syndrome）の治療に活躍した．現在広く使われている点滴と人工腎臓は，このときの産物である．阪神・淡路大震災においても，倒壊家屋，あるいは倒れた家財道具などの下敷きになって，多くの神戸市民が挫滅症候群に悩まされた．このときにも人工腎臓が活躍した．ベトナム戦争時には人工血液が研究された．この研究は平和目的のために現在も続けられている．また地下鉄サリン事件では，サリン中毒による重症患者に血漿交換が有効であった．これらは医療技術の発達の特殊

性として，よく引き合いに出される事例である。

　図1.1のように，人体を精妙な生化学反応を行う小型の化学プラントにたとえることができることを考えれば，工学を生理学や臓器工学に応用することは不思議ではない。

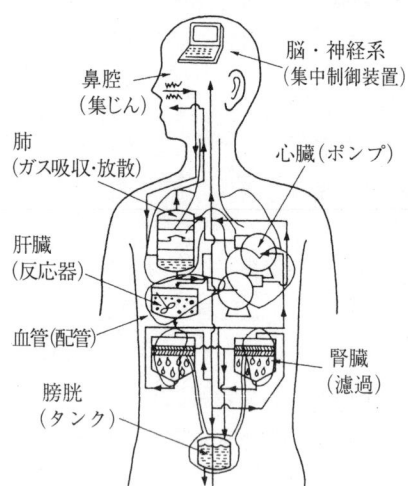

図1.1 生体は小型化学プラント

1.2 バイオメディカルエンジニアリング（医用工学）

　工学者には生体という新しい研究対象，医学者には工学-理学という新しい研究手法を提供する場として，医用工学が誕生した。

　医用工学が医療にもたらした恩恵の一つは，医療水準を平均的に向上させた点である。科学は普遍性を有することが大前提にあるので，医用工学を用いることによって，旧来医療の最大の欠点であった主観や経験という泥臭いところを少なくできる。

　聴診器はわずか30〜40年前までは心臓疾病の診断に不可欠な道具であった。したがって，医師の技量が直接診断成績に結びついた。ところが，心電図測定器の開発によって，医師の技量に依存せず，再現性，信頼性の高い診断が可能になった。またその装置が，機能のわりに安価であったために，広く普及し，医療レベルのボトムアップに貢献した。

　人工臓器もまた，医用工学が医療にもたらした恩恵の一つである。人工臓器の実用化が，治療法の多様化，患者の延命などに貢献したのは当然であるが，医学に新しい治療概念を導入したことは見逃せない。

　従来の医療は，手術などによる不全部分の除去と，投薬を中心とする足し算の治療法が中心であった。これに対して，人工臓器を用いた治療では，置き換えによる不全部分の補充と，血液浄化療法に代表される引き算の治療法が中心となってい

る。このように，従来の治療との正反対の概念の導入が，医学に及ぼした影響は大きい。新しい発見が往々にして発想の転換から生じるのは，医学においても例外ではない。

　人工臓器の開発に設計計算はほとんど行われていない。試行錯誤で人工臓器をつくることができる。技術者は，装置内で起こる現象を解析し，装置性能を定量的に予測するための手法によって，性能の優れた新しい装置を考案し，また出来上がった装置の性能を評価する。また，小さい容積の中に多くの機能を入れ込む。装置をシステム化および自動化する。このように，生体内の機構解明，新しい治療技術の開発など，工学的手法がメディカルにおいて果たす役割は大きい。

　装置内部の情報が得られない場合でも，装置をブラックボックスと見なし，運動量，物質，エネルギー収支から装置内現象を解析し，装置性能を推測する手法を工学は得意としている。生理学者，基礎医学者が行うヒトの体に対する厳密な手法ではないが，生体内現象を工学的手法で定量的に取り扱うことも可能である。また，生体機能は化学装置のそれに比して高度である。したがって，ヒトの体のメカニズムを逆に利用して，化学装置および化学プロセスを進歩させることも考えられる（バイオミメティックス：biomimetics）。

　人工臓器研究をリードしているのは米国人工内臓学会（通称 ASAIO）であるが，エンジニアは古くからこの学会に関係していた。第1回大会は1955年にアトランタ市で開催された。当時は医師だけの集まりであったが，1960年代の前半から工学者の発表が多数みられる。例えば，透析器における物質移動，透析器の至適設計などに工学的手法が駆使されている。工学が初めて人工臓器の分野に入り込んだ時期は定かでないが，注目を集めたのは1960年代の初めである。例えば，米国化学工学会におけるシンポジウムは1966年に始まり，1983年の刊行物まで6冊のシンポジウムシリーズ（1966, 1968, 1970, 1978, 1979, 1983年）が発刊され，多くの医用工学の研究が工学者によって進められた。Colton は，博士論文（1969年）の中で，人工腎臓の性能を評価している。Babb は，透析による中分子量物質の除去に輸送現象論を適用し，中分子仮説を1971年に提案している。また Popovich は，腹膜（生体膜）を用いた透析である持続的外来腹膜透析（CAPD）を1976年に考案し，その有用性が現在認められている。わが国では，吉田文武が人工肺の仕事に早くから着手し，1966年に血中における酸素の拡散係数に関する論文を発表している。

1.3　代謝系人工臓器

　本書では，代謝系人工臓器の範疇に入る人工腎臓，人工肺，人工肝臓，人工膵臓と，代謝系人工臓器と同じく，物質移動が主要な役割を演じている薬剤送達システム（ドラッグデリバリーシステム）について詳述する。

正常に機能しなくなった生体臓器の機能の一部を代行するための人工物，あるいは装置が，人工臓器（生体機能代行装置）である。現在実用に供されている人工臓器には多くの種類があるが，その機能が主として機械的なものと，非機械的なものとに大別される。前者は，人工心臓，人工関節，人工食道などである。また後者は，人工腎臓，人工肺，人工肝臓，人工膵臓などであり，その主要な機能は輸送現象と代謝である。

工業的に使われている多くの人工膜が，医療用としても使われている。表1.1のように，逆浸透膜は透析液原液の希釈用水の浄化，透析膜は血液浄化（人工腎臓），限外濾過膜は注射用水製造，血液濾過および血漿成分分離，精密濾過膜は血漿分離，気体分離膜は人工肺および酸素富化に用いられている。

表1.1 人工膜とその用途

逆浸透膜	透析液原液の希釈用水の浄化
透析膜	人工腎臓
限外濾過膜	注射用水の製造および血液の濾過
精密濾過膜	血漿分離
気体分離膜	人工肺および酸素富化

人工腎臓では，透析という物理化学的原理に基づいて，透析膜を用いて腎不全患者の血液を浄化していることから，人工腎臓を用いた治療を血液透析と呼んでいる。また，この透析の考え方を発展させて，疾患により体液中に蓄積した病因物質を体外に排泄することによって，体液を浄化し，治療する方法を血液浄化法と呼んでいる。人工膜を用いる血液浄化法として，血液透析，血液透析濾過，血液濾過，血漿成分分離，血漿分離，生体膜を用いる血液浄化法として，腹膜透析，さらに吸着剤を用いる血液浄化法として，血液吸着，血漿吸着が臨床に用いられている。

人工腎臓に応用されている血液透析，また血液透析濾過，血液濾過，直接血液灌流，血漿分離，血漿成分分離，免疫吸着は，いずれも単位操作の透析，濾過，吸着，膜分離の医療への応用である。ただし，人工臓器を一つの化学装置とみたとき，この装置に要求される条件は単純ではなく，多くの医学的条件も満たさなければならない。

肺の機能を考えると，吸気中の酸素を血液に吸収すると同時に，血液中の炭酸ガスを呼気中に排出し，ガス吸収とガス放散が肺において同時に行われている。この機能を代行するのが，開心術に用いられている人工肺であり，化学プラントで使われているガス吸収塔やガス放散塔と原理的に同じである。

人工肝臓と人工膵臓は開発段階である。肝臓と膵臓の機能は複雑で，そのすべての機能を人工臓器で代行することは不可能である。そこで肝細胞や膵細胞を人工臓器と組み合わせて，肝臓と膵臓の機能を代行しようとする試みが行われている。すなわちハイブリッド型人工臓器である。

肝細胞の壊死などによる重い肝機能障害，すなわち劇症肝炎の治療においては，

解毒機能だけでなく，代謝機能の代行も必要となるので，吸着，透析，血漿交換などではある程度の効果しか期待できない。人工肝臓というよりは，人工的肝機能補助装置である。代謝機能を補助するためには，動物などの生体肝の代謝機能を利用するハイブリッド型人工肝臓が期待されている。しかし，移植への橋渡しとしての役割は期待できるが，長期間の生体機能代行は難しい。

真性糖尿病患者では，ラ氏島の機能低下のためにインスリン分泌が不足し，血糖値が異常に上昇して，重症になると昏睡状態に陥る。この血糖値のコントロールは簡単ではなく，インスリン量が多すぎると低血糖症を引き起こし，インスリンが不足すると昏睡を引き起こす。重症糖尿病患者や膵臓を摘出した患者の延命を図る目的で，血糖値を常時適正な範囲に保つために，連続して血糖値を測定し，その変動に応じて適量のインスリンを注入し，場合によっては，血糖値を上昇させるために，グルコースや血糖上昇ホルモンであるグルカゴンを適量注入するような人工膵臓システムも開発されている。このような機械的人工膵臓には，閉ループ（closed-loop）方式と開ループ（open-loop）方式があり，前者は血糖測定部，インスリン注入部，両者を結ぶ制御部を組み合わせた装置，後者は血糖測定部がない装置である。

インスリンを機械的に注入するのではなく，生きた膵臓のラ氏島細胞，あるいはラ氏島の β 細胞だけを単離して，膜にそれらの細胞を培養して利用する血糖制御方式がハイブリッド型人工膵臓である。

薬物は生体との相互作用を通じて治療効果を発揮すると同時に，生体への副作用を十分に考慮して投与される。図1.2のように，薬物血中濃度には上限と下限があり，上限を超えると副作用が現れ，下限に達しないと薬効が現れない。このことから，1回の薬物投与量と投与間隔が決められる。しかしこの間欠的な薬物投与法では，薬物の血中濃度を上限と下限の範囲内につねに維持することは難しい。そこで，薬物血中濃度を長期にわたって上限と下限の範囲内に維持する方法，治療部位にだけ薬物を作用させる方法，病気のときだけ薬物を放出させる方法など，新しい薬物送達システムの開発が期待されている。このように薬物送達システムには，大別して，薬物放出制御機能とターゲティング機能の二つが要求される。

薬物送達システムには，経口，注射による全身的薬物治療システム，皮膚を通し

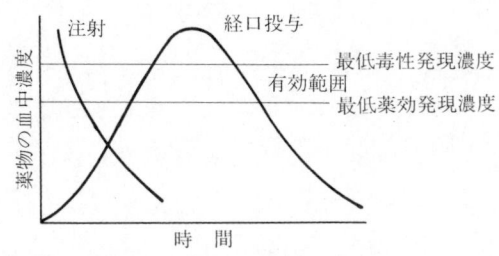

図1.2　薬物血中濃度の経時変化

て薬物が体内に吸収される経皮的吸収薬物治療システムがある。また，刺激に応答して薬物を放出する薬物治療システムも考えられている。

　人工臓器用の材料，いわゆる医用材料には，機械的強度はもちろんのこと，膜材料の場合には優れた透過性能，血液と接触する場合には血栓，溶血，補体活性などが起こらない生体適合性など，特別の機能が要求される。このような医用材料の進歩には，高分子化学の寄与が大きい。

　次世代の治療法として，生きた細胞を用いようという動きと，ドナー不足の臓器移植から，培養系で細胞を増殖させ，再構築した組織の移植へ移行しようとする動きの二つのベクトルから生じた新しい概念が，組織工学・再生医工学であり，MITの化学工学者であるLanger, R.とHarvard大学麻酔科医のVacanti, J. P.によって提唱された学問である[1]。組織工学・再生医工学によって，人工材料のみでは達成できなかった高度の生体適合性をもつ人工組織・人工臓器が開発される可能性が大である。また，マイクロマシン技術との融合で，マイクロ人工肝臓，マイクロ人工腎臓の開発も夢ではなくなるかもしれない。

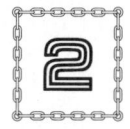

人工腎臓

2.1 はじめに

　生体腎臓の代替である人工腎臓の機能は，現在のところ，生体腎臓の機能の一部代行であり，一時的代行である．それでも，この人工腎臓が多くの慢性・急性腎不全患者を救命し，延命させている．まだ問題点が山積しているが，工業技術の医療への貢献は大である．これは境界領域の研究開発成果の一例である．特に人工腎臓の分野では，高分子材料工学，化学工学，機械工学，電子工学と医学との協同作業が，この成果をもたらしたといえよう．

　人工腎臓の基本原理は透析と濾過である．透析膜とそれを組み込んだ透析器（ダイアライザ）で透析と濾過を行っている．透析膜と透析器を改良することによる高性能化・小型化・生体適合化がエンジニアの役割である．また，医療現場で使いやすく，安全に操作できる人工腎臓システムの開発は，医と工の連携で可能となる．

　2001年12月31日現在のわが国の慢性透析療法の統計（日本透析医学会）によると，慢性透析患者数は219 183名で，1年間に13 049名も増加している．昼間の透析患者が77.3％，夜間の透析患者が18.6％である．残りのほとんどはCAPD（連続携帯型腹膜透析）の患者である．家庭透析も行われているが，日本ではごくわずかである．5年未満の透析患者は全体の約半分，5年以上10年未満の透析患者が約4分の1，残りの約4分の1が10年以上の透析患者である．最長透析歴は35年10か月である．

　導入患者の原疾患は，現在では糖尿病性腎症が一番多く，つぎに慢性糸球体腎炎であるが，この二つの原疾患患者がほとんどである．導入後1年生存率は87.3％，5年生存率は60.2％，10年生存率は39.6％である．

　このような人工腎臓の歴史と工学的アプローチについて述べていきたい．

2.2 腎臓の役割[1)~3)]

　腎臓（図2.1）では，体内で不要のタンパク質代謝産物，および過剰のイオンと水が，糸球体で濾過によって血液からこし出される．糸球体のあとに続く近位尿細管，ヘンレ係蹄，遠位尿細管，集合管を通る間に，生体膜による能動輸送と受動輸

8 　2. 人 工 腎 臓

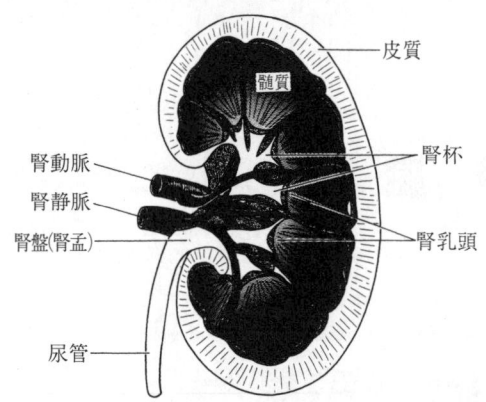

図2.1　腎臓の構造〔砂野　哲：図説人体生理学，新和出版（1987）〕

送（拡散）で尿がつくられる。これらの濾過，拡散，能動輸送，受動輸送，膜分離の操作は，拡散的単位操作である。

　腎臓は，生体の分泌，排泄を行う器官で，俗な表現をすると尿製造装置である。腎臓において不要・過剰物質が血液から除去されるが，これは生体膜による能動輸送と受動輸送という精巧なメカニズムで操作されている。物質移動（拡散，濾過，再吸収，分泌）によって，タンパク質代謝産物（尿素，尿酸，クレアチニン，グアニジン誘導体，低分子量タンパク質などの含窒素化合物），有害物質および不要物質の除去，浸透圧（血清浸透圧；約 285 mOsm/l），体液量および pH 値（アシドーシス<7.35―正常範囲―7.43<アルカローシス）の是正，電解質代謝と電解質組成の調整，ホルモン分泌（解糖，造血，血圧調節，小腸におけるカルシウム吸収の促進）などを行いながら，体液性状を一定に維持している。このメカニズムは，生体内環境の恒常性（ホメオスタシス：homeostasis）の一つである。

　ヒトは，いんげん豆の形をした約 150 g の腎臓を後部腹壁近くに二つ有している。腎臓を構成する最小の機能単位はネフロン（**図2.2**）で，それぞれの腎臓は約

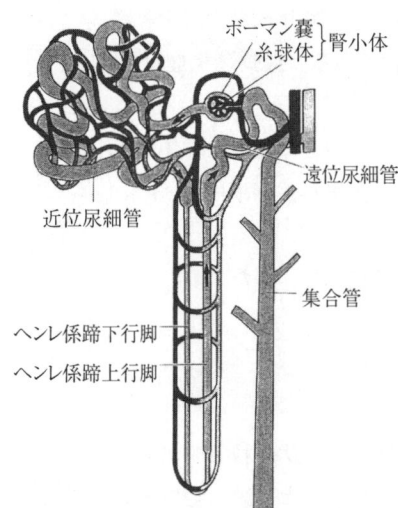

図2.2　ネフロン〔砂野　哲：図説人体生理学，新和出版（1987）〕

100万個のネフロンで構成されている．左心室より送出された心拍出量（心臓から吐出される血液流量）の約25％の血液（男性の場合は約1.2 l/min，女性の場合は約1 l/min）が腎動脈，葉間動脈，弓状動脈，輸入細動脈を通り，皮質に位置するネフロンに流入する．輸入細動脈が糸球体に入る直前の動脈壁に位置する平滑筋細胞は傍糸球体細胞と呼ばれ，緻密斑とあわせて傍糸球体装置を構成しており，糸球体への血液流入量を制御している．輸入細動脈が枝分かれした20〜40本の房状の毛細血管網が糸球体であり，糸を巻いたボールのような形をしている．この毛細血管の房は最後にまた一つに集まり，輸出細動脈につながる．この輸出細動脈が分かれた第2次毛細血管網がネフロンの尿細管周囲を取り巻き，尿細管との間で物質交換をしながら，最終的に腎静脈に達する．

　糸球体の毛細血管壁では，心臓による血圧を駆動力として血液が濾過され，糸球体を囲むボーマン嚢（200 μm×300 μm）と糸球体との間のボーマン腔に濾液が集まる．これらを腎小体という．

　糸球体の毛細血管に流入した血液は，心臓の駆動による糸球体血圧約70〜80 mmHgを有する．血漿のコロイド浸透圧約30 mmHg，ボーマン嚢内圧約10 mmHgがこの濾過圧を打ち消す方向にはたらくので，有効濾過圧は約30〜40 mmHgとなる．この有効濾過圧によって，約120 ml/min（これは男性の値で，女性の場合は約100 ml/min）の糸球体濾過流量が得られる．腎小体の中の圧力分布を示したのが図2.3である．

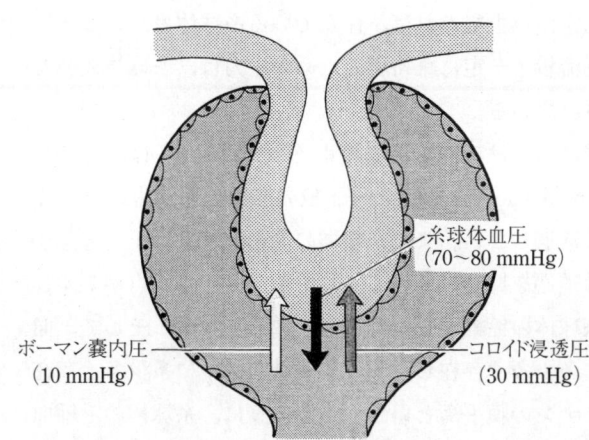

有効濾過圧＝糸球体血圧−(コロイド浸透圧＋ボーマン嚢内圧)
　　　　　＝30〜40 mmHg

図2.3　糸球体濾過〔砂野　哲：図説人体生理学，新和出版（1987）〕

　毛細血管壁は内皮細胞，基底膜，上皮細胞からなり，濾過膜として機能する（図2.4）．濾過に対するおもな抵抗は，基底膜（基底膜の細孔直径7〜10 nm）にある．毛細血管壁の面積を約1.5 m²とすると，上記の濾過流量の値から求められた濾過

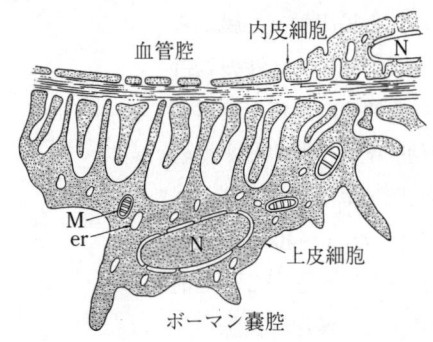

基底膜を境として両側に毛細血管の内皮細胞と上皮細胞とが孔（小胞体）のあいた細胞質を広げているところを示す。
M：ミトコンドリア，er：小胞体，N：核

図2.4 濾過膜の模型図〔真島英信：生理学，文光堂 (1974)〕

係数は，140 ml/m²・h・mmHg，また濾過率は 210 ml/h・mmHg となる。

血漿中のアルブミン（分子量 69 000）は糸球体の毛細血管壁をほとんど透過しない。わずかに濾出したアルブミンは近位尿細管で再吸収される。また，ヘモグロビンは多少濾出し，グロブリンは完全に阻止される。

糸球体濾過でつくられた約 120 ml/min の血漿水（血漿からタンパク質が除かれた水溶液）は尿細管に入る。糸球体に入る血漿流量に対する糸球体濾過流量の比は，0.16〜2.0 である。したがって，血液は糸球体出口の輸出細動脈で濃縮されている。

糸球体に流入する血漿流量が正常値以下に減少すると，血漿流量の増加に伴って糸球体濾過流量は増加する。しかし，糸球体に流入する血漿流量が正常値であれば，血漿流量が増加しても糸球体濾過流量はほとんど変化しない。このことから，糸球体に流入する血漿流量が正常値以上であれば，休んでいる糸球体はないことになる。腎血漿流量と糸球体濾過流量を一定に維持するための圧力は，糸球体入口と出口の血管壁の収縮筋で調節されている。

図2.5のように，腎臓の糸球体における溶質透過流束 K〔ml/min〕は，分子量1万までの溶質に対して一定値を示す。それ以上の分子量の溶質透過流束は大きく減少し，アルブミンはほとんど透過しない。また糸球体の毛細血管壁は正荷電分子の透過を促進し，負荷電分子の透過を抑制している。したがって，等電点が7.4より小さい血漿タンパク質は，糸球体の毛細血管壁を透過しにくくなる。そして，血漿中の他の陰イオンは濾液側に多少多く存在し，陽イオンは血漿中に多少多く存在することになる。この現象をドナンの膜平衡という。このように，糸球体の毛細血管壁は，サイズ選択性と荷電選択性の両方の機能を有している。

糸球体の毛細血管壁は濾過膜であるが，人工膜を用いた濾過で経験するようなファウリング（fouling）を起こさない。これは，劣化しにくい人工膜をつくるときの手本になる，興味深い生体内現象である。

濾液は近位尿細管，ヘンレ係蹄，遠位尿細管という全長約 4〜5 cm の毛細管状のキャピラリー（capillary）を通過していく。それぞれの尿細管は尿をつくり出すための固有の機能を有しており，そこを通過する間に濾液は濃縮される。さらに

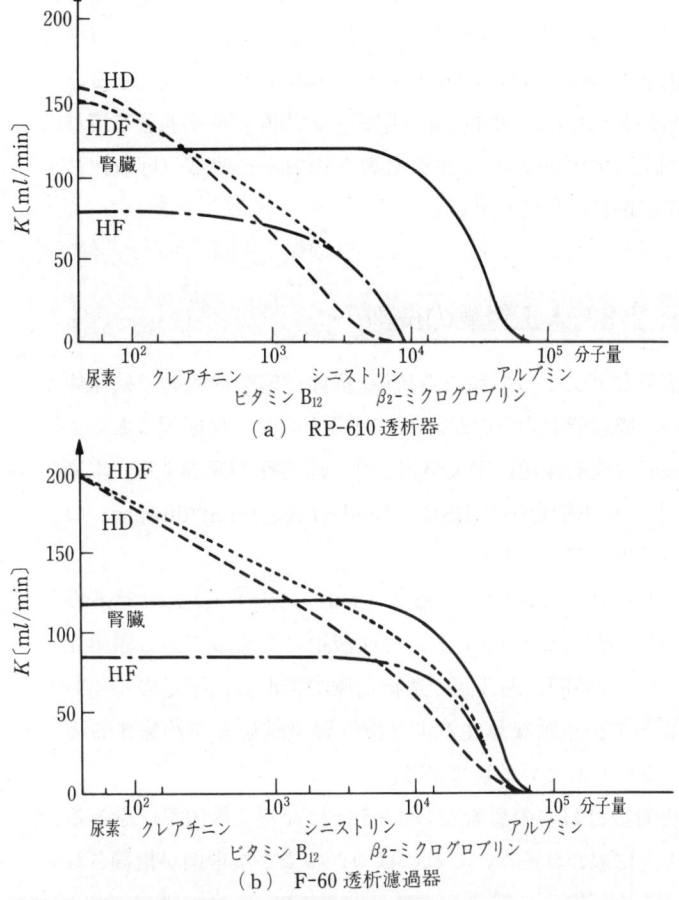

図 2.5 血液透析（HD），血液濾過（HF），腎臓におけるクリアランス対溶質分子量〔Sprenger, K. G. B., Stephan, H., Kratz, W., Huber, K., Franz, H. E.: Optimising of Hemodiafiltration with Modern Membranes?, Contr. Nephrol., **46**, pp.43-60, Karnger, Basel (1985)〕

濾液は集合管，腎盂，尿管を通り，完成した尿は最終的に膀胱に貯留する。このように，1日に約 180 l の濾液が糸球体でこし出される。1日の尿量は 1〜1.5 l なので，糸球体でつくられた濾液の 99％以上は，糸球体に続く尿細管で再吸収される。タンパク質代謝産物などの過剰物質を体内から尿中に排泄するとき，尿中で析出しない希薄溶液をつくるのに，正常人の1日の尿量約 1.5 l/day（1.04 ml/min）は必要な値である。ただし，この尿量はあくまでも目安であって，液体の摂取量，皮膚や肺などからの水の蒸発（不感蒸泄および発汗）によって変化する。また，睡眠中や運動時の尿量が減ることはよく経験することである。

　体液の性状を一定に保つように腎臓は機能しているので，尿の性状は時々刻々変化する。正常尿の比重は 1.001〜1.040，pH は弱酸性の 6 前後であるが，これらの値は食事によって変化する。尿はウロクローム色素のため黄色い。水の排泄が減少

するため早朝尿は濃縮され，濃暗色である．尿を放置すると細菌によって尿素が分解され，アンモニア臭を放つ．尿は水（約95％），尿素（約2％），電解質，有機物質などから構成され，正常人の尿組成は置かれた状態や環境によって変化する．

血液は，糸球体の毛細血管を出た後，前述の通り尿細管の周りの毛細血管を流れる（図2.2）．その間，尿細管中の濾液から生体に必要な物質を再吸収（回収）したり，血液中の過剰物質を尿細管に分泌している．

2.3 人工腎臓の役割

薬物，ヘモグロビン，細菌などによって起こる抗原-抗体反応や糖尿病で糸球体の毛細血管壁が損傷を受け，濾過能を失うのが，糸球体腎炎のおもな原因である．それに伴って，尿細管の機能（能動輸送）喪失が起こり，尿毒症が発現する．本来の腎機能が20％以下に低下した末期腎不全 ESRD（end-stage renal disease）の治療には，血液透析と腹膜透析が有効である．

透析という物理化学的原理を用いて，腎不全患者（2001年末の日本における慢性透析患者は219 183人，全世界では約100万人）の血液中にたまっている尿毒症病因物質，イオン，水を，1回4時間，週3回の透析治療で排泄し，不足のイオンを体内に補給することによって，重篤な急性および慢性腎不全患者を治療するのが，人工腎臓（血液透析ともいわれている）である．

世界的にみると，透析患者数は日本の患者数の4〜5倍になる．数値だけをみると日本の透析患者が多いように思われるが，これにはつぎのような理由が指摘されている．

一つは，日本の透析治療技術が優れていることである．これは，前述の透析患者の1年生存率87.3％，5年生存率60.2％，10年生存率39.6％のデータからも明確である．さらに日本で製造された人工腎臓装置の優れた性能も貢献している．

つぎに，日本では腎臓移植があまり行われていないことである．人工腎臓と腎臓移植は車の両輪の関係にあり，人工腎臓が十分に発達しているから腎臓移植を安心して受けることができる．移植した臓器が万が一駄目になっても人工腎臓が控えているので，移植を安心して受けられる．しかし，日本では移植する腎臓が不足している．移植を希望する患者の数に相当する提供者がいない．さらに，組織の型が合わなければ移植できない．したがって，移植を希望する患者の数より多くの臓器提供者がいなければ，移植は進まない．すなわち，需要と供給のバランスが合わない．

2.4 人工腎臓の曙

図2.6は，1914年に論文発表された人工腎臓のプロトタイプ（原型）である．透析膜に内径8 mmの管状セロイジン（ニトロセルロース）膜，抗凝固剤にヒル

2.4 人工腎臓の曙

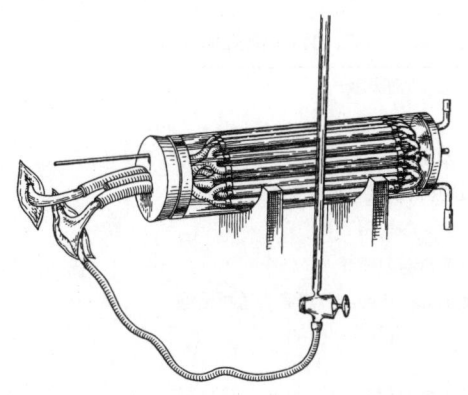

図 2.6 Abel の考案した人工腎臓〔太田和夫：人工腎臓の実際（改訂第 4 版），南江堂 (1993)〕

ジンが用いられた。ジャケット内径は約 10 cm，ジャケット長さは約 50 cm であり，その中に 32 本の管状セロイジン膜が充てんされている。透析液としての生理食塩水がジャケット内に充てんされ（非流動下での透析），約 1 時間で交換した。セロイジン膜は血中アルブミンの漏出が大きく，溶質除去性能は低かったが，犬に投与されたサルチル酸ナトリウムを透析によって体液から直接的に除去できたことに大きな意味があった。そして，この物理化学的血液浄化法は，治療技術としての可能性を有していた。当時は周辺技術が未熟であったため，このアイデアはすぐには医療技術に発展しなかったが，創造的な発想であった[4]。

その後腎不全患者から取り出された少量の血液に対する透析が繰り返されたが，臨床応用するまでに至らなかった。人工腎臓が広く普及するには，水および溶質の十分な透過性と十分な機械的強度を備えた透析膜，また副作用の少ない抗凝固剤の

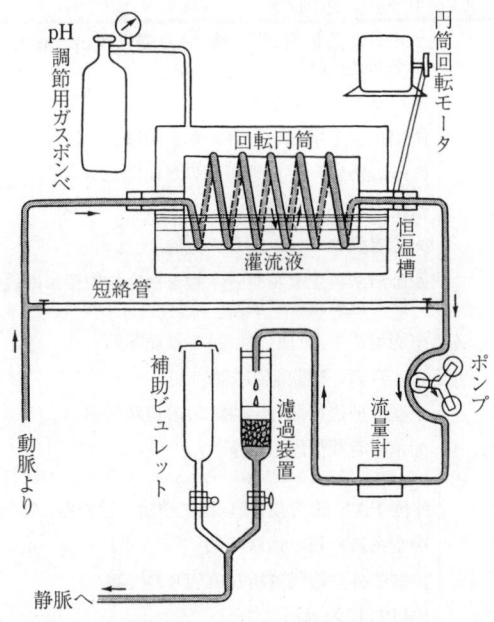

図 2.7 人工腎臓 Kolff 型の模式図〔渥美和彦：人工臓器，東京大学出版会 (1970)〕

表2.1　人工腎臓の歴史〔吉田文武，酒井清孝：化学工学と人工臓器(第2版)，共立出版(2002)〕

年	研究者・機関	内容
1914年	Abel, Rowntree, Turner	膜を用いた血液浄化(動物実験)
1923年	Ganter	腹膜灌流
1926年	Howell, Holt	抗凝固剤ヘパリンの発見
1928年	Haas	尿毒症患者の血液透析(硝酸セルロース透析膜)
1937年	Thalheimer	ヘパリンとセロファンの利用
1943年	Kolff, Berk	rotating-drum 型透析器の開発
1945年	Kolff	ESRD(end-stage renal disease)患者の透析治療に成功
1946年	Abbot	間欠的腹膜灌流
1947年	Alwall	vertical-drum 型透析器(密閉式のため血液に陽圧，透析液に陰圧を掛けて水の透過(濾過)を促進可能)
1948年	Skeggs, Leonards	サンドイッチ型透析器の考案
1954年	渋沢	日本における透析治療の開始
1955年	Watschinger, Kolff	コイル型透析器の考案
1956年	Travenol社(米国)	コルフツインコイル型透析器(使い捨て)の量産開始(セロファンチューブ)
1959年	稲生	犬の肺を透析器に使用(D-L型)
1960年	Kiil	standard Kiil 型透析器の開発(Curophan® 平面透析膜)
1960年	Quinton, Scribner	外シャントの開発により慢性ESRD患者の治療開始
1963年	Barry	腹膜ボタンの開発
1964年	Stewart	中空糸型透析器の考案
1964年	三村・上田	日本における腹膜灌流治療の開始
1965年	Scribner	中分子仮説の提案
1965年	循研(日本)	コイル型透析器(使い捨て)の開発(Cuprophan® 平面透析膜)
1966年	Brescia	内シャントの開発
1966年	米国化学工学会	医用化学工学のシンポジウム開催
1966年	Enka社(旧西ドイツ)	Cuprophan® 平面透析膜の量産開始
1967年	日本	透析の医療保険適用
1968年	米国化学工学会	人工腎臓のシンポジウム開催
1969年	Cordis-Dow社(米国)	脱酢酸法再生セルロース膜を用いた中空糸型透析器で透析治療に成功
1969年	Gambro社(スウェーデン)	積層型透析器(使い捨て)の量産開始
1969年	化学工学会(日本)	人工腎臓の解説記事掲載
1971年	Cordis-Dow社(米国)	中空糸型透析器(使い捨て)の量産開始
1971年	Babb, Popovich, Christopher, Scribner	面積・時間仮説の提案
1973年	Rhone Poulenc社(仏)	平面PAN透析膜(使い捨て積層型透析器)の開発
1974年	Enka社(旧西ドイツ)	中空糸透析膜の量産開始
1975年	Popovich, Moncrief	持続的外来腹膜透析(CAPD)の提案
1984年	日本	CAPD保険適用
1986年	Enka社(旧西ドイツ)	Hemophan® 中空糸透析膜の量産開始

出現が不可欠であった。セロファンとヘパリンが入手できるようになった 1943 年，オランダの Kolff は小さな町 Kampen で腎不全患者の治療をカナダの研究グループとほぼ同じころに行ったが，このときは失敗している。そして，1945 年に急性腎不全患者の延命に初めて成功している。このときに用いたのが回転円筒型透析器（rotating-drum kidney）（図 2.7）である。透析膜には，当時入手困難であったセロファンの代わりに，ソーセージケーシングを用いた。約 10 m の長さのセロファンを木製円筒に巻き，その木製円筒を回転させて，下半分を透析液をためた約 100 l の槽に埋没させる。そのときセロファンチューブの中を流れる血液と槽内の透析液の間で透析が行われ，血液中の尿毒症病因物質が除去される[5]。その後，表 2.1 のように，standard Kiil 型透析器，使い捨ての透析器（コイル型透析器，積層型透析器，中空糸型透析器）が開発され，また患者血液の出し入れを容易にした外シャント（shunt）（血液浄化法において，血液確保のために用いられる）が開発されて，慢性腎不全患者の透析治療が可能になると，多くの腎不全患者が人工腎臓によって救命・延命されるようになった。

2.5 人工腎臓の原理

透析膜で隔てられた二つの槽に異なる濃度の水溶液が入っている場合を考える。槽内が完全混合であれば，膜面濃度は槽内濃度と一致し，両槽中の溶質濃度の経時変化から求められた槽間の物質移動速度は膜内移動速度に等しい。しかし，現実的には完全混合を実現することは難しく，実際の透析膜近傍には図 2.8 のような濃度分布が観察される。その結果，物質移動は，血液側境膜抵抗，膜抵抗，透析液側境膜抵抗の三つの抵抗を直列的に受ける。この三つの抵抗のうち，支配的抵抗を見つけることが，透析器の性能向上に不可欠である。

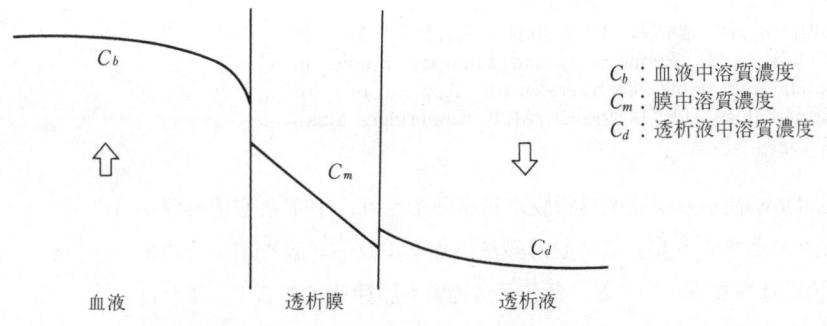

C_b：血液中溶質濃度
C_m：膜中溶質濃度
C_d：透析液中溶質濃度

図 2.8 透析膜近傍の濃度分布（境膜モデル）

透析器において，尿毒症の病因物質，イオンおよび水が透析膜を透過するとき，図 2.8 のように透析膜外因子と透析膜内因子の影響を受ける。さらに，膜界面における溶質の膜への溶解度の差による選択性，透析膜内における拡散速度の差による

選択性を受ける。膜内における溶液の透過流束（濾過流束）J_V と溶質の透過流束（物質移動流束）J_A はつぎの Kedem-Katchalsky の式で表される[6]。

$$J_A = k_M \Delta C + C_S(1-\sigma)J_V \tag{2.1}$$

$$J_V = L_P(\Delta P - \sigma \Delta \pi) \tag{2.2}$$

膜の透過性能は，拡散透過係数 k_M，濾過係数 L_P，Staverman の反発係数 σ で決まり，膜の内部をブラックボックスとして扱っている。ΔP，$\Delta \pi$，ΔC はそれぞれ膜間圧力差，浸透圧差，濃度差であり，C_S は膜内平均濃度である。

透析器の溶質除去速度を規定する総括物質移動抵抗は，膜抵抗，血液および透析液側の境膜抵抗の和である。Colton は 1969 年に visking tube（ニトロセルロース膜）を用いたツインコイル型透析器について，各抵抗が総括物質移動抵抗に占める割合を**図 2.9** のように求めている[7]。当時の除去対象溶質であった低分子量物質の場合，血液側境膜が律速段階であった。したがって，透析膜の改良は意味がなかった。1965 年に中分子仮説が Scribner によって提案され[8]，1971 年に Babb らによって面積・時間仮説が提案されてから[9]，除去対象溶質の分子量が大きくなっている。図 2.9 によると，分子量が 500〜5000 の中分子量物質の場合，透析膜が律速段階である。

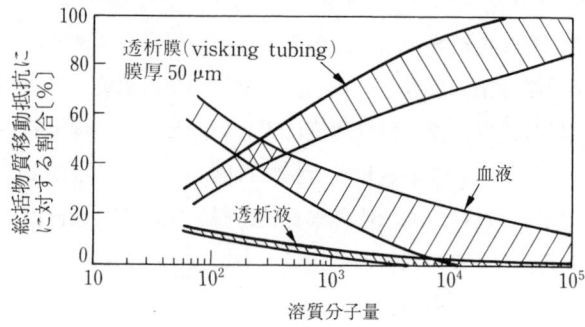

図 2.9 コルフツインコイル型透析器における溶質分子量による血液側境膜，透析膜，透析液側境膜の物質移動抵抗の割合
〔Colton, C. K.: Permeability and Transport Studies in Batch and Flow Dialyzers with Applications to Hemodialysis (Ph. D. thesis), MIT, Cambridge, Mass. (1969)〕

1971 年に Cordis-Dow 社から中空糸透析膜が量産開始され，中空糸型透析器が市販された。**図 2.10** に示すように，この脱酢酸法再生セルロース膜を用いた透析器では，中分子量物質はもちろんのこと，低分子量物質も膜律速である[10]。これは中空糸膜の内径が約 200 μm と小さいことから[11]，血液側境膜抵抗が平膜のそれに比べて大幅に減少したためである。この中空糸型透析器の登場によって，透析膜の改良が重要となり，合成高分子材料による透析膜がつぎつぎと開発された。

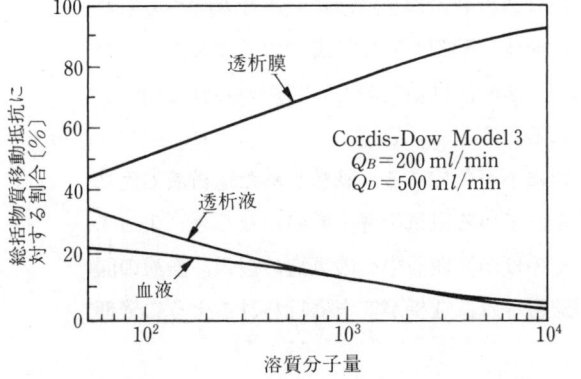

図2.10 中空糸型透析器における溶質分子量による血液側境膜,透析膜,透析液側境膜の物質移動抵抗の割合〔Colton, C. K., Lowrie, E. G.: Hemodialysis, Physical Principles and Technical Considerations, in The Kidney, ed. by Brenner, B. M. and Rector, F. C. Jr., 2nd ed., vol.2 ; W. B. Saunders Company, pp.2425-2489（1981）〕

2.6 人工腎臓の装置

2.6.1 人工腎臓システム

人工腎臓システム（図2.11）は，体外循環回路，透析器，透析液供給装置，ポンプ，監視装置（モニタ）などから構成されている。腎不全患者のシャント部の動脈から引き出された血液に，血液を固まりにくくする抗凝固剤ヘパリンが添加され，ヘパリン化血液は，体外循環回路（塩ビチューブ）を経て体外に設置された透析器に導かれる。透析器では，透析膜によって尿毒症病因物質，過剰のイオンおよび水が除去され，さらに不足するイオンが透析液から血液に補給され，さらにpHが調整される。浄化された血液は透析患者シャント部の静脈に戻る。

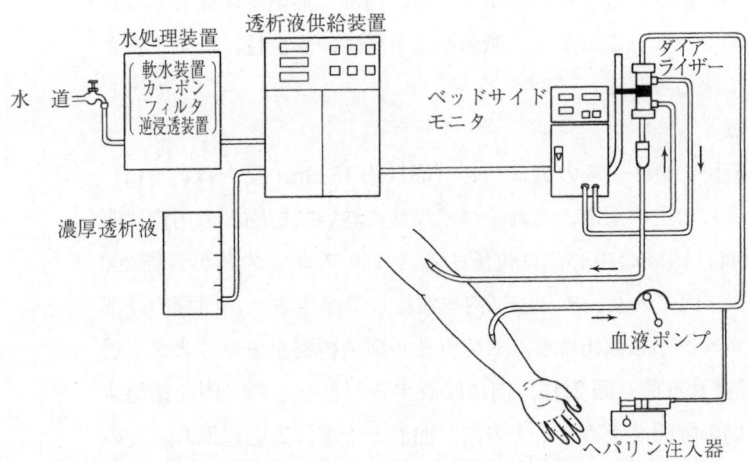

図2.11 人工腎臓（透析型）の全体像〔太田和夫：人工腎臓の実際（改訂第4版），南江堂（1993）〕

病院に運ばれた濃縮透析液原液あるいは透析液粉末を逆浸透装置などでつくられた純水で希釈して透析液をつくり，それを床下配管を経て各患者の監視装置および透析器に供給する central supply 方式が，透析液供給装置として用いられている。透析器より排出された透析液は廃棄される。

監視装置は透析を安全に実施するために不可欠である。調整された透析液濃度に異常がある場合には，監視装置に装備されている電気伝導度計のはたらきによって警報が鳴り，透析液供給は停止する。そのほか，血液中への気泡の混入，血液の漏洩，透析液の圧力，温度，流量などが監視され，透析が安全に行われるように管理される。

2.6.2 透 析 器

透析器にはコイル型，積層型，中空糸型があるが，現在使われている透析器のほとんどは中空糸型である。透析膜の素材の多くはセルロース（再生セルロース，酢酸セルロース）であり，そのほかポリスルホン，ポリメチルメタクリレート，エチレンビニルアルコール共重合体，ポリエステル系ポリマアロイ，ポリアクリロニトリルなどの合成高分子が用いられている。透析器の膜面積は $0.5 \sim 2.0\,m^2$ である。全世界で約800万個/月の透析器が使われている。

透析効果を上げるために，腎不全患者から1分間に約 $200\,ml$ の血液を透析器に導き，また1分間に約 $500\,ml$ の透析液を血液と反対方向（向流）に透析器内に流す。透析患者は，1回4時間，週3回の透析治療を受ける。

透析器の滅菌には EOG（エチレンオキサイドガス）が用いられていたが，EOG が発がん性物質であること，また EOG により喘息様発作や膜への血球付着増を示す透析患者がいることなどから，現在ではガンマ線滅菌および高圧蒸気滅菌が用いられている。また，透析器を再使用するときの滅菌にはホルマリンが用いられている。国内で使用される透析器は，取り扱いやすさから，内部に無菌水が充てんされているが，運送には不利である。このように滅菌法は有効性，安全性，使いやすさなどを総合的に勘案して決められる。

〔1〕 コイル型透析器

図 2.12 のように，再生セルロースのチューブ（幅は約 15 cm，長さは約 4 m）を樹脂製の網（メッシュ）の上に置き，これをコイル状に巻いて樹脂製の円筒に収める。透析患者の血液は，円筒の中心部に位置するチューブコネクタから約 $200\,ml/min$ の流量でチューブ内に入り，チューブ内を灌流して浄化され，円筒の壁部に位置するチューブコネクタから流出する。このコイル型透析器をキャニスタ（透析液容量は約 $6\,l$）と呼ばれる槽（図 2.13）内に設置する。キャニスタ内を循環する透析液は，樹脂製の網の隙間を下方より上方に，血液と十字流方向に流れ，その流量は $10 \sim 50\,l/min$ である。新しく供給される透析液流量は $500\,ml/min$ である。コイル型透析器の製作費は低く，平膜が使えるという利点を有するが，血液側流路

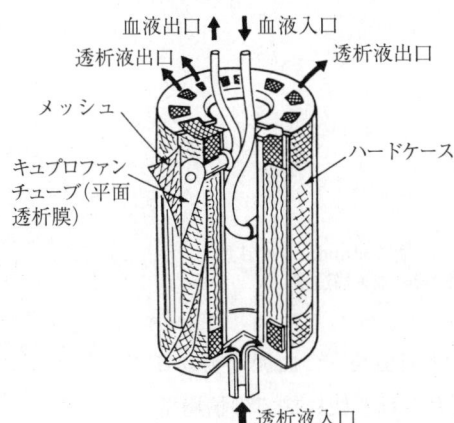

図 2.12 コイル型（Kolff 型）透析器の基本構造

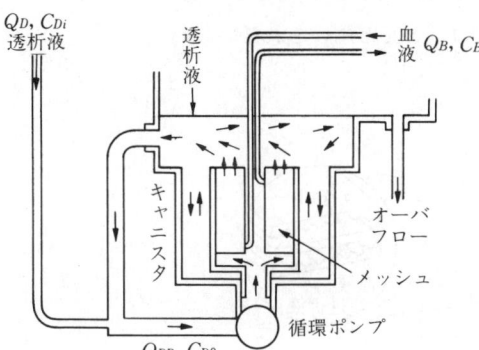

図 2.13 再循環ワンパス（recirculating single pass）方式コイル型透析器の基本構造

抵抗が大きいために，水分除去効率は大きいが濾過（除水）を制御しにくい。血液側の圧力が大きくなると，網と接触していない膜が透析液側に膨らみ，コンプライアンス（compliance）が起こる。流路拡大により物質移動速度が減少する。血液の出口に異物が詰まって血液圧力が増加すると，透析膜破損などの事故が起こりやすい。キャニスタからの異臭が避けがたく，炭酸水素ナトリウム透析液の使用が困難であるなど，欠点が多い。現在ではコイル型透析器はほとんど使われていない。

〔2〕 積層型透析器

スウェーデンの Kiil によって 1960 年に開発されたのが，図 2.14 の standard Kiil 型透析器である。2 枚の平面透析膜を透析液の流れを制御するために溝を彫った樹脂製の 2 枚の支持板で挟み，それを 2 層重ねる。血液側の圧力損失が小さいため，血液ポンプが不要であることを特色としているが，治療のたびに洗浄，滅菌，組立をしなければならない。また，構造上偏流が起こりやすく，組立方によって性能が変化する。平膜を使うことができ，血液貯留量と血液側流路抵抗が小さく，患者に合わせて層の数を調節できることなどから，患者の循環器系に負担を与えない透析器といわれている。しかし，準備に相当の時間と労力を要し，透析液側に設けた支持点の間の膜が血圧で押し広げられて血液の流路幅が広がるため，透析性能が不安定で再現性が悪く，各層での血流分布の均一性が確保しにくい。このように，

20   2. 人工腎臓

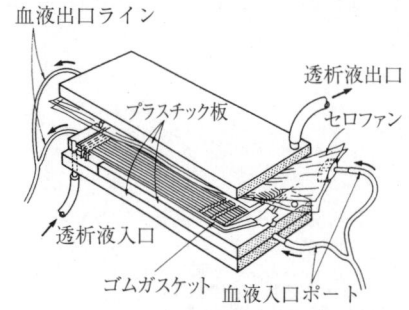

図2.14 非使い捨て standard Kiil 型透析器の基本構造

積層型透析器では透析性能に強く影響する血液の流路幅と各流路への血流分配の均一性を保持させることが難しい。図2.15は，その後開発された使い捨ての積層型透析器である。使い捨ての積層型透析器が世に出てからも，透析器が大きくて重いなど，操作性に問題があると指摘されている。現在ではほとんど用いられていない。

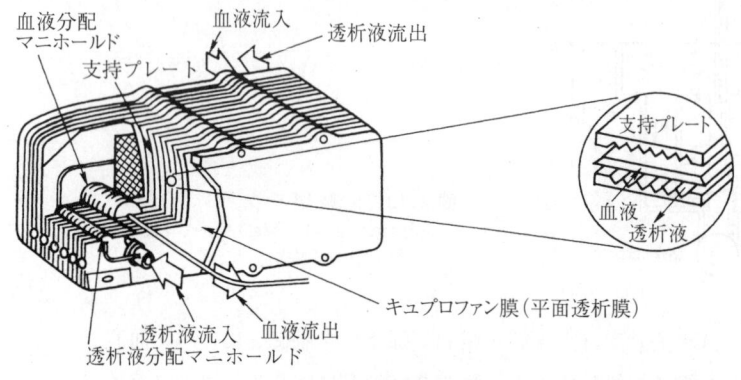

図2.15 積層型透析器の基本構造

〔3〕 中空糸型透析器

米国のCordis-Dow社が世界で初めて図2.16のような中空糸型透析器を世に出したのは，1971年のことである。Cordis-Dow社は脱酢酸法による再生セルロー

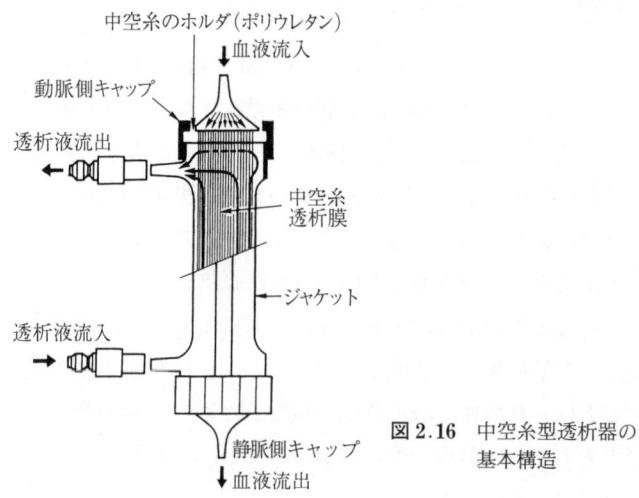

図2.16 中空糸型透析器の基本構造

スを素材とする中空糸透析膜（内径 200 μm，膜厚 30 μm）を 13 500 本束ねて，膜面積 1.36 m² の透析器を製作した。血液は中空糸の内側を流れ，透析液は中空糸と外筒（ジャケット）の間を血液と反対向きに流れる。中空糸型透析器は多管式熱交換器に構造がよく似ている。多管式熱交換器であれば，流体の偏流を阻止する手だてが考えられるが，非常に細い中空糸が約 10 000 本束ねられている中空糸型透析器の場合，邪魔板を透析器内に設置することは不可能である。このため，透析液の偏流は避けがたく，また約 10 000 本の中空糸がポッティング部で均一に分配されていないことから，血液側にも偏流が起こっている可能性は大きい。透析効率の低下につながる透析液の偏流を避けるために，中空糸をちぢれさせたり，中空糸を束ねてスペーサで巻いたり，中空糸の周りにフィンを取り付けるなどの透析液偏流防止策が考えられている。

中空糸型透析器の製作費は，他の透析器のそれに比べて高い。しかし非常に細い中空糸を用いることにより，小さな容積に大きな膜面積を収容することができ，血液充てん量を少なくして膜面積を大きくすることができる。また，物質移動の代表長さ（相当直径）が小さくなると境膜物質移動係数が大きくなることから，最適設計された中空糸型透析器は物質移動を促進する。したがって，中空糸型透析器の出現は透析器の小型化と高性能化に大いに貢献した。小型であることは，取り扱いやすく，廃棄にも都合がよい。

透析膜を中空糸にすることによって，さらにつぎのような利点が生まれる。中空糸が一時に大量に折損することは考えられないので，中空糸からの血液漏出による

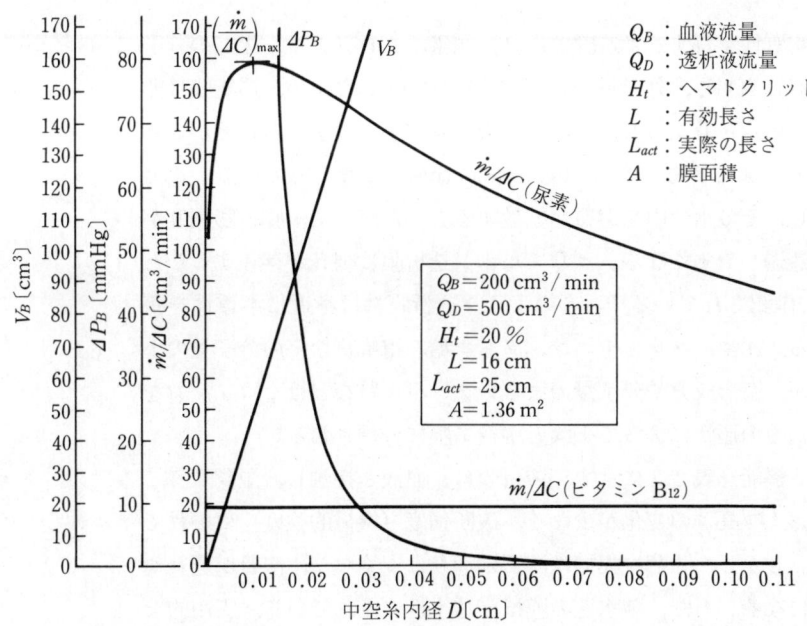

図 2.17 血液貯留量，血液側圧力損失，尿素とビタミン B_{12} のクリアランスに及ぼす中空糸内径の影響

大量出血の可能性は少なく，製品ごとの性能のばらつきおよび残血も起こりにくい。また，中空糸膜の構造上，加圧時にコンプライアンスが起こりにくい。これらのことを勘案すると，中空糸型透析器のコストパフォーマンスは大きい。

一方，血栓形成や効率低下の原因になる気泡が細い中空糸内にたまりやすいので，透析現場での使いやすさを考えて，気泡の存在しない無菌水が出荷時に内部に充てんされている。また，開発当初の中空糸型透析器を使うときには，抗凝固剤であるヘパリンの使用量が多かったが，その後改良が加えられ，現在では特に使用量が多いということはない。

ジャケット内径と中空糸本数は，経験的に糸束率で定められている。物質移動および運動量移動のモデルに基づいて透析器の物質移動速度を理論的に解析すれば，透析器の最適設計が可能である。物質移動速度が最大になるように市販透析器（中空糸内径は約 200 μm）は設計されておらず，図 2.17 のように，血液側および透析液側の圧力損失と血液貯留量から至適に設計されている[11]。

2.6.3 透 析 膜

工業的に使われている逆浸透膜，透析膜，NF膜，限外濾過膜，精密濾過膜，ガス透過膜などの人工膜が，医療においても使われている。逆浸透膜は透析液用水の製造，透析膜は腎不全治療，限外濾過膜は血液濾過，希釈血液の濃縮，過剰貯留水の除去，また，精密濾過膜は血漿分離に用いられている。このように，医療に使われている膜の使用量は多い。特に，血液透析膜の面積は，全世界で年間約 1.5 億平方メートルにも達している。

透析膜は構造的に均質性を有する半透膜であり，尿素，クレアチニンなどの分子量の小さな溶質は透過しやすく，分子量の大きな溶質は透過しにくい。透析膜は非常に小さな穴をもっていると考えると，この透析現象を容易に理解することができる。すなわち膜の細孔によるふるい分け（size selective）の考え方である。この細孔の中に水が侵入し，その水の中を溶質が拡散する。したがって，膜の膨潤度が大きくなると溶質が透過しやすくなる。ポリスルホン透析膜に細孔が存在することが，図 2.18 のように確認されている[12]。このような透析膜には身近に半透性を有するセロファンがある。尿素，クレアチニン，ブドウ糖，電解質などの分子量の小さい溶質は透過するが，有形成分や分子量の大きいタンパク質などはセロファンを透過しない。透析膜はその形状によって平膜と中空糸膜に分類される。

透析膜に要求される機能を表 2.2 に示す。透析膜は，血液と接触し，湿潤することによる内径，膜厚および長さの変化が少なく，破断強度（機械的強度）に優れていなくてはならない。しかし，強靱な膜では溶質は通りにくくなり，溶質が通りやすいと破れやすい膜になる。また，疎水性の膜ほど透水性に優れている。実用的な膜は廉価でなくてはならない。以上をまとめると，よく伸び，軽く，薄く，孔面積が大きく，それでいて強靱で安い透析膜が医療用に適している。

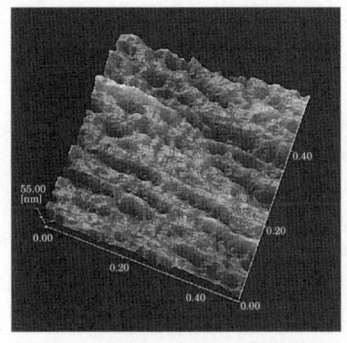
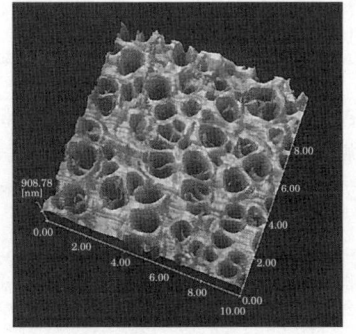

（a）内表面　　　　　　　　　（b）外表面

図 2.18　ポリスルホン中空糸透析膜内表面と外表面の AFM 像

表 2.2　透析膜に対して要求される機能

1. 高溶質透過性
2. 高透水性
3. 溶質透過性と透水性のバランス
4. 湿潤時の機械的強度
5. 生体適合性
6. 滅菌による膜素材の無変性
7. 経済性

　大きな分子量の溶質が尿毒症の病因物質である可能性を 1965 年に Scribner が指摘し[8]，1971 年に脱酢酸法による再生セルロース膜の中空糸型透析器が市販された。これらの変化が起こる前は透析膜の改良は必要なかった。したがって，再生セルロースでつくられたキュプロファン膜だけが血液透析膜として用いられていた。しかし，中分子量物質に対する透過速度の増加が必要となり，中空糸透析膜を用いることによって血液側境膜，さらに中空糸型透析器を用いることによって透析液側境膜の物質移動抵抗が大きく減少したことから，尿毒症の病因物質の除去における律速段階が透析膜に移った。このため，透析膜の改良が意味のあることになり，再生セルロース膜が改良されると同時に，合成高分子による新しい透析膜がつぎつぎと開発された。表 2.3 のように，透析膜の素材は多種であり，再生セルロース，酢酸セルロースといったセルロース由来の透析膜，またポリスルホン，ポリメチルメタクリレート，エチレンビニルアルコール共重合体，ポリエステル系ポリマーアロイ，ポリアクリロニトリルなどの合成高分子由来の透析膜が用いられている。現在のところ，透析膜として用いられている素材の 50 % 以上はセルロースである[13]～[15]。

　再生セルロース膜を乾燥させると，膜構造が不可逆的に崩壊する。透過性を維持するために，再生セルロースにグリセロールを含浸させている。PMMA，PS，PC，PAN など結晶性の大きい高分子からつくられた多孔性膜は，乾燥しても不可逆崩壊は起こりにくい。しかし，素材の疎水性が強い場合には，膜孔の中に空気が捕捉されたり，拡散透過係数と濾過係数にバランスをもたせることが難しい。ま

表2.3 人工腎臓に使われている透析膜〔吉田文武，酒井清孝：化学工学と人工臓器(第2版)，共立出版(2002)〕

膜素材	メーカー	膜形状	備考
1. 銅アンモニア法 再生セルロース	Akzo	平膜・中空糸膜	世界で初めての医療用透析膜
	旭化成工業	中空糸膜	国産透析膜第一号
	テルモ	中空糸膜	繊維会社以外での国産中空糸透析膜第一号
2. 脱酢酸法 再生セルロース	Cordis-Dow	中空糸膜	世界で初めての中空糸透析膜
	帝人	中空糸膜	高圧蒸気滅菌が特色 フィン付き中空糸透析膜
3. 酢酸セルロース	Cordis-Dow	中空糸膜	タンパク質漏出膜
	Sartorius	平膜	血液透析用
	ダイセル化学工業	平膜	血液濾過用
	東洋紡績	中空糸膜	β_2-ミクログロブリン除去用透析膜
4. ポリアクリロニトリル	Rhone Poulenc	平膜	合成高分子透析膜の第一号
	旭化成工業	中空糸膜	β_2-ミクログロブリン除去用の非対称透析膜
5. ポリメチルメタクリレート	東レ	中空糸膜	γ線滅菌を特色 吸着によりβ_2-ミクログロブリンを除去
6. エチレンビニルアルコール共重合体	クラレ	中空糸膜	抗血栓性透析膜
7. ポリスルホン	Fresenius	中空糸膜	β_2-ミクログロブリン除去用の非対称透析膜
	旭化成工業	中空糸膜	
	東レ	中空糸膜	
8. ポリエステル系ポリマーアロイ(ポリエーテルスルホンとポリアリレート)	日機装	中空糸膜	透過性の制御が容易 非対称透析膜 繊維会社以外での国産中空糸透析膜第二号
9. ポリアミド	Gambro	中空糸膜	非対称透析膜

た，疎水性の素材は血漿タンパク質を吸着しやすく，ファウリングの原因にもなる。あまり多孔性にしすぎると，膜の機械的強度が低下する。

再生セルロース膜では，親水性の非晶質領域が細孔に相当する。また，溶質は透過しないが，透析膜に湿潤時の機械的強度を与えているのが，高分子鎖が規則正しく配向している疎水性の晶質領域であり，これが膜の骨格を担っている（ふさ状モデル）（**図2.19**)[16]。非晶質領域と晶質領域が適度に存在することが，優れた透析膜に要求される。非晶質領域の大きさと，非晶質領域と晶質領域の割合が，拡散透過速度に影響する。膜構造の多孔性は膜の密度と延伸性で知ることができ，それらは結晶化度および機械的強度を反映している。結晶性の低いことを示す密度の小さい，よく伸びる透析膜は，大きな拡散透過速度を示す。透析膜における非晶質領域の割合は含水率にほぼ等しい。通常透析膜である再生セルロース膜の含水率は約65％であり，高性能透析膜の含水率は80％を超える。

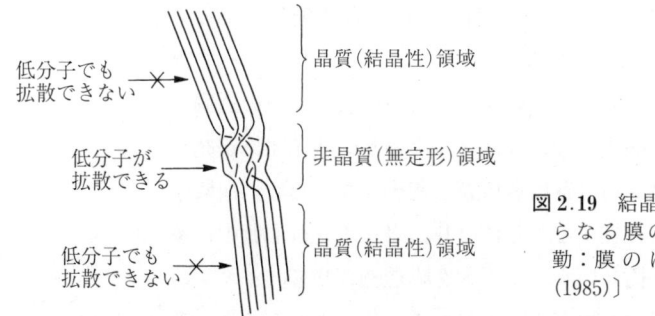

図2.19 結晶性構造を含む高分子からなる膜のふさ状モデル〔仲川勤:膜のはたらき,共立出版(1985)〕

透析膜の拡散透過速度は,溶質の大きさと細孔の大きさで決まる。図2.20のように[17],血液中に含まれる赤血球などの有形成分や,透析液中のバクテリアは,基本的には透析膜を透過しない。低分子量物質やイオンは透析膜を容易に透過するので,体内に蓄積した病因物質の多くは体外に排泄される。体内に不足するカルシウムや重炭酸イオンは,透析液から体内に補給される。

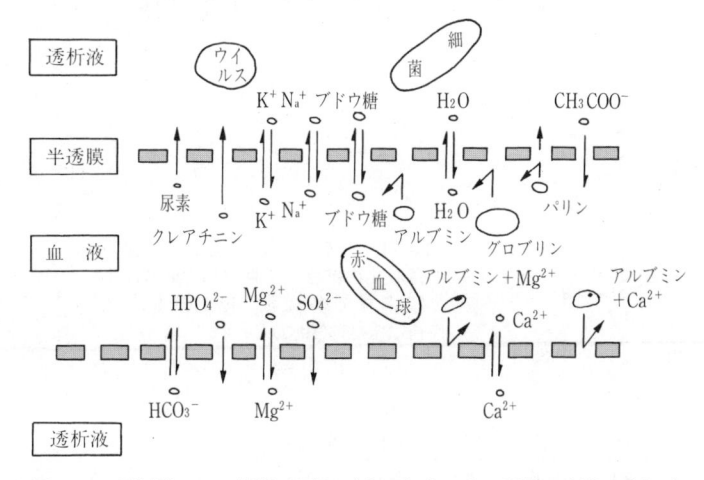

図2.20 透析膜による拡散の原理〔太田和夫:人工腎臓の実際,南江堂(1974)〕

長期透析患者にみられる手根管症候群の関連物質が β_2-ミクログロブリン(microglobulin:MG)(分子量11 800)であることが指摘されてから[18],濾過係数の大きな高性能透析膜が開発されている。この高性能透析膜も,溶質除去の選択性および生体適合性の観点からみるといまだ不十分である。低分子量タンパク質を積極的に除去するには,孔直径が大きく,シャープな分画分子量特性を有する透析膜が必要である。しかし,透析膜には孔径分布が存在するため,孔直径を大きくしすぎると有用成分であるアルブミンが漏出してしまう。

透析膜は,その素材,物理的構造によって,血漿成分を非選択的に吸着する場合がある。吸着によって血漿成分中の病因物質を除去することも可能であるが,生体に必須の血中溶質も除去される可能性があることに注意しなければならない。

再生セルロース膜では，ヒドロキシメチル基（$-CH_2OH$）の空気酸化によってカルボキシル基（$-COOH$）が一部生成しており，このカルボキシル基によって再生セルロース膜は弱い陰荷電を有する。陰荷電を有する透析膜は陰イオンの透過を抑制する。特に，慢性腎不全患者から除去しなければならないリン酸イオンが充分に除去されにくくなる。多くの血漿タンパク質は透析膜を透過しないため，血漿中の他の陰イオンは透析液側に多少多く存在することになり，陽イオンは血漿中に多少多く存在する。これをドナンの膜平衡という。イオンを膜透過させて，イオンの拡散透過係数の値から透析膜の荷電状態を推定することもできる。また，イオンの膜透過には濾過流量が影響する。特に，透析液からイオンを体内に補給する場合には，濾過流量の値に十分注意しなければならない。

リン酸イオンのような陰イオンは負荷電膜より正荷電膜を透過しやすく，副イオンは透過が抑制され，対イオンは透過が促進される。したがって，負荷電膜を用いると，体内の陰イオン（例えば炭酸水素イオン）は対外に出にくくなり，透析液中の陰イオン（例えば酢酸イオン）は体内に入りにくくなる。また，正荷電膜を用い

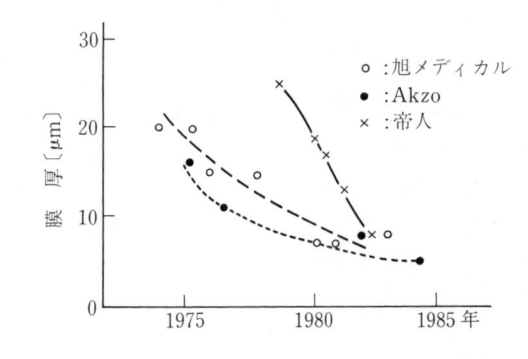

図 2.21 セルロース中空糸透析膜の薄膜化の推移〔中林宣男：血液浄化膜素材の多様化，腎と透析，23, pp.21-25（1987）〕

（各年次における最高性能品）

	SD	UP	FP	GP	開発品
	1984	1986	1988	1993	1998
ビタミン B_{12}	1	1.88	2.05	2.22	2.54
β_2-MG	1	3.14	4.86	5.95	10.81
透水孔径	1	1.62	2.02	2.15	3.13

図 2.22 セルロース透析膜の性能向上（渡邉哲夫，1998）

ると逆の現象が起こり，ヘパリン，活性化された補体などの吸着，血小板の活性化などが起こりやすくなる。

薄膜化（図2.21）[19]や大孔径化（図2.22）によって透析膜の透過性が飛躍的に向上すると，必要とする透析膜の面積が少なくてすみ，透析器の小型化が達成される。小型化によって血液貯留量が減少し，携帯型，装着型および内蔵型人工腎臓を目標としたときに好都合である。ただし，合成高分子膜は機械的強度の点で膜を薄くしにくい。

〔1〕 キュプロファン膜

図2.23に，ドイツのAkzoで開発された対称構造をもつ均質膜（通常透析膜）の電顕像を示す。膜の厚み方向にマクロな膜構造の変化がない。図2.19に示すふさ状モデル[16]によると，高分子透析膜には高分子鎖が不規則に並んでいる非晶質（親水性）と高分子鎖が規則正しく配向している晶質（疎水性）が存在し，前者を溶質が透過し，後者は湿潤膜に機械的強度を与えている[16]。非晶質領域と晶質領域の割合と非晶質領域のサイズが，透析膜の溶質透過速度を決める。

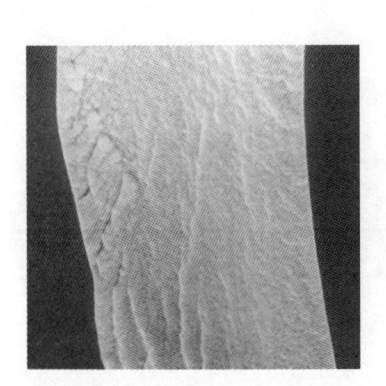

図2.23 再生セルロース膜（均質膜）

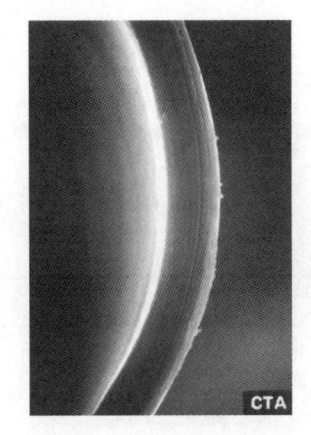

図2.24 酢酸セルロース膜（均質膜）

〔2〕 酢酸セルロース膜

図2.24に，東洋紡績で開発された代表的な高性能透析膜の一つである酢酸セルロース膜の電顕像を示す。均質構造を有している。酢酸セルロースには二酢酸と三酢酸があり，酢酸化の程度を変えることによって溶質透過速度と濾過流量を変化させることができる。

〔3〕 ポリアクリロニトリル膜（Rhone Poulenc）

図2.25に，1973年にフランスのRhone Poulenc社が開発したポリアクリロニトリル膜（均質膜）の電顕像を示す。通常透析膜では除去することができない，分子量の大きい中分子量物質の除去を目的として開発された透析膜である。

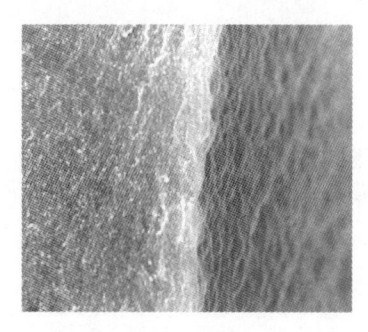

図 2.25 ポリアクリロニトリル膜
（均質膜）

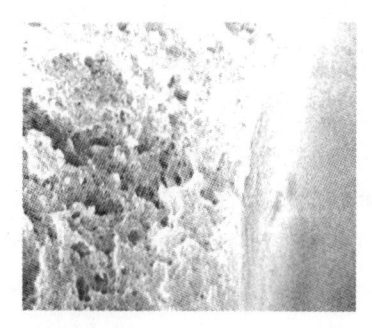

図 2.26 ポリメチルメタクリレート
膜（均質膜）

〔4〕 ポリメチルメタクリレート膜

東レで開発されたのが，図 2.26 のポリメチルメタクリレート膜（均質膜）である。この膜は血中溶質に対して吸着性を有し，β_2-ミクログロブリン[18]を吸着によって除去することができる。

〔5〕 エチレンビニルアルコール共重合体膜

クラレが開発したのが，図 2.27 のエチレンビニルアルコール共重合体膜（均質膜）である。親水性と疎水性のランダム構造であることから，抗血栓性に優れている。

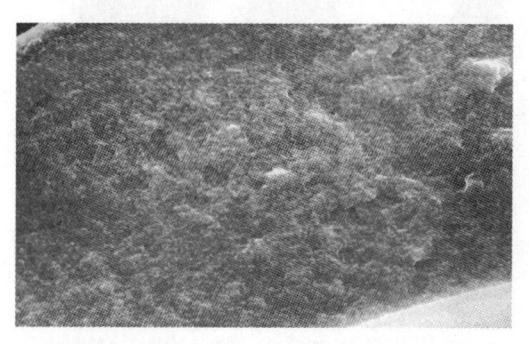

図 2.27 エチレンビニルアルコール共重合体膜
（均質膜）

〔6〕 ポリアクリロニトリル膜

旭化成工業からも，図 2.28 のポリアクリロニトリル膜（非対称膜）が開発されている。逆浸透膜や限外濾過膜のように，膜表面に分離に寄与する緻密で薄いスキン層と，膜に機械的強度を与える粗で厚い支持層から構成されている。

〔7〕 ポリエステル系ポリマアロイ膜

日機装から，ポリエーテルスルホンとポリアリレートのブレンドポリマであるポリエステル系ポリマアロイが開発されている。図 2.29 は，この膜の電顕像を示す。この膜は支持体がスポンジ構造の非対称透析膜であるが，紡糸条件によってバブル構造の非対称透析膜をつくることもできる。

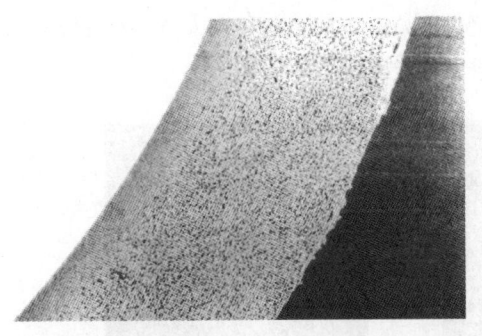

図 2.28 ポリアクリロニトリル膜（非対称膜）

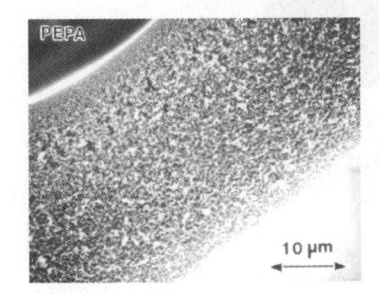

図 2.29 ポリエステル系ポリマアロイ膜（非対称膜）

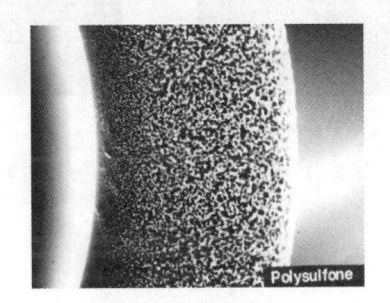

図 2.30 ポリスルホン膜（非対称膜）

〔8〕 **ポリスルホン膜**

最近注目されているポリスルホン膜の電顕像が，図 2.30 である。この膜もスポンジ構造の非対称膜である。ポリスルホンは汎用プラスチックの一つであり，耐滅菌性に優れ，拡散透過係数が大きく，血中タンパク質の吸着が少なく，膜性能が経時的に劣化しにくいという特徴を有している。

2.6.4 非対称透析膜

透析膜には従来対称構造の均質膜が使われており，その代表が再生セルロース，酢酸セルロース膜である。スポンジ構造をもつ非対称膜が透析膜として用いられるようになったのはごく最近のことである。これは，アルブミンの分子量より小さい数万の分子量の病因物質を積極的に体外に排泄したいためである。分離に大きく寄与する透過速度の小さい構造の緻密な領域が均質膜のように膜全体に存在すると，数万の分子量の病因物質をすみやかに体外に排泄することはむずかしい。そこで構造の緻密なスキン層を薄くし，その層でまず膜に入る溶質と入らない溶質に分け，二次的な分離と膜の機械的強度を構造の粗な支持層に担当させるというフィロソフィから，透析膜として非対称膜を採用した。この独創的なアイデアは大成功を収めている。

図 2.31 では，均質透析膜と非対称透析膜を比較している。均質膜は薄く，非対称膜は厚い。非対称膜による透析では，スキン層と支持層の両方の構造が溶質透過

速度に影響しており，この溶質透過速度の差によって選択的に溶質を分離する。このように設計因子が多いことが，非対称透析膜に多くの可能性を与えている。

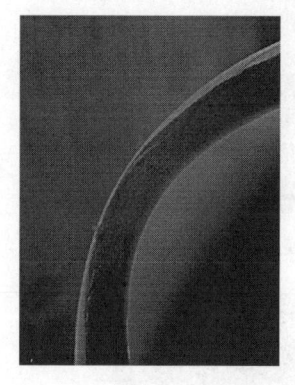

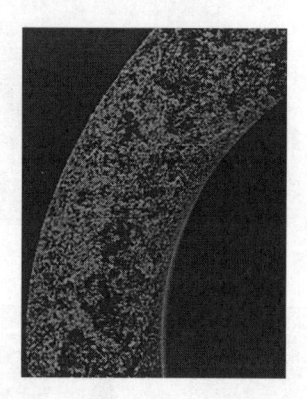

（a）CTA　　　　　（b）ポリスルホン

図 2.31 均質透析膜と非対称透析膜の電顕写真

3 膜型人工肺

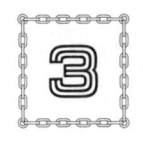

3.1 はじめに

人工肺は自然肺の機能を代替するための装置であるので，まず自然肺の構造と機能を簡単に眺めてみよう。肺は，機能的に，上気道，誘導気道，および肺胞につながる終末気道から構成されている。ガス交換は，終末気道から肺胞嚢（はいほうのう）に至る肺胞管において行われている。特に，ガス交換の中心である肺胞は薄肉の袋状拡張部で，肺胞内の空気と毛細血管との間でガス交換を行っている。肺胞と毛細血管の構造を図 3.1[1] に示す。片方の肺のガス交換に寄与する膜面積は約 70 m^2 で，約 3 億の肺胞を含んでいる。肺胞の直径は 75～300 μm である。肺胞壁はきわめて薄く，肺胞表面の上皮細胞と毛細血管側の内皮細胞から構成されている。

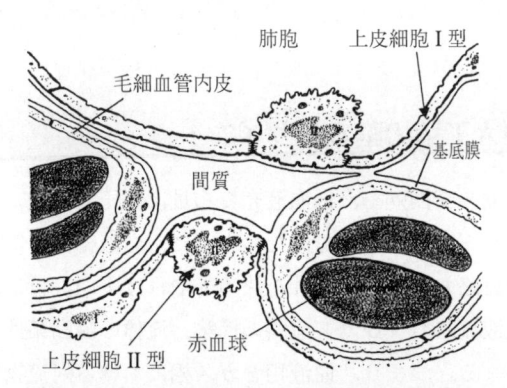

肺胞では，血液相とガス相との間に上皮細胞と内皮細胞などから構成される呼吸膜が存在している。

図 3.1 肺胞と毛細血管の構造

一方，人工肺は，1937 年に Gibbon によってフィルム型（液膜型）の人工肺の動物実験に成功して以来，気泡型，液膜型（フィルム型）および膜型人工肺が開発されてきた。長時間安定に作動する点で，最近は主として膜型人工肺が使われている。そこで，本稿では膜型人工肺に絞る。

膜型人工肺では，ガス透過膜を挟むように血液流路とガス流路とが隣接している構造となっている。自然肺と人工肺の膜の構造は見かけ上よく似ている。ただし，膜型人工肺の場合では（図 3.2[2]），ガス透過膜の厚みが厚く，血液流路の大きさが

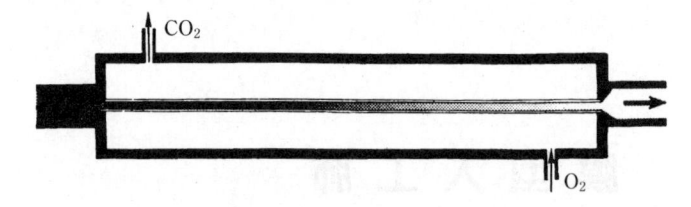

ガス透過膜を挟むように血液相とガス相が隣接している。

図3.2　膜型人工肺の構造

大きいため，自然の肺と比較するとガス交換効率はきわめて低い。そこで，人工肺の膜面積を増やしたり，対流による物質輸送の改善や膜性能の向上などにより，ガス交換性能を改善する工夫がなされ，臨床医学では人工心肺として日常的に使用される医療装置となっている。特に，ガス透過膜の改良とともに装置工学的な性能改善に多くの努力が払われていた。例えば，中空糸の外に血液を灌流させ，中空糸内にガスを流す外部灌流方式の膜型人工肺で，呼吸不全治療のための長期使用への応用，大静脈に留置する埋込み型人工肺への適用などが試みられている。このように，膜型人工肺の性能改善は，人工肺内の流動状態に大きく依存しているので，流体力学的な観点からの性能評価やデザインが重要となる。本章では近年における膜型人工肺の臨床応用の状況をふまえて，膜型人工肺の性能とデザインに関する医用工学について述べる。膜型人工肺に関してはこれまでに多くの文献にまとめられているので，参照されたい[3)~6)]。

3.2　膜型人工肺の基本デザイン

膜型人工肺に必要な条件は，高ガス交換効率，低血液充てん量，低圧力損失，血液損傷が少ない，などである。これらの必要条件を満たすように，血液相出口側で血液が動脈血の状態になるときの流路および流動条件を決めてやればよい。特に，膜型人工肺のガス交換性能は，血液流路およびガス流路の構築，流体の流動条件およびガス透過膜の特性によって決まる。つまり，血液相とガス相における対流物質輸送および膜のガス透過性能に依存する。膜型人工肺のガス輸送効率を表す総括物質輸送係数 U_i の逆数 R_i （抵抗を表す）は，血液相，膜，ガス相における輸送抵抗の総和として表せる。通常，酸素ガス流量は血液流量に比べて大きく，ガス相における濃度境界層の厚みはきわめて薄いため，ガス相の抵抗 R_{Gi} は無視できる。したがって，血液相抵抗 R_{Bi} と膜抵抗 R_{Mi} による影響を考えればよい[5)]。

$$\frac{1}{U_i} = R_i = R_{Bi} + R_{Mi} + R_{Gi} \quad (i = O_2, CO_2) \tag{3.1}$$

総括物質輸送係数は，通常，単位時間に単位膜面積を通過したガスの容積を輸送の駆動力（膜を介する平均分圧差）で除した量で表すことができる。

$$U_i = \frac{V_i}{A \cdot \Delta p_i} \tag{3.2}$$

ここに，V_i：ガス相から血液相に移動したガスの容積（標準状態で表す）
　　　　A：膜面積
　　　　Δp_i：膜を介する平均ガス分圧差（酸素と炭酸ガスでは異なる）

3.2.1 膜型人工肺に使用されるガス透過膜

膜型人工肺では，ガス透過率，機械的強度などのような膜材料の特性が，膜支持機構や血液流路形状などを決めていくので，ガス透過膜が重要な役割を果たす。さらに，ECMO (extracorporeal membrane oxygenation) のように急性呼吸不全治療のための長期使用では，血液適合性や物理化学的性質の安定性なども膜の重要な特性となる[3]。近年新しいガス透過膜が開発され，膜技術の進歩とともにさまざまな利用の方法が考案されている（**表3.1**）。ガス透過膜として，疎水性高分子の微孔性膜（ポリプロピレン，テフロン，シリコーンセルロース，ポリスルフォンなど）の使用が広く試みられ，良好な臨床成績が得られている。

孔の大きさは約 0.002〜1 μm の程度で，ガス透過性は良好であるが，有孔性であるため，水蒸気通過，孔内への液体の侵入，感染，ガス気泡の血液への混入などの問題点がある。特に，長時間の灌流では血清の漏洩などの問題が出てきたので，微孔性膜の表面に薄い均質膜を被覆させた複合膜や血液に接する側に薄い層をもつ二重構造膜などの膜が開発されている[7]。二重構造膜はとてもよく工夫された膜で，ガス透過性は高く，血液の漏出も防げるので，膜型人工肺に最適な膜である。例えば，Kawakami ら[8]によるフッ素化ポリイミドの微孔性膜は，血液と接する部分が 20 nm というきわめて薄い層が被っている構造になっており，ガス透過膜としては理想的な膜といえる。このように，ガス透過膜の技術の進歩が人工肺の基本デザインに大きな影響を与えている。

表3.1 疎水性ガス透過膜の変遷

1. 均質膜(シリコーンラバー膜)	中空糸 積層型 コイル型 　　問題点：血栓形成，低炭酸ガス除去
2. 微孔性膜(PTFE, PP)	中空糸 積層型 　　問題点：水蒸気通過 　　　　　　血清の漏洩 　　　　　　感染 　　　　　　ガス気泡の混入
3. 被覆微孔性膜	シリコーン充てん フッ素樹脂被覆
4. 複合膜	PAS＋微孔性 PP ポリウレタン＋微孔性 PP
5. 多層構造膜	二層構造のポリオレフィン

3.2.2 対流による酸素，炭酸ガス輸送

〔1〕 酸 素 輸 送

通常，総酸素輸送量のうち96％がヘモグロビンと結合した形で，残りの4％が物理的に溶存した形で輸送される[9]。ヘモグロビンは，グロビンと呼ばれるタンパク質部分と，プロトヘム（ヘム）と呼ばれる鉄ポルフィリン化合物からなる複合タンパク質で，分子量は約68 000である。1分子のヘモグロビンには4個のヘムが付いており，ヘムの中心になっている2価の鉄原子が酸素分子と可逆的に結合してオキシヘモグロビンとなるが，鉄原子は3価にならず2価のままなので，酸化（oxidation）ではなく，酸素加（酸素付加）または酸素化（oxygenation）と呼ばれる。人工肺が酸素加器（oxygenator）と呼ばれる理由もこの点にある。血液中のヘモグロビンが完全に酸素加されたときの結合酸素量を，血液の酸素容量という。血液に含まれている結合酸素量と酸素容量との比を酸素飽和度（s）といい，通常百分率で表す。さらに，平衡状態における酸素飽和度 s と，酸素分圧 p_{O_2} との関係を表す曲線を，酸素解離曲線，またはオキシヘモグロビン解離曲線という（図3.3）。酸素解離曲線は，特異なS字状の曲線であり，この非線型性が血液における酸素輸送で重要な役割を果たしている。

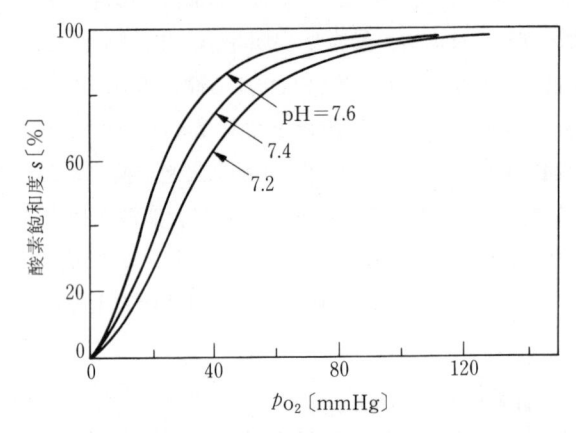

図3.3 血液の酸素解離曲線

血液が膜型人工肺に流入し酸素付加される様子は，系の物質（酸素）保存則をもとにした解析によって明らかとなる。血液を均質な媒体と見なすと，酸素とヘモグロビンとの反応は拡散速度よりもはるかに早く，瞬間的に起きる。ガス透過性の流路内を血液が流れる通常の膜型肺（積層型，コイル型やホローファイバ型）の場合，軸方向の対流によって運ばれた酸素が半径方向の拡散量に等しいとして円柱座標で表すと，次式のように与えられる[10]。この際，動粘性係数（ν）と酸素拡散係数（D）の比であるシュミット数（ν/D）が2 900（Hct＝45％）と大きいので，速度境界層の厚みは濃度境界層に比べてきわめて厚くなり，実際上速度場は人工肺内で軸方向に変わらないとみてよい。そうなると，速度分布がどこも一定と仮定で

きる．ただ，この仮定は，人工肺内で意図的に流れ場を変化させるようなデザインの場合には当然成立しない．

$$u\left(\frac{\partial c_1}{\partial x}+\frac{\partial c_2}{\partial x}\right)=D\frac{\partial}{r\partial r}\left(r\frac{\partial c_1}{\partial r}\right) \tag{3.3}$$

ここに，x：軸方向座標　　r：半径方向座標　　u：軸方向速度
　　　　D：血液中の酸素の有効拡散係数
　　　　c_1：溶存酸素濃度（$=\alpha p$）　　α：血液中の酸素溶解度
　　　　　　　　　　　　　　　　　　　p：血液中の酸素分圧
　　　　c_2：ヘモグロビン結合酸素濃度（$=C_r s$）　　C_r：酸素容量
　　　　　　　　　　　　　　　　　　　　　　　　s：酸素飽和度

酸素解離曲線の関係を考慮して，酸素飽和度と酸素分圧とのこう配の関係を用いると，式 (3.3) はつぎのようになる．

$$u\frac{\partial p}{\partial x}\left(1+\frac{C_r}{\alpha}\frac{\partial s}{\partial p}\right)=D\frac{\partial}{r\partial r}\left(r\frac{\partial p}{\partial r}\right) \tag{3.4}$$

この形から，対流によって輸送される量は解離曲線の傾きに比例するので，解離曲線の非線形性が酸素輸送の特徴を決める．血液中の酸素有効拡散係数が既知ならば，式 (3.4) から人工肺入り口条件（$x=0$, $p=p_i$），膜面での物質流束の適合条件によって濃度分布の解を求め，人工肺全体の酸素付加量を決めることができる．

一方，血液中の酸素有効拡散係数は血液の状態によって影響を受けるので，血液中の酸素拡散の様子を明らかにする必要がある[11]．まず，静止血液中における酸素の拡散に注目してみる．血液を均質な媒体と見なしたときの酸素の有効拡散係数を図 3.4[12] に示す．ヘマトクリット値（赤血球体積濃度：Hct）が増加するに従い，

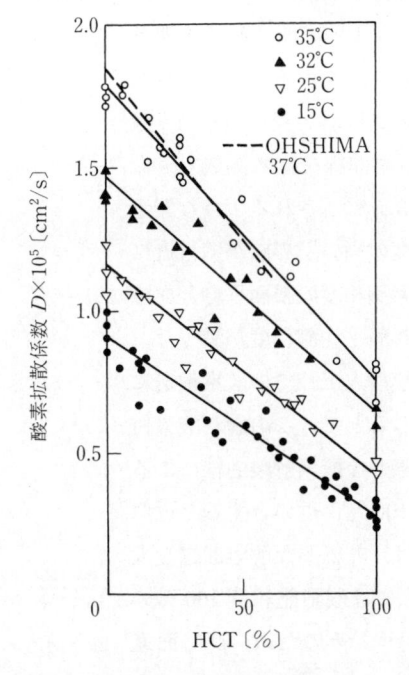

図 3.4　血液における酸素有効拡散係数

拡散係数が減少するという自由拡散が支配的であることがわかる。赤血球の存在が，酸素の拡散に対し，① 赤血球膜の抵抗，② ヘモグロビンの濃度，③ 配向，分布，運動などの赤血球の微視的状態，などが影響を与えている。特に，3番目の要因に関して，興味深い議論が展開されている。血液に流動（せん断流れ）が与えられると，血球は回転だ円体に近く変形し，流れ方向に配向するのに伴い血球膜が回転する事実が，微視的な観察によって見いだされている。Keller[13]は，このような血液の微視的状態が物質の輸送に影響を与える事実に早くから着目し，クェット流れにおける酸素の吸収量を測定した。そして，せん断速度が1 000/sで酸素の吸収量が約2倍になるという結果を得た。せん断流れの流動状態が物質輸送に影響を与える現象をせん断誘導輸送（shear induced transport）と呼び[10]，特に，血液のような粒子の浮遊しているサスペンションの流れの場合，著しい影響が表れる。

一方，HemmingsenとScholander[14]は，ヘモグロビン溶液を使って酸素の濃度こう配を一定に保ちながら血液相の平均濃度の絶対値を変えて測定したところ，酸素分圧が10 mmHg以下になると酸素輸送量が増える結果を得た。同様なことを窒素について繰り返してみても，輸送量の増加はみられなかったので，酸素と結合するヘモグロビンが輸送体の役割を果たしているという促進拡散と見なされ，さまざまな議論を呼んだ。

このように，血液中の酸素の拡散はさまざまな要因によって影響を受けるが，人工肺における酸素輸送を評価する場合，生理的条件のもとでは静止血液における拡散係数のデータ（図3.4）を用いても比較的よく実験値と合う。しかしながら，静脈血の酸素飽和度が低下するとともに促進拡散や流動の影響が現れてくるため[15]，注意を要する。

さて，酸素保存の式（3.4）の解を求めることによって人工肺の酸素輸送性能を決めることができるが，解離曲線が非線形であるため，解析解を得ることができない。通常は，数値計算を行って，壁面付近で酸素飽和度の高い層が表れるという濃度分布が得られている。WeissmanとMockros[16]は，解離曲線を指数関数で近似して非線形な偏微分方程式を数値計算によって解き，図3.5に示されるような酸素飽和度の半径方向の分布を得た。図によると，酸素飽和度の高い境界層が壁付近に形成されて，下流方向にその厚みを増している。この酸素飽和度の断面平均と血液流量との関係を図3.6に示す。血液流量の増加とともに断面平均飽和度が減少し，実験値ともよく合っていることがわかる。このように，膜型人工肺での酸素輸送に関する特徴は，壁付近に酸素飽和度の高い層が形成されることで，この層が酸素付加性能に大きな影響を与えている。この層は明らかに非線形な酸素解離曲線によるものであるが，酸素飽和度の高い層では，酸素飽和度が100％に近いとすると近似的な扱いが可能となり，簡便な解析解が得られる。これは，非線形な解離曲線を大胆にステップ状に近似する方法で（図3.7）[17]，壁面近くには酸素飽和度100％の層の外縁がしだいに管中心の方向に進んで行く（図3.8）[18]。そのため，反応面進

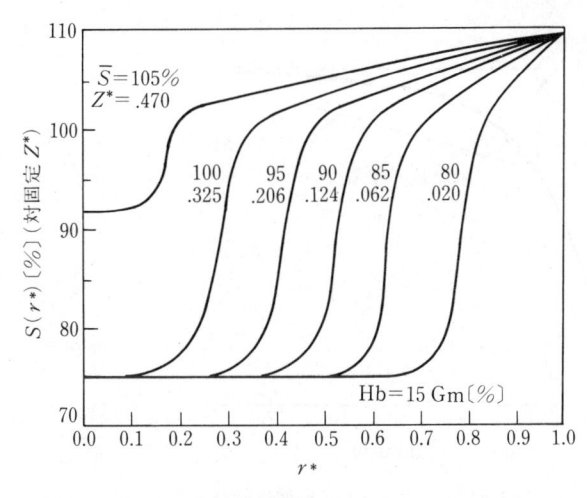

壁付近に酸素飽和度の高い層が形成されていることに注目。この層は下流方向に進むにつれてしだいにその厚みが増大していく。

図 3.5 直円管内における酸素飽和度の半径方向の分布

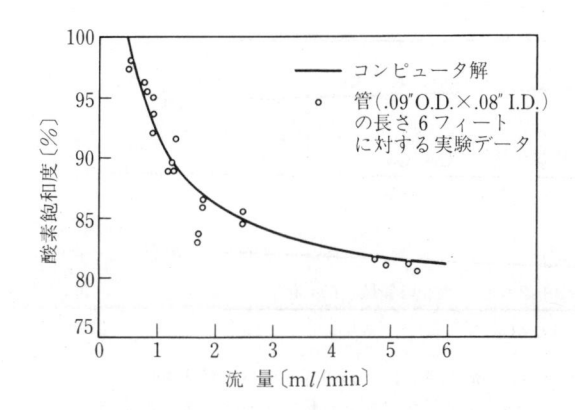

断面平均された酸素飽和度は血液流量の増加とともに減少している。ただし、酸素輸送効率が血液流量の増加によって減少しているわけではないことに注意。

図 3.6 酸素飽和度の断面平均と血液流量との関係

行モデル（advancing front model：AFM）といわれる。簡単なモデルであるが、実験結果とよく合うので、酸素付加性能の評価にしばしば用いられ、本章で後述するように、酸素輸送の考察に用いられる。

〔2〕 炭酸ガス輸送

血液中に含まれる炭酸ガスの一部は物理的に溶存した形で、大部分は重炭酸イオンおよびヘモグロビンと結合したカルバミノ化合物として存在する[9]。血液中の総炭酸ガス含有量と、炭酸ガス分圧との関係を表す曲線を、炭酸ガス解離曲線という（図 3.9）。血液中に溶けた炭酸ガスは、水と結合して炭酸（H_2CO_3）になるが、この反応速度はきわめて遅い。ところが、赤血球中に存在する炭酸脱水酵素は、この

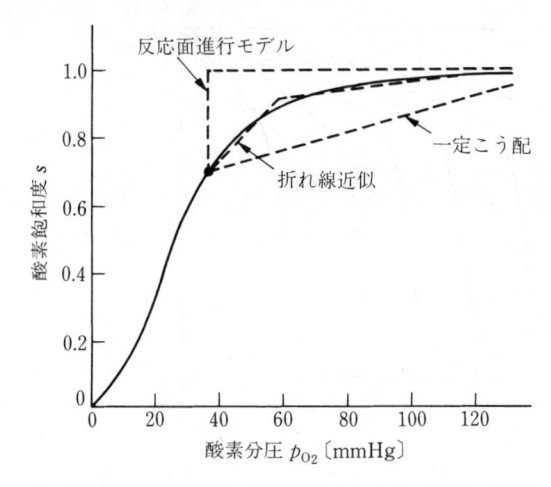

特に解離曲線を階段的に近似するときわめて簡便に酸素輸送係数が求まる。階段的に近似するモデルは反応面進行モデルと呼ばれる。

図 3.7 血液の酸素解離曲線の近似方法

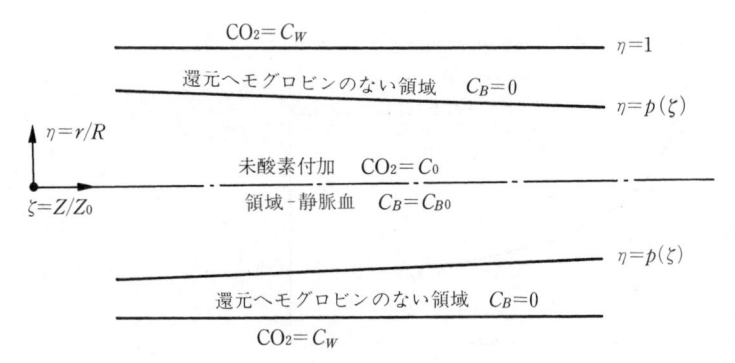

壁付近には飽和度 100 % の境界層が形成され，その境界層の外では入り口の静脈血の飽和度の領域となる。酸素がヘモグロビンと結合するとともに反応面（飽和層と静脈血の境界面）が管中心に向けて進行する。

図 3.8 反応面進行モデルにて酸素解離曲線を階段状に近似

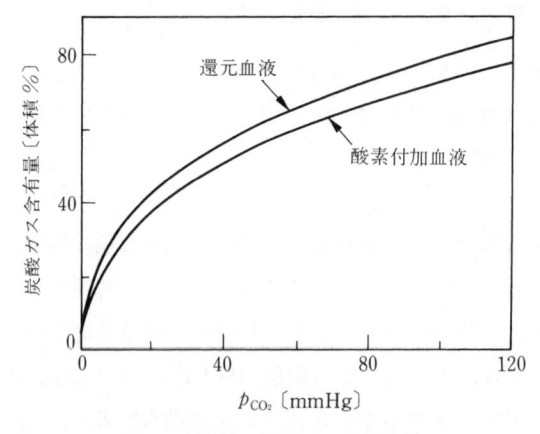

図 3.9 血液の炭酸ガス解離曲線

反応を著しく加速するため，炭酸ガスは水と反応してただちに炭酸になり，血液中のpH（〜7.4）のもとでほとんどすべてが解離して水素イオンと重炭酸イオンとなり，炭酸ガスの大部分は重炭酸イオンの形で運搬されることになる。したがって，赤血球内に存在する炭酸脱水酵素が，血液中の炭酸ガス輸送で重要な役割を果たしている。

酸素輸送の場合と同様に，炭酸ガス除去の様子も保存則から求めることができる。炭酸ガス除去の場合，動脈血と静脈血の炭酸ガス分圧の差は小さい（46 mmHg → 40 mmHg）ので，この範囲では解離曲線をほぼ直線と見なすことができる。線形な特性と見なすことができると，対流物質輸送を表す微分方程式は対流熱伝達を表す式と同じになり，炭酸ガス除去性能の評価が簡単になる。さらに，溶存炭酸ガスと重炭酸イオンとの反応速度を厳密に考慮に入れた解析も行われている[10]。

炭酸ガス濃度の微分方程式を解くためには，血液中の炭酸ガス拡散係数が必要となる。そこで，まず静止血液中における炭酸ガス拡散の様子をみてみる。血液中の見かけの拡散係数は，酸素の場合と同様で，平均炭酸ガス分圧が 50 mmHg 以上でヘマトクリットの増加とともに減少している[19]（図 3.10）。ところが，平均炭酸ガス分圧が低くなると，炭酸ガス解離曲線の傾きが大きくなって，重炭酸イオンが輸送体としてはたらく促進拡散の影響が著しく表れ，炭酸ガスの透過率が増加する。この傾向は，赤血球膜を破壊させた血液やヘモグロビン溶液で強く表れる（図

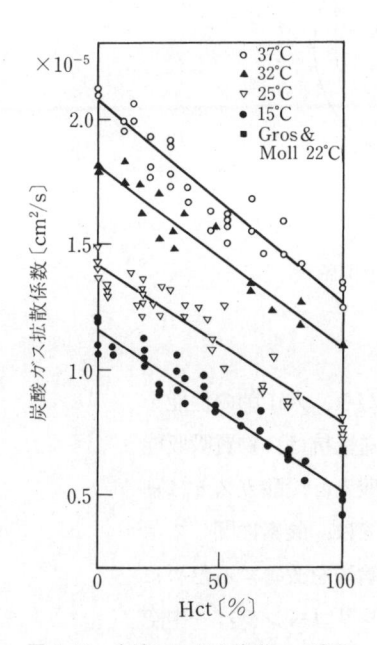

図 3.10 血液における炭酸ガス有効拡散係数

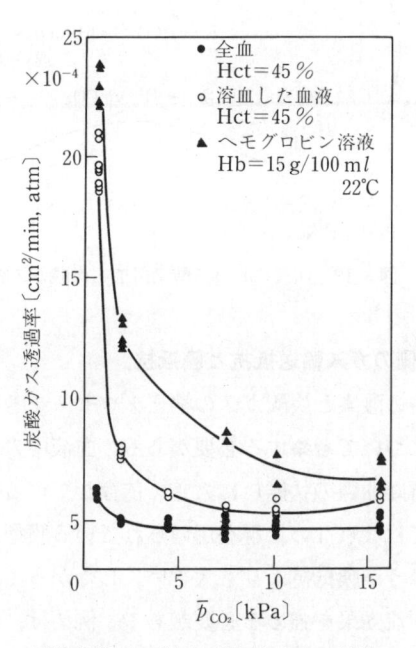

平均炭酸ガス分圧の低下とともに透過率（拡散係数と溶解度との積）が著しく増加している。

図 3.11 炭酸ガスの促進拡散

3.11[20])。炭酸ガスの促進拡散は，緩衝溶液やアルブミンなどのタンパク水溶液にも表れ，アルブミンのような大きな分子が存在していると拡散速度の違いによって拡散電位が表れるなど，いろいろな現象が見いだされ，活発な議論が展開されている[21])。

図3.9の炭酸ガス解離曲線にも示されているように，ヘモグロビンが酸素と結合している場合とそうでない場合とでは，同じ炭酸ガス分圧でも炭酸ガス含有量に違いが生じている。このように，血液中の酸素付加と炭酸ガス除去は独立な現象ではなく，相互に関連し合っている。酸素と炭酸ガスの相互関連を**図3.12**に示す。ガス透過膜を通過してきた酸素は，赤血球中に拡散で進入し，ヘモグロビンとの結合の際，水素イオンとカルバミノ化合物を介して炭酸ガス除去プロセスとかかわっている。さらに，図で炭酸脱水酵素（C.A.）が重炭酸イオンを生成するのに大切な役割を担っていることもわかる。

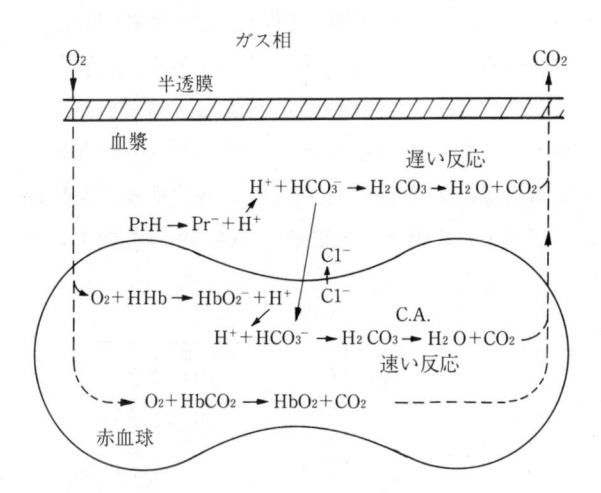

C.A.：炭酸脱水酵素
PrH：血漿タンパク

図3.12 血液における酸素付加と炭酸ガス除去の相互関係

3.2.3 血液側のガス輸送抵抗と膜抵抗

さて，血液中の酸素と炭酸ガスの輸送プロセスを考慮しながら，人工肺の性能を表す輸送抵抗について考察する必要がある。血液中のガス輸送抵抗は，物質吸収能力（溶解度，解離曲線の状態）に大きく依存しているので，酸素と炭酸ガスとは別個に考えなくてはならない。現在用いられている膜型人工肺では，酸素に関しては血液側抵抗のほうが膜抵抗よりも大きい。したがって，酸素輸送を改善するためには，血液側の対流効果を強める必要がある。例えば，種々のシリコーンラバー中空糸膜型人工肺の血液における酸素輸送の結果では，レイノルズ数の増加とともに，総括酸素輸送係数 U_{O_2} はある一定な傾きをもって増加しており，血液側抵抗が支配的であることを意味している（**図3.13**）。一方，炭酸ガス除去の場合は，血液側の

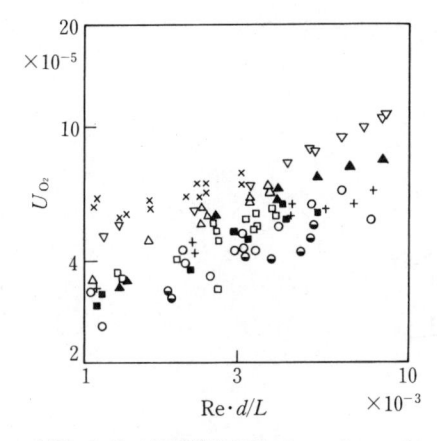

血液における総括輸送係数が，レイノルズ数の増加とともに上昇している．すなわち血液側の抵抗が膜抵抗より大きいため，対流による酸素輸送改善の効果が著しい．

図 3.13 シリコーンラバー中空糸膜型人工肺の血液における酸素輸送の結果

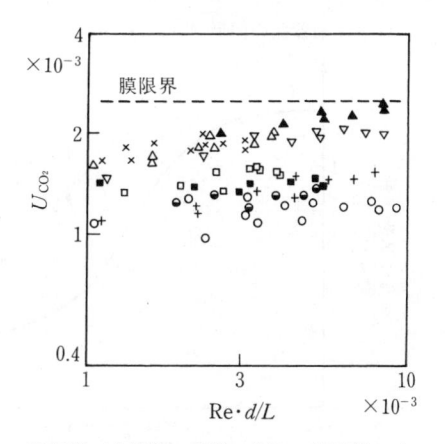

膜抵抗が血液側の抵抗に対して相対的に大きいため，レイノルズ数を増加させてもあまり炭酸ガス輸送の改善がみられない．

図 3.14 炭酸ガス除去の場合の輸送係数

輸送抵抗が膜抵抗に近いため，総括輸送係数はレイノルズ数を増してもあまり増加しない．つまり，炭酸ガス除去は，膜抵抗の逆数に相当する透過率以上には改善することはできない（**図 3.14**）．膜の炭酸ガス透過率に敏感であることになるので，例えば，水蒸気が凝縮してガス側膜面に付着すると炭酸ガス除去性能の低下の原因となり，注意を要する．

このように，膜側と血液側の輸送性能が膜型人工肺のガス交換性能を決める．実際の肺では，酸素は1分間に 250 ml，炭酸ガスは 200 ml の交換をしている．酸素と炭酸ガスの輸送量の比を呼吸生理学では呼吸商と呼び，普通は 0.8 となる．したがって，人工肺でも正常にガス交換させようとなると，0.8 の呼吸商を実現させなくてはならない．ガス輸送性能は，膜側と血液側の性能で決まるので，膜側と血液側の性能との関連で呼吸商がどうなるかを概念的に表したのが，**図 3.15**[10] である．縦軸は，炭酸ガス輸送量と酸素輸送量の比（すなわち呼吸商）で，横軸は血液側の輸送効率（総括輸送係数）と膜の透過率の比である．これは概念図であるが，人工肺デザインのために重要な意味をもっている．血液側の輸送を改善すると横軸の量が大きくなり，呼吸商が最適値から外れて減少していき，膜の透過率で頭打ちとなる膜限界に近づく．逆に膜透過率を改善すると横軸の量が小さくなり，呼吸商が増大する傾向となり，血液側の性能に抑えられる．したがって，呼吸商の最適値である 0.8 を実現するためには，膜透過性と血液側の両方のバランスが得られるような改善の仕方が必要となる．

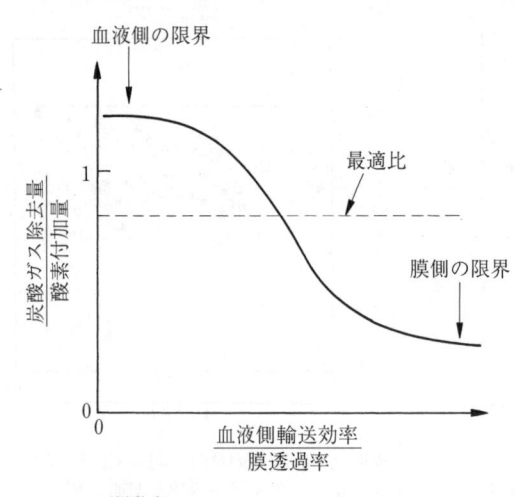

駆動力：O_2 710−40＝670 mmHg
　　　　CO_2 47− 0＝ 47 mmHg

適正な呼吸商（炭酸ガス除去量と酸素付加量の比）を得るためには，血液側の輸送効率と膜透過性のバランスが実現するように人工肺をデザインしなくてはならない。

図3.15 膜側と血液側の性能による呼吸商の変化

3.3 膜型人工肺の性能評価方法

3.3.1 評価方法の問題点

　血液は特異な輸送的性質を有しているため，膜型人工肺の性能評価には注意すべき点が多く，性能を正規化することも容易ではない。Richardson[22]は膜型人工肺の性能評価の試験方法を確立すべく種々の試みをしており，米国人工臓器学会のoxygenator standardの基礎にもなっている。Richardsonらによる性能評価試験方法の特徴の一つは，血液を用いて行う実験に，水によるガス交換実験を加えている点である。水の物性値については多くのことが知られているため，水を流したときの膜型人工肺の性能評価を正規化することが容易で，性能の目安の一つとしてきわめて有用な情報を与えてくれる。血液による試験方法としては，通常動物の体外循環による *ex vivo* 実験が行われている。ところが，血液の非線形な酸素解離曲線のために，膜形人工肺の酸素輸送性能は入口酸素飽和度に強く依存し，膜形人工肺そのものの性能を表すことが困難となる。そこで，AAMI（Association of the Advancement of Medical Instrumentation）の膜型人工肺の基準では，以下のような標準静脈血条件を取り決め（AAMI oxygenator standard, 1978）膜形人工肺の性能評価の条件としている[5]。

　酸素飽和度　　　　　＝65±5 %
　ヘモグロビン含有量＝12±1 g/dl
　炭酸ガス分圧　　　　＝45±5 mmHg

血液による試験結果を表す直接的な指標として，AAMI では血流基準（reference blood flow）が提案されている。これは，以前米国人工臓器学会で血流率（rated blood flow）と呼ばれていたもので，酸素に関しては標準静脈血が人工肺に流入して，血液 1 l 中に 45 ml の酸素（動脈血の酸素飽和度が約 95 ％になる）が吸収されたときの血液流量を示す。炭酸ガスの場合も同様で，血液 1 l 中から 45 ml の炭酸ガスが除去されたときの血液流量を表す。Reference blood flow は人工肺に対する適正血液灌流量を決めるうえでは有用な指標であるが，ガス交換効率を表してはいない。

Eberhart ら[23]は，入口条件を基準化する方法として，修正グレツ数を導入し，酸素飽和度の増加率によって性能評価を試みている。種々の入口酸素飽和度についてデータ整理を行い，入口条件が多少変化しても酸素輸送効率の指標を得ることを示している。筆者らは，無次元数を基にして，輸送特性の工学的意味が明確になる方向で性能評価を試みた。ただ，無次元数による整理は，実際の現象に直接対応していないので，医療現場で使うには有効でない。したがって，医療現場で使える有次元の物理量に変換しておく必要がある。膜型人工肺の性能評価に関しては，工学側の原理的な観点からの評価方法が医学側に伝わらないことが多い。その辺は境界領域である医用工学の難しい点であるが，つねに両者の言葉に翻訳して，価値観を共有する努力が必要である。

3.3.2 体外循環による *ex vivo* 評価方法

膜形人工肺のガス交換性能の測定は，動物を用いた体外循環によって行い，人工肺ガス交換性能評価の標準的な方法に従うことになる[22]。ただ，動物実験を行う場合はそれぞれの研究機関や大学における生命倫理委員会の承諾が通常必要となるので，医用生体工学の研究者は，人工臓器の研究を進める際には生命倫理からの観点も十分に考慮しなくてはならない。

本項では，比較的広く用いられている体外循環による膜型人工肺性能評価方法に関して述べる。体外循環回路（図 3.16）は，動物の外頸静脈から脱血し，大腿動脈に送血するという V-A バイパス方式がよく行われている。ローラポンプにより脱血を行い，熱交換器により 37℃に加温された血液を膜形人工肺に送り，いったん貯血槽にためてから，ポンプにより熱交換器を通して血液を 37℃に再加温して大腿動脈に送血する。回路を構成するチューブは，血液適合性が良好と思われる塩化ビニル製のものを使用することが多い。微孔性膜の孔内を水蒸気が容易に通過し，人工肺プロトタイプのケーシング内壁に凝縮した水滴が付着するため，人工肺ケーシングをヒータにより加温することが望ましい。なお，ガス交換効率を改善させるために血液流に拍動を与えることが効果的であるため，図に示されるように，人工肺入り口と出口に拍動発生機をつないで拍動流を人工肺に与える場合もある。

ex vivo 実験（動物の体外にて行う実験）において大きな問題は，静脈血の状態

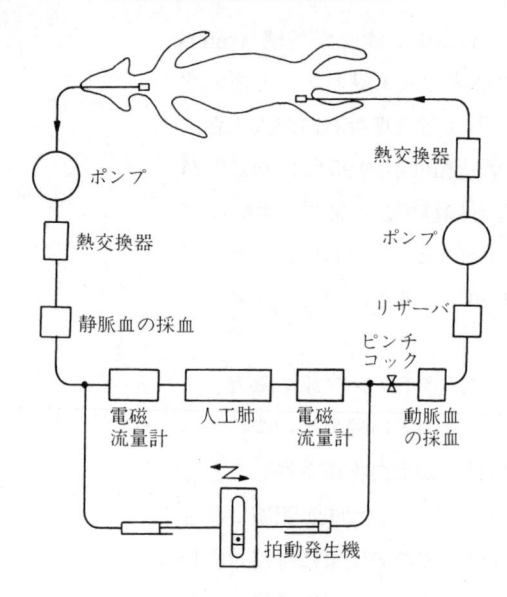

44   3. 膜型人工肺

図3.16 膜型人工肺の性能評価を行うための体外循環回路

拍動の影響をみるために，人工肺の入り口と出口に拍動発生機からの拍動が導入されるようにしてある。

である。AAMI oxygenator standard では，静脈血酸素飽和度を 65±5％と決めているが，実際にこの範囲に酸素飽和度を維持することは容易でない。そのため，著者らは，ポンプの上流側に設置した 2.5 l の内容積をもつアクリル製貯血槽に，落差により脱血した静脈血 1.5～2 l をため，動物との送脱血を遮断して，人工肺のガス交換量を測定するという間欠方式を採用している。酸素輸送量は，血流量および人工肺出入口の血液の酸素含有量から決定できる。

　人工肺の炭酸ガス除去効率を測定する場合，血液側からの炭酸ガス含有量の差として測定するのは困難である。なぜなら，血液中の炭酸ガス含有量が本来大きいため，人工肺出入り口の含有量の差はわずかになるからである。そこで，酸素ガスに流入した炭酸ガスの量を直接測定するほうが測定精度が向上するので，**図3.17**に

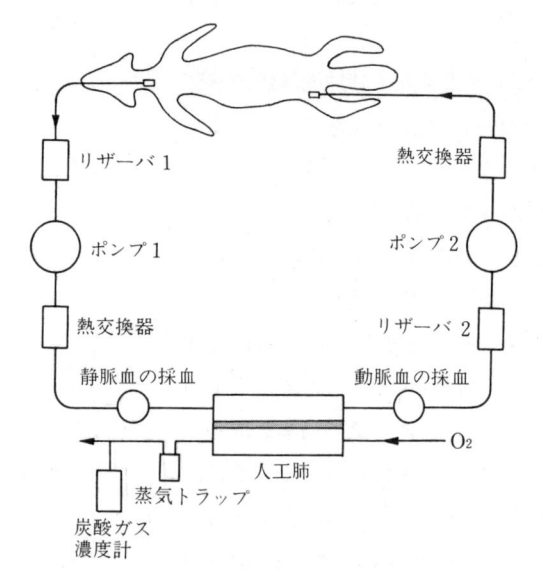

炭酸ガス除去量は，ガス相の出口での炭酸ガス濃度を赤外線吸収型炭酸ガスセンサで測定して求まる。

図3.17 炭酸ガス除去量を測定するための体外循環回路

示されるように，人工肺のガス出口側に赤外線吸収型の炭酸ガスセンサを設置して炭酸ガス除去量 V_{CO_2} を直接測定する方法が，精度向上につながる。

$$V_{CO_2} = f_{CO_2} V_E \cdot \frac{p_A}{101.3} \cdot \frac{273.16}{T} \tag{3.5}$$

ここに，f_{CO_2}：炭酸ガス濃度　　V_E：炭酸ガス流量
　　　　p_A：大気圧　　T：ガス相の温度

3.3.3　輸送現象論に基づく性能評価

機械工学や化学工学の領域では，古くから伝熱や物質輸送の現象を扱う輸送現象論という学問領域があり，物質輸送を評価する方法が確立されている。筆者は，膜型人工肺のガス交換性能の評価に関しては，工学側の輸送現象論によって解析することが妥当と考え，前述のような総括輸送係数を基にした方法を採用している。総括物質輸送係数はさらに無次元化が可能で，特定の条件にかかわらない，より一般化された性能を表現できるので有用な方法である。これらはつねに有次元の量に換算可能であるので，実際に扱っている人工肺の形態や大きさがわかれば，有次元的な性能評価も可能である。

〔1〕　酸素付加性能の評価

膜型人工肺のガス輸送性能は，式(3.1)で示されるように，ガス輸送効率の逆数である輸送抵抗の和として表現できる。通常はガス側の輸送抵抗は考えなくてよいので，血液側と膜を考えればよい。血液側は総括物質輸送係数で表現できるが，それを無次元化した量をシャーウッド数 Sh と呼び，以下のように与えられる。

$$\mathrm{Sh} = U_{O_2} \cdot \frac{d}{\alpha D} \tag{3.6}$$

ここに，U_{O_2}：総括酸素輸送係数　　$V_{O_2}/(A \cdot \Delta p_{O_2})$
　　　　V_{O_2}：血液相に単位時間内に移動した酸素ガスの容積
　　　　　　　（標準状態で表す）
　　　　A：膜面積　　Δp_{O_2}：膜を介する平均ガス分圧差
　　　d：代表寸法（管内径）　　α：血液中の酸素溶解度
　　　D：血液中の酸素拡散係数

前述のように，血液中の酸素輸送特性は，シュミット数が高いことが特徴で，濃度境界層の厚みが速度境界層の厚みと比べて圧倒的に薄い。したがって，人工肺でガス交換が始まるガス透過膜の入り口からの濃度境界層の発達の割合を定量化することが，ガス輸送効率の工学的な評価となる。したがって，ガス透過膜の入り口からの総括輸送係数の変化が重要であるので，無次元化された輸送効率であるシャーウッド数を人工肺の軸方向の距離の関数として表すことが必要となる。評価に一般性をもたせるためには，無次元数で統一することが必要で，以下に示されるような無次元長さを用いる。

$$Z = \frac{aDL}{Q_B} \cdot \frac{p_A - p_W - p_{O_2 in}}{C_{HB}} \tag{3.7}$$

ここに，L：管長　　Q_B：血液流量　　p_A：大気圧　　p_W：飽和水蒸気圧
　　　$p_{O_2 in}$：入り口での酸素分圧　　C_{HB}：血液中のヘモグロビン濃度

人工肺の形状などによって流動性状が変わる。その結果として，シャーウッド数と無次元長さとの関係が決まる。一方，人工肺のデザインとして要求されるのは人工肺出口で動脈血になることで，すなわち酸素飽和度が97％，酸素分圧が96 mmHg の状態を実現できることである。そのために，膜形人工肺のガス交換性能の結果を，酸素飽和度の増加する割合を表す酸素飽和率 F_s と無次元長さによって整理し，血液が動脈血化する酸素飽和率（～0.9）のときの無次元長さ Z_r を求め，膜形人工肺の酸素付加性能の指標とする方法を著者は提案している。血液を酸素加するに必要な人工肺の長さが短くなればなるほど，ガス交換効率が高いということになる。なお，酸素飽和率は以下のように定義される。

$$F_s = \frac{S_{out} - S_{in}}{100 - S_{in}} \tag{3.8}$$

ここに，S_{in}：人工肺入り口の酸素飽和度　　S_{out}：人工肺出口の酸素飽和度

〔2〕 炭酸ガス除去性能の評価

炭酸ガス除去性能を，炭酸ガス輸送係数によって表すためには，輸送の駆動力となる平均濃度差が必要となる。前述のように，動脈血と静脈血の p_{CO_2} の差が小さいため，両者の間での物性値の変化はわずかであるとし，近似的に対数平均分圧差 Δp_{LMCO_2} を物質輸送に対する駆動力として用いる。

$$\Delta p_{LMCO_2} = \frac{p_{CO_2 in} - p_{CO_2 out}}{\ln\left(\frac{p_{CO_2 in}}{p_{CO_2 out}}\right)} \tag{3.9}$$

最終的には，総括的物質輸送係数を無次元化したシャーウッド数を求め，人工肺の炭酸ガス除去性能評価を行うことができる。

3.4　膜型人工肺のガス交換性能の改善

前述のように，酸素に関しては血液側の境界層抵抗を減少させ，炭酸ガス除去に関しては膜のガス透過率を増加させることがガス交換改善のポイントである。ガス透過率を増加させるには，有孔性の素材を用いるのが最も効果的である。血液側の境界層抵抗を減少させるためには，血液側の流れを工夫することによって対流効果を誘起できるので，流体力学的な検討が重要となる。

3.4.1　二次流れの有効利用によるガス交換性能の改善

血液側の輸送抵抗を低減させるために，血液側に形成された酸素飽和度の高い境界層を破壊させることが肝要であるので，血液側の流れに十分な対流を導入するこ

とになる．これまでに，血液側に対流を導入する方法として，さまざまな流体力学的な工夫が取られてきた．その中でも有望な方法として，二次流れの有効利用がある[24]．二次流れとは，主流と異なる方向に速度成分をもつ流れのことを示すが，ここでは代表的な二次流れの有効利用の方法について述べる．

図3.18は，数珠状の形態をした血液流路に拍動流を流したもので，前進流と後退流の両方で数珠の突起部からはく離して生じた二次流れ渦が，対流効果を著しく増大させた．これは，Bellhouse Oxford 膜型人工肺と呼ばれ，1980年代には拍動発生器を含めたシステムとして実用化になった例である[25]．この方法に類似したものとして，ガス透過膜の表面に突起を設けて，微小なはく離渦を形成させて，対流効果をねらった例もある．

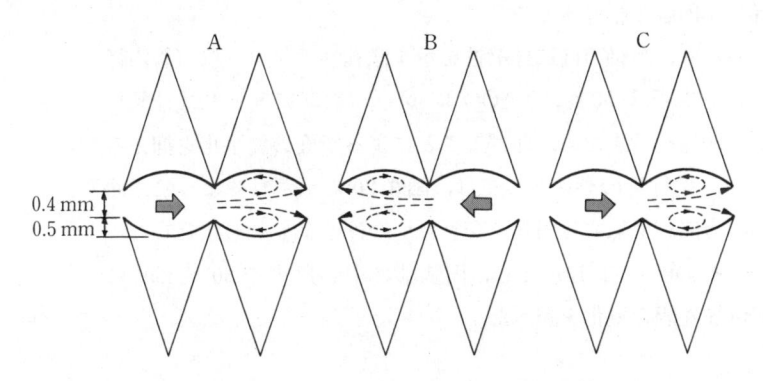

前進流と後退流で渦が形成されて，著しい酸素付加効率の増加がみられる．

図3.18 数珠状形態の血液流路に逆流を含む拍動流を与えた例

二次流れの代表例は，曲り管内流れの遠心力によって生ずる二次流れ渦である．曲り管内流れに生ずる二次流れは，Deanによる解析以来，流体力学の分野では代表的な流れの問題で，これまで多くの実験的理論的な研究が行われてきた．最近では，大動脈弓や内頸動脈などの湾曲部に動脈硬化が頻度高く発生するということで，曲り部の動脈内流れの問題として生物流体力学の分野でも注目されている．一方，曲り管内に生ずる二次流れは，熱輸送にも同様な対流効果を与え，伝熱効率を高めるため，伝熱学の分野でも古くから注目されている．このような背景をもつので，曲り管内の二次流れを膜型人工肺のガス交換性能に利用しようとする発想がいくつかの研究グループから提案された．筆者らも，ヘリカルコイル状の曲り管を用いて動物実験を行い，曲り管の有効性を示した[26]．

二次流れの発生の仕方としてユニークなのは，トロイダル型の管を回転振動させて，その管内に二次流れを形成させた例である[27]．管壁が運動するので，管壁の運動に誘起されて二次流れが生ずるが，それは管内の流れによって生じた二次流れとまったく逆方向の渦となっている．人工肺としては，図3.19に示されるような形の流路にして，回転振動を与えて酸素付加性能が大きく増加している．

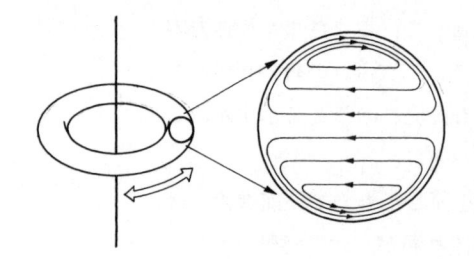

管内に独特な二次流れが形成される。

図3.19 トロイダル型の管に回転振動を与えた例

3.4.2 蛇行管によるガス交換性能の改善

筆者らは，曲りの曲率を周期的に反転させてできる蛇行管を利用して膜型人工肺のガス交換性能を改善する試みを行い，著しい改善効果を得ているので，改善効果の具体的な例として詳しく内容を紹介する[28)～33)]。

蛇行管を作成するためには，長軸方向に伸縮性を示す微孔性テフロン管（管内径＝3.0 mm，膜厚0.5 mm，気孔率50 ％，TAOO 3，ジャパンゴアテックス社製）を用いた。長軸方向に伸縮性を示すため，曲げることによる断面の扁平化を抑えることができるからである。蛇行管の形状としては，図3.20に示されるように，曲り部を円弧とし，曲率の方向が反転する円弧を交互につなげるような形状とした。円弧部のコイル比 a/R を一定（＝1/14）とし，円弧部の中心角 θ を30°～360°に変化させたとき，酸素付加性能の変化を調べた。

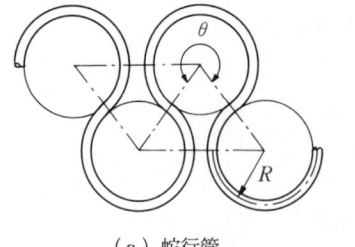

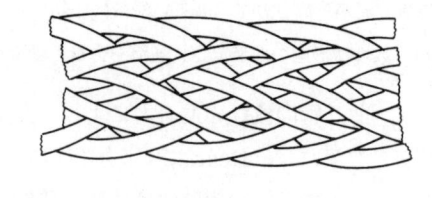

（a）蛇行管　　　　　　　　（b）織り込み管

筆者らは蛇行管およびその集合体である織り込み管のデザインによって得られる酸素輸送改善効果を調べた。

図3.20 蛇行管を組み合わせた織り込み管

図3.21は，微孔性ポリプロピレン膜直管形（中空糸）人工肺における酸素付加効率を表す結果で，人工肺全体で平均された総括シャーウッド数と無次元長さとの関係である。シャーウッド数を決めるために必要な血液中の酸素の有効拡散係数は，掘ら[12)]の測定結果を用いた。無次元長さの増加とともに，シャーウッド数が低下している。実線は，解離曲線をステップ状に近似した反応面進行モデル（advancing front theory：AFT）[18)]による結果で，実験結果とほぼ一致している。図3.22は同じく直管形人工肺の酸素付加性能を，酸素飽和率によって表したものである。無次元長さの増加とともに酸素飽和率は増加している。すなわち，無次元長さの増加により，人工肺出口の酸素飽和度は増加するが，シャーウッド数は低下

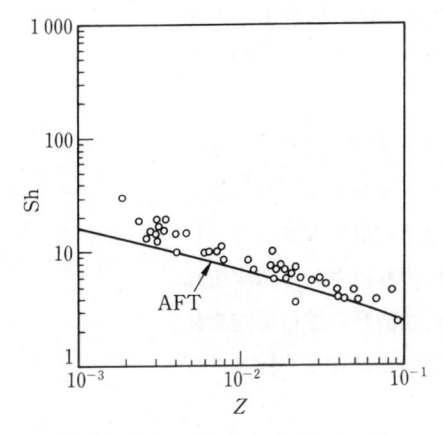

3.4 膜型人工肺のガス交換性能の改善

反応面進行モデルとよく一致している。

図 3.21 微孔性ポリプロピレン中空糸型人工肺における総括シャーウッド数と無次元長さとの関係

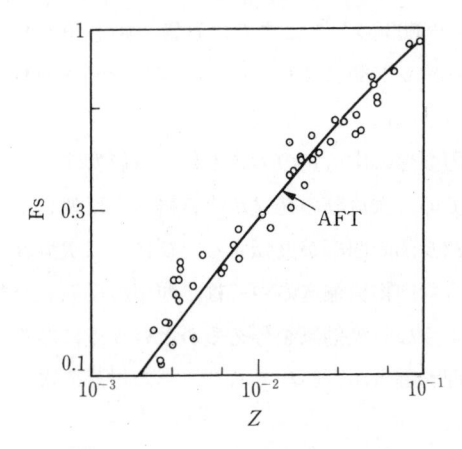

反応面進行モデルとよく一致している。

図 3.22 微孔性ポリプロピレン中空糸型人工肺における酸素飽和率と無次元長さとの関係

する。人工肺の出口で，血液が動脈血化するときの無次元長さ Z は，回帰直線から 0.1 であった。

つぎに，血流に対流効果が大幅に加えられた場合として，微孔性テフロン管を用いた蛇行管内定常流への酸素付加性能の結果を，図 3.23 以降に示す。曲り部における断面平均流速を基にしたディーン数 $((a/R)^{1/2} ud/\nu)$ （a：管内半径，R：曲りの曲率半径，u：管内の平均流速，d：管直径，ν：流体の動粘性係数）は，53～535 の範囲にある。**図 3.23** は，中心角 45° および 240° の円弧から構成される蛇行管内血液定常流に酸素が付加された場合の結果である。中心角 45°の蛇行管内流動による酸素輸送を表すシャーウッド数は，無次元長さの大きいときには直管の性能に近いが，無次元長さの減少とともに徐々に増加し，式 (3.7) で与えられる無次元長さ $Z=0.003$ において急激に増加し始める。ところが，中心角が 240°の

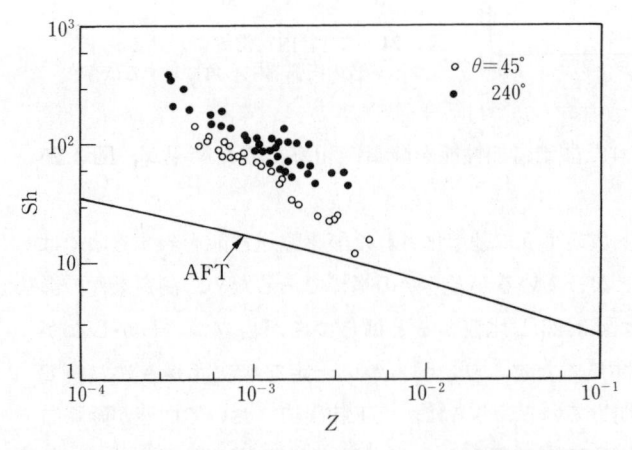

図 3.23 蛇行管内定常流におけるシャーウッド数と無次元長さとの関係

場合では，$Z=0.003$ のときにすでに直管や中心角＝45°の蛇行管の場合よりもかなり高いシャーウッド数に達している。無次元長さの減少に伴い，さらに増加している。

このように円弧部の中心角の大きさによる影響がシャーウッド数に現れていることは，円弧部での二次流れの発達が物質輸送に反映していることを示す。蛇行管では，周期的に曲り部の曲率が反転するたびに，二次流れの発達が繰り返される。したがって，蛇行管内物質輸送の中心は，曲率の反転のたびに繰り返される二次流れの発達がどのような対流効果を与えるかという点にある。正弦波状の蛇行管内流れについては，理論解析が行われており，その対流の寄与については詳しく検討されている[34]。

図3.24 は，円弧部中心角のシャーウッド数に対する影響を表す。無次元長さの大きい場合（$Z=5\times10^{-3}$）では，シャーウッド数は，中心角の増加とともに徐々に増加し，$\theta=240°$では，ほぼ一定となる。ところが，無次元長さが減少するに従って，シャーウッド数が一定値となる中心角がしだいに減少し，$Z=3.3\times10^{-4}$ では，$\theta=45°$においてすでに一定なシャーウッド数に到達している。

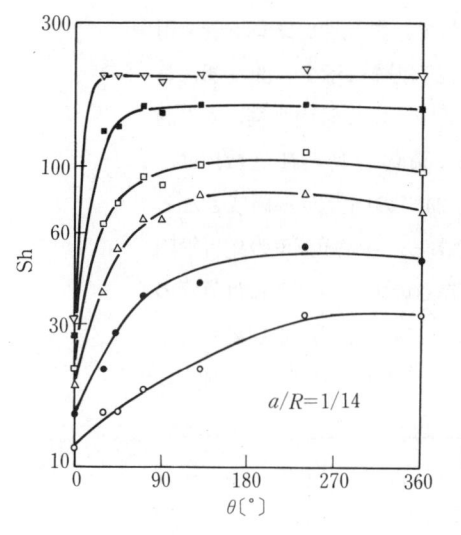

図3.24 蛇行管内定常流におけるシャーウッド数の円弧部中心角に対する依存性

▽ $Z=3.3\times10^{-4}$ △ $Z=14\times10^{-4}$
■ 5 ● 25
□ 10 ○ 50

シャーウッド数で表現された酸素付加性能を酸素飽和率でみた結果が，**図3.25**である。

酸素飽和率はシャーウッド数のように基準化された酸素輸送性能を表すものではなく，人工肺出口で動脈血となっているかどうかの指標であるため，測定条件の影響が残り，図3.25の結果は図3.23と比較するとばらつきが目立つ。しかしながら，直管から蛇行管に移行することにより，明らかに一定な無次元長さにおいては，酸素飽和率が急激に増加している。さらに，人工肺出口において血液が動脈血化する無次元長さ Z_r は，図3.25の結果から 0.02〜0.05 の範囲にあるとみられ，

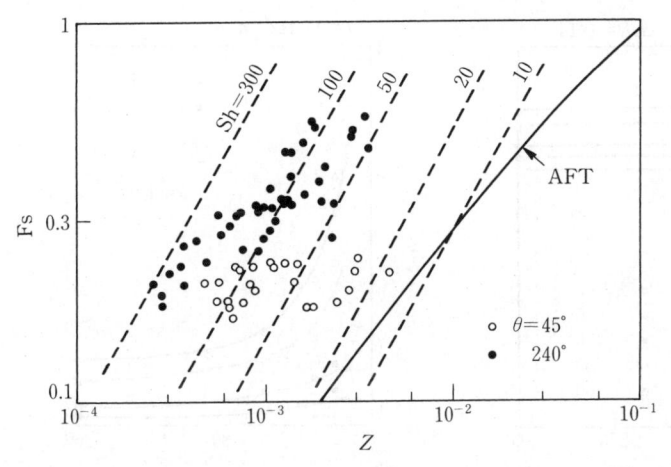

図 3.25 蛇行管内定常流における酸素飽和率と無次元長さとの関係

直管の場合の1/2から1/5に相当する．動脈血化するときの無次元長さが短くなればなるほど，管全体の大きさが減少し，人工肺のコンパクト化が可能となる．さらに，図3.25では，各プロトタイプユニットによる実験で得られたシャーウッド数の範囲を大まかに等シャーウッド数線として示している．等シャーウッド数線の結果は，動物を用いた体外循環の実験の結果を整理して求めたものであるが，ばらつきが目立つので半定性的にだいたいの範囲を示すものとして破線で表した．各種蛇行管では，等シャーウッド数線よりも緩やかなこう配で酸素飽和率が増加しているため，酸素飽和率の増加とともに，シャーウッド数は低下することになる．定常流の場合，血液流量の増加（無次元長さは減少）により吸収される酸素量が増えるので，シャーウッド数は増加するが，人工肺出入口での酸素飽和度の差は減少する．したがって，蛇行管の場合のこう配は，必ず等シャーウッド数線のこう配よりも緩やかとなる．各種蛇行管の血液流量を減少させてレイノルズ数を低下させると，二次流れによる効果が減少し，直管内流れの性能に近づいていく．人工肺の設計の際，ある一定な酸素飽和率を維持しながら無次元長さを短くするためには，シャーウッド数を増加させて膜面単位面積当りの酸素輸送量を増加させることになる．人工肺の酸素付加性能改善の中心的な課題がこの点にある．

これまでの結果は定常流の場合であるが，拍動による酸素付加性能の改善についても調べた．図3.26は，正弦波状の拍動を定常流（$Q_B=50$ ml/min）に加えたときの典型的な例である．拍動の周波数=2.8 Hz，ウォマースリ（Womersley）数 $\alpha (=a(\omega/\nu)^{1/2})=3.2$（$\omega$：拍動の各振動数，$\nu$：流体の動粘性係数，$a$：管内半径）の条件で，時間平均されたシャーウッド数と蛇行管円弧部中心角との関係を示す．図中，R_s はLyne[35]による曲り管内振動流の解析に現れる無次元数で二次流れレイノルズ数 $(a/R) u_p^2/(\omega\nu)$（a：管内半径，R：曲りの曲率半径，u_p：二次流れ速度，ω：拍動の各振動数，ν：流体の動粘性係数）と呼ばれ，曲り管内非定常流に現れる定常的な二次流れの駆動力を表すレイノルズ数である．拍動の流量振

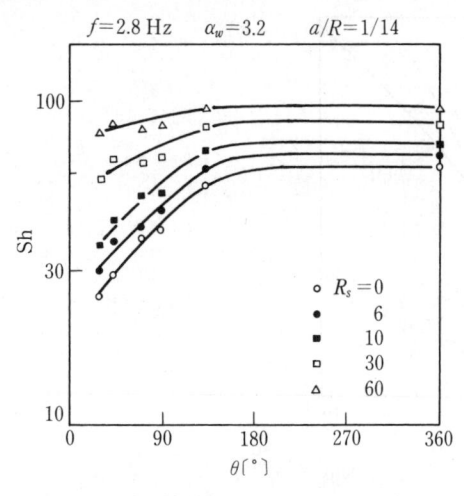

図3.26 蛇行管内拍動流におけるシャーウッド数の円弧部中心角に対する依存性

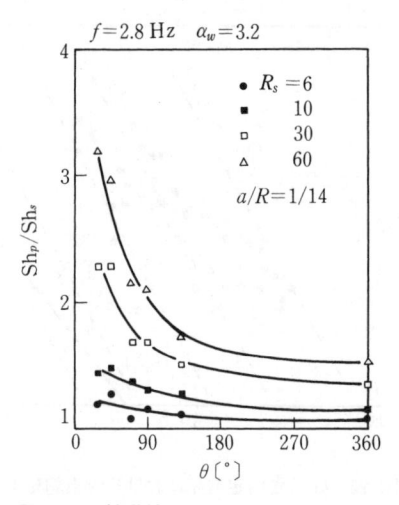

図3.27 拍動流におけるシャーウッド数の定常流における値との比の円弧部中心角に対する依存性

幅と平均流量との比の最大値は約2であるが，R_sによって表すと最大が約60である。$R_s=0$（定常流）では，図3.24で表されている結果に対応するが，円弧部中心角が120°以下では，シャーウッド数は顕著に減少している。拍動が加わることにより，徐々にシャーウッド数が増加し，$R_s=60$の場合，中心角が90°以下でシャーウッド数の増加する割合が大きくなり，$\theta=90°$以上で現れている一定値に近づいている。この結果について，さらに定常流の場合との比較を明確にするために，拍動を加えたときのシャーウッド数と定常流での値との比で表した結果を，**図3.27**に示す。興味深い点は，定常流との比は中心角が低いほど増大し，最小の中心角である30°では，シャーウッド数の比が3以上に達している。この結果は，比較の基準としている定常流での値が，θが90°以下では低いために生じており，拍動を加えることにより低中心角での性能の低迷を改善する可能性を示している。この事実から，人工肺の性能改善が流路の幾何学的条件の広い範囲で可能であることがわかる。

拍動流における酸素付加性能を酸素飽和率によって表した結果を，**図3.28**に示す。図では，拍動流における性能の一つの典型的な例として，円弧部の中心角$\theta=45°$の場合が示されている。定常流の場合の性能は，図3.25に示されているものと同じである。拍動流における性能は，ウォマースリ数$a=2.0\sim3.2$，二次流れレイノルズ数$R_s=2.4\sim130$の範囲にあるときの結果である。平均流量を一定に保ちながら拍動を加えることによって人工肺出口での酸素飽和度を著しく高め，動脈血の状態に近づけることができる。拍動流において血液を動脈血化する無次元長さZ_rは，定常流の場合よりも著しく短縮され，拍動条件の与え方によっては，0.002～0.005の範囲に入る可能性がある。さらに，拍動によるシャーウッド数の増加と同時に酸素飽和率の増加が可能であるという点は，人工肺の性能として望ま

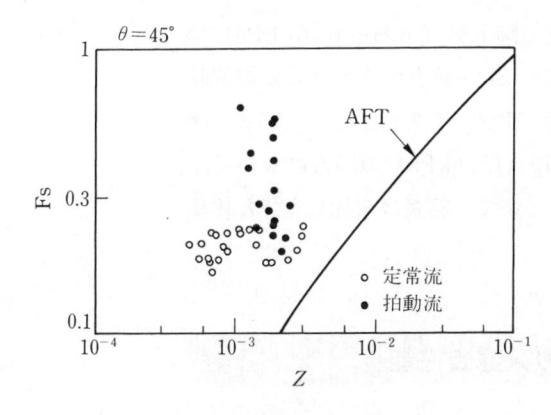

図3.28 蛇行管内拍動流における酸素飽和率と無次元長さとの関係

しく，蛇行管における拍動流の効果が著しい事実は注目に値する。

このようにして得られた血液を動脈血化する無次元長さ Z_r を基に，設計パラメータを求め，酸素付加性能改善による人工肺のコンパクト化について検討を行った。Z_r に関しては直管の場合として 0.1，蛇行管による性能改善の例として 0.05，0.005 の値を設定し，管内径に対する管長，滞留時間を求めた。滞留時間は1本の管内充てん体積を血液流量で除したものである。

図 3.29 は，血液相の圧力降下を 50 mmHg（6.67 kPa）にしたときの試算結果で，管内径 d に対する管長 L，滞留時間 T との関係が示されている。管長 L はガス交換に関与する長さであるが，実際にはガス交換に関与しないヘッダ部が必然的に含まれるので，圧力降下の試算には，出入口のヘッダ部（おのおの 20 mm，計 40 mm）を入れてある。図 3.29 の結果では，直管と比較すると蛇行管では，拍動流による場合を含めると，一定な管内径に対し大幅な管長の減少が見込まれる。$d=0.4$ mm では，直管のとき $L=485$ mm であったものが，蛇行管において $Z_r=0.05$ のとき $L=331$ mm，$Z_r=0.005$ のとき $L=77$ mm となり，直管の 16 %まで

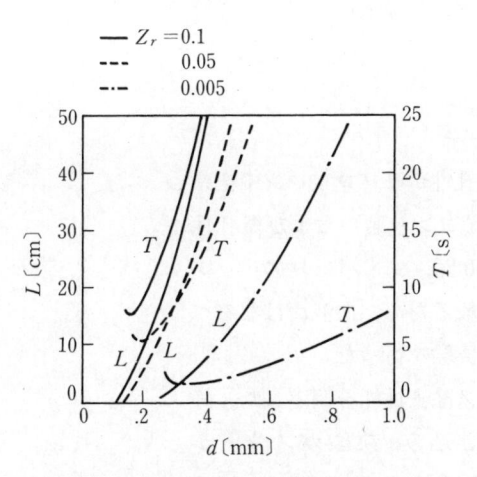

図3.29 血液流路の圧力差が 50 mmHg のときの管長，滞留時間と管内径との関係

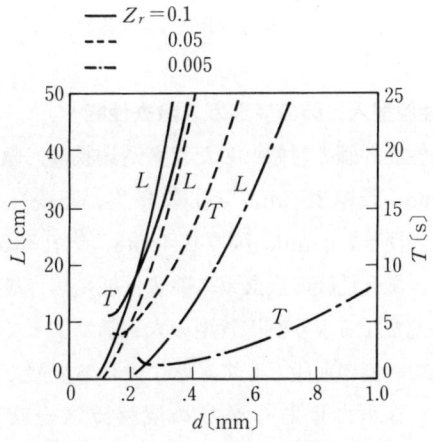

図3.30 血液流路の圧力差が 100 mmHg のときの管長，滞留時間と管内径との関係

短縮が可能となる。MockrosとGaylor[36]は，圧力降下が50 mHg（6.67 kPa）の場合，滞留時間が6秒以下が望ましいとしている。Z_rが減少するとともに滞留時間が6秒以下となる管内径の範囲が広がり，設計パラメータの自由度が上がる。**図3.30**は，同様な試算例を，圧力降下が100 mmHg（13.3 kPa）の場合について示す。圧力降下が増加した分だけ血液流量が増加するので，管長は増加し充てん体積も増えるが，滞留時間は一定となる。

3.5 膜型人工肺の炭酸ガス除去性能

3.5.1 炭酸ガス除去膜型人工肺の概念

肺機能自身に異常が生ずる急性呼吸不全に対する治療を目的とする場合は，生体の肺機能が回復するまで代行させるので，長期間（数日から数週間）の使用となり，血液の体外循環が長期間に及ぶので，長期間の血液灌流に対して，安全性や信頼性の高い安定した性能をもつ膜型人工肺が必要となる。いろいろな工夫が試みられたが，長期灌流を安定に維持できるシステムを実現するのは容易ではなかった。その中でも，良好な臨床成績のゆえに注目されたのは，Kolobowら[37]によって提唱された炭酸ガス除去膜型人工肺の概念である。安静時の炭酸ガス除去量は約200 ml/minである。約400 mlの血液中から大部分の炭酸ガスを除去することによって，1分間に200 mlの炭酸ガス除去を行うことが可能となる。一方，酸素に関しては，生体肺に5〜15 cmAq程度の陽圧をかけて，酸素を肺から吸収させる。したがって，人工肺では炭酸ガスのみを除去すればよい。そのため，人工肺の炭酸ガス除去の安定性が必須条件となる。

筆者らは，炭酸ガス除去性能の重要性に着目して，特に現在医療において広く使用されている微孔性ポリプロピレン膜の膜型人工肺の炭酸ガス除去性能について詳しく検討を行ったので，それらの成果を述べる[38]。

3.5.2 微孔性膜型人工肺の炭酸ガス除去性能

炭酸ガス除去性能評価の対象としたガス透過膜は，微孔性ポリプロピレン中空糸（管内径＝0.2 mm，膜厚22 μm，気孔率45％，三菱レイヨン社製）および微孔性テフロン管（管内径＝1.0 mm，膜厚0.4 mm，気孔率50％，ジャパンゴアテックス社製）である。微孔性膜の炭酸ガス除去性能に焦点を絞るため，血液流はなるべく単純な1方向流となるよう直円管型の人工肺によって実験を行った。

炭酸ガス輸送の評価の前段として，水における炭酸ガス除去性能を測定した。静脈側から流入する水にはあらかじめ炭酸ガスを吹き込み，炭酸ガス分圧が10.7〜16.0 kPaの範囲になるようにした。**図3.31**が，微孔性テフロン管における炭酸ガス除去の測定結果である。横軸はグレツ数（$Q_w/(D_{CO_2}L)$），縦軸は，総括シャーウッド数である。図中，実線は，SchenkとDumore[39]による管内強制対流

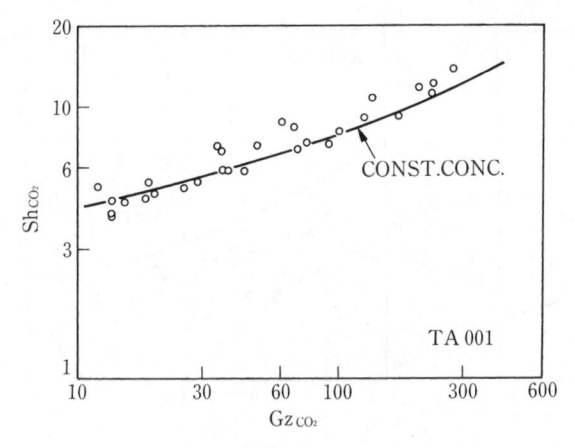

図 3.31 微孔性テフロン管内水流における炭酸ガス除去性能

熱伝達の壁面温度一定（管壁の輸送抵抗はない場合）の場合の解析解で，かなりよい一致を示している．この結果から，微孔性テフロン管の膜抵抗はほとんど無視できるほどで，管内の炭酸ガス除去特性が，グレツ問題の解としてよく表されていることがわかる．図 3.32 は，微孔性ポリプロピレン管内の水における炭酸ガス除去性能で，微孔性テフロン管の場合と同様に，壁面温度一定の解によく一致しており，グレツ問題の解として予測される特性を示し，膜抵抗はほとんど存在していない．グレツ数が 6 以下で，実験値が理論解より下回っているが，グレツ数が低い（流量が低い）場合，管内での濃度境界層が発達して炭酸ガスの壁面と水中の混合平均濃度との差がわずかとなるため，炭酸ガス除去量が低下し，人工肺ガス側出口の炭酸ガス濃度の測定誤差が大きく影響するためと思われる．図 3.31, 3.32 に示されるように，水の場合は，微孔性管内の炭酸ガス除去性能を膜抵抗が 0 である場合の管内対流物質輸送としてとらえることができる．

これらの結果をふまえて，血液による実験を行った．それらの結果を図 3.33, 図 3.34 に示す．まず図 3.33 は，微孔性テフロン管における炭酸ガス除去性能の結

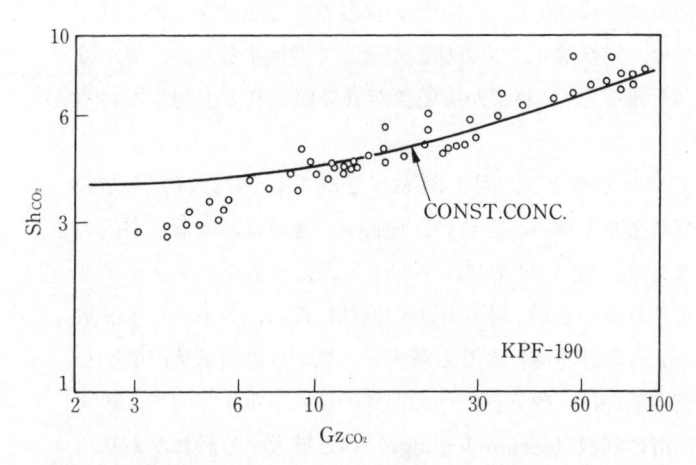

図 3.32 微孔性ポリプロピレン管内水流における炭酸ガス除去性能

図 3.33 微孔性テフロン管内血液流における炭酸ガス除去性能

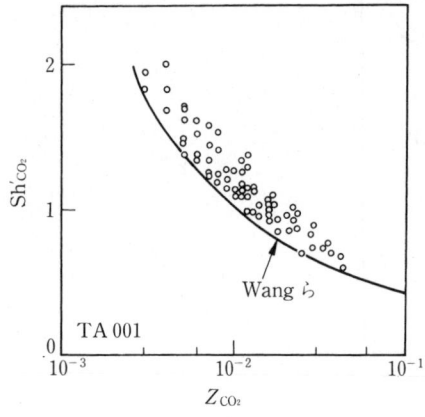

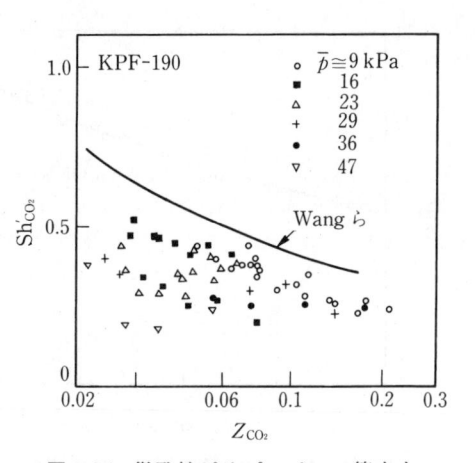

図 3.34 微孔性ポリプロピレン管内血液流における炭酸ガス除去性能

果である。血液における炭酸ガス除去性能に関しては，Wang ら[40]によって数値計算がなされているので，彼らの計算結果と比較するため，シャーウッド数をWang らの定義に従って定義した。Wang らは，重炭酸イオンの形で存在する部分を，等価的に溶存炭酸ガスで置き換えたときの炭酸ガス分圧 ϕ によって，輸送の駆動力となる濃度差を求めている。その等価的な分圧 ϕ の差を駆動力として総括物質輸送係数を求め，無次元化してシャーウッド数 Sh' としている。横軸は，無次元長さ Z_{CO_2} で，グレツ数の逆数に相当する。図 3.33 で示されるように，シャーウッド数は，無次元長さの増加すなわち平均流速またはレイノルズ数の低下とともに減少する。図 3.33 でみられるように，微孔性テフロン管の場合では，膜抵抗が存在しない場合の予測より上回る結果を示している。血液流路内の平均圧力（血液流路の出入口の圧力の平均）は，6.7～13.3 kPa で微孔性テフロン膜の浸水圧（88 kPa）よりも低く，血液が孔内に浸入していないと考えられる。一方，酸素ガスの流量は血液流量の 10 倍程度に保たれているため，微孔性膜面での炭酸ガス濃度は 0 に近い。このような状態では，膜面近傍の血液内の炭酸ガス分圧はきわめて低くなり，低い炭酸ガス分圧では，重炭酸イオンの拡散が著しく増加するため，見かけの拡散係数が大きくなり（促進拡散），わずか実験値が計算値よりも上回っているとみられる[41]。

一方，微孔性ポリプロピレンの場合は，図 3.34 に示されるように，ほとんどの測定結果が膜抵抗 0 の計算値よりも低い。さらに，注目すべき点は，血液流路内の平均圧力に大きく依存している。図 3.34 では，平均圧力の大きさをパラメータとして炭酸ガス除去性能が示されているが，平均圧力の増加に伴い，シャーウッド数は膜抵抗のない場合（Wang らの計算値）よりも減少し，見かけの膜抵抗が増加している。このような膜抵抗の増加は，膜の孔内への血漿の浸入を示すもので，医療現場で問題視されている血清の漏洩（serum leakage）へと拡大する恐れがあり，さらに炭酸ガス除去性能が低下する原因となる。そこで，平均圧力が膜抵抗に及ぼ

す影響を明らかにするため，Wangらの計算結果から得られる膜抵抗が0のときの血液側抵抗 R_{CO_2B} と実験結果から得られる膜抵抗の比 R_{CO_2M}/R_{CO_2B} を，平均圧力に対して表してみた結果が**図3.35**である．平均圧力が27 kPa以下では，輸送抵抗の比は，ばらつきの範囲内で，約0.3と一定値を示し，一定な膜抵抗の存在を表している．この程度の平均圧力では，水の場合，図3.32の結果より孔内に水が浸入して，膜抵抗を増加させているとは考えられない．したがって，血液の場合に限って顕著な膜抵抗の増加が生じている．微孔性膜の酸素透過率の減少の原因は，血液中のフィブリノーゲンが付着するためと推測されているが，図3.35の結果も，低い血液流路圧においても血液と接触することによって膜抵抗の増加が表れているため，必ずしも液体が孔内に浸入しなくとも，血液と膜との界面の状況の変化によって，ガス透過率が減少しているといえる．

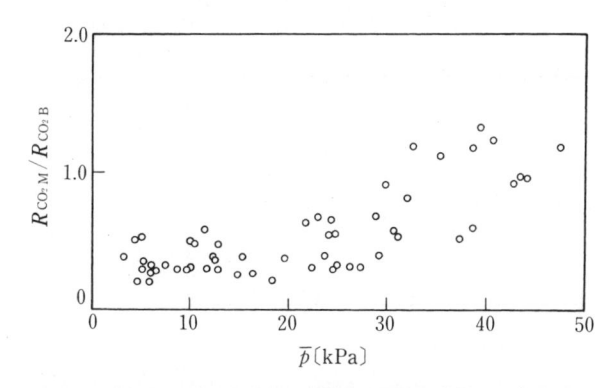

図3.35 微孔性ポリプロピレン管内血液流における炭酸ガス除去性能に関する膜抵抗と血液側抵抗の比の流路平均圧力に対する依存性

つぎに，図3.34の炭酸ガス除去性能の測定の際，同時に測定した酸素付加性能を，**図3.36**に示す．縦軸は酸素のシャーウッド数，横軸は修正グレツ数である．実線はLightfoot[18]による反応面進行モデルの理論値（膜抵抗は0）である．炭酸ガス除去の場合と違って，血液流路内の平均圧力が23 kPa以内では，酸素シャーウッド数は理論値に匹敵する値を示しており，性能劣化はみられない．すなわち，膜抵抗の増大は，酸素輸送に対して，炭酸ガス輸送ほど著しい影響を与えないことがわかる．

さらに，炭酸ガス除去を主目的にする人工肺は，呼吸不全治療に長時間使用されるため，性能の安定性を調べる必要がある．血流量を一定に保ち（50 ml/min），7時間経過時の炭酸ガス除去性能を測定した結果を，**図3.37**に示す．平均血液流路圧力は約13 kPaであった．開始時に示されている矢印は，膜抵抗0の理論値（Wangら）である．開始直後やや除去性能が低下しているが，比較的低い流路圧力のもとでは，だいたいにおいて一定の除去性能を示している．

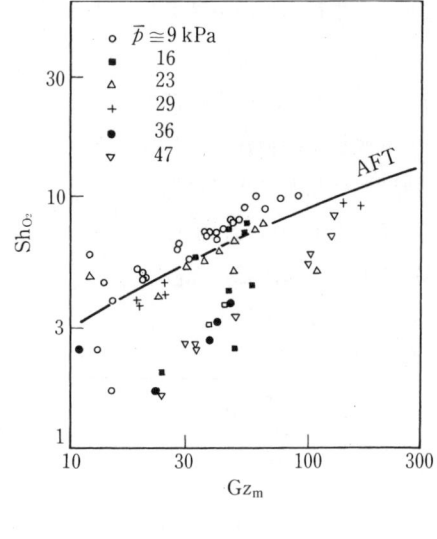

図 3.36 微孔性ポリプロピレン管内血液流における酸素付加性能

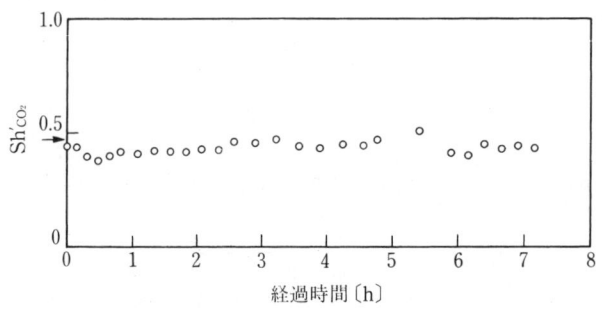

図 3.37 微孔性ポリプロピレン管内血液流における炭酸ガス除去性能の時間依存性

3.5.3 微孔性膜のぬれ特性と炭酸ガス除去性能

微孔性膜の人工肺においては,炭酸ガス除去性能が,膜の状態により強く影響を受けることが明らかになった。しかし,膜と血液との界面の状態を微視的に明らかにすることは困難なため,膜界面の状態を反映するものとして,膜のぬれ特性の測定が必要である。特に,微孔性膜の孔内に液体が浸入する場合は,前進粘着張力が重要な要因となる。そこで,Wilhelmy 法によって表面張力および接触角を測定した[42]。すなわち,石英棒を電子てんびんの荷重を受けるフックにつるし,油圧駆動により一定な低速度で血液中から上昇する際の荷重の変化から表面張力を求め,さらに測定試料である中空糸を液体中に浸入させたときの荷重の変化からヤング・デュプレの式を用いて中空糸と血液界面における前進接触角が決まる。

まず,測定系の信頼性を確認するため,洗浄石英棒(直径=1.607 mm)によって,蒸留水の表面張力を測定した。その結果を**表 3.2** に示す。21~23℃の範囲では,従来の値と 2 %の差が生じている。つぎに,血漿および全血の表面張力を測定したが,Bagnall[43] の測定値によりやや大きい値を示している。いずれも水の表面

表 3.2 表面張力の測定結果

	温度〔℃〕	表面張力〔dyn/cm〕
水	21	72.6±0.8
	22	72.5±1.4
	23	72.3±1.2
血清(ヒト)(Bagnall, 1978)	37	49
血漿(ヒト)(Bagnall, 1978)	37	46
(イヌ)(筆者ら)	20	49.6
全血(イヌ)(筆者ら)	20	51.0

張力より30%低い。表3.2に示された結果は，いずれも動物から採血後24時間以内に測定したものである。さらに，人工肺に使用した微孔性中空糸表面の前進接触角を測定し，その結果を**表3.3**に示す。本研究で使用したテフロン，ポリプロピレンは，水との接触角よりも，血漿および全血との接触角のほうが低い値を示している。界面のぬれの程度を表す湿潤張力は，表面張力と，接触角の余弦との積であるため，血漿および全血の場合は，いずれも湿潤張力が低くなり，膜面でぬれやすくなる。さらに，血漿について微孔性ポリプロピレン管の前進接触角の時間経過による影響を**図3.38**に示す。測定開始直後で急激な接触角の低下がみられるが，その後，一定な値を示し，25h経過の後でもほとんど変化はみられない。血漿が膜面と接触して，タンパクなどの吸着，粘着が起きるとぬれやすくなると推測される

表 3.3 前進接触角の測定結果(20〜25℃)

水-PTFE	112 〔℃〕	(Dann, 1970)
	98	(Hu と Adamson, 1977)
水-PP	108	(Schonhorn, 1966)
血漿-微孔性 PTFE	91.6	
血漿-微孔性 PP	92.7	
全血-微孔性 PTFE	91.8	
全血-微孔性 PP	92.2	

PTFE：テフロン，PP：ポリプロピレン

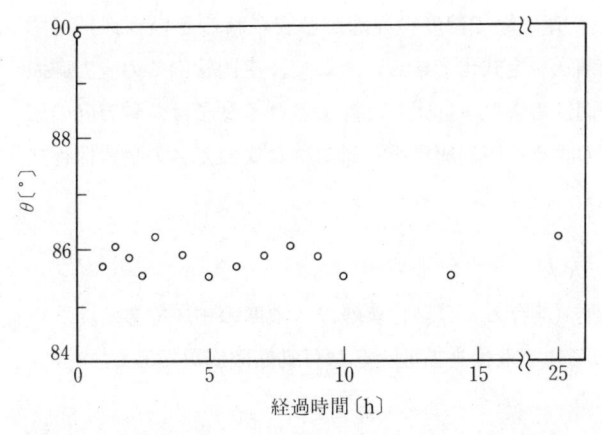

図 3.38 微孔性ポリプロピレン膜の前進接触角の時間依存性

が，血漿と接触した瞬間の膜界面での現象の詳細は不明である．しかしながら，接触角の著しい低下はみられないことから，いったん膜と血漿とが接触した後は，比較的安定な状態が保たれる．

3.6 微孔性膜型人工肺における炭酸ガス促進拡散

3.6.1 炭酸ガス促進拡散の寄与

前述のように，微孔性膜は，孔内をガスが容易に通過するために，炭酸ガスの透過率が高く，その逆数に相当する膜抵抗は，血液側の輸送抵抗と比べるとほとんど無視できる程度である．そのため，人工肺のガス相に純酸素ガスを流した場合，膜近傍の血液には炭酸ガス濃度の低い境界層が形成され，特に膜界面の炭酸ガス濃度が0に近くなる．そのような炭酸ガス濃度の低い領域では，炭酸ガスの解離曲線の傾きが急になり，溶存炭酸ガスによる輸送よりも重炭酸イオンによる輸送が著しく増え，見かけ上炭酸ガス拡散が促進されているようになる．この現象を促進拡散と呼び，血液では赤血球内の炭酸脱水酵素のために溶存炭酸ガスの重炭酸イオンへの解離が促進され，著しい促進拡散が観測されている[20]．このため，微孔性膜を用いた人工肺における炭酸ガス除去には，促進拡散の現象が影響を与えている可能性がある．KatohとYoshida[40]は，促進拡散を考慮した見かけの拡散係数を炭酸ガス解離曲線の傾きから求めている．しかしながら，Tanishitaら[20]による血液中の炭酸ガスの拡散係数の測定結果では，赤血球膜を破壊して，赤血球内に存在している炭酸脱水酵素が溶液全体に広がると，著しい拡散係数の増加がみられる．そこで，筆者らは，微孔性膜を用いた膜形人工肺における炭酸ガス除去性能に対する促進拡散の影響を調べた[44]．

3.6.2 数値解析による炭酸ガス除去性能評価

酸素の場合と同様に，血液中の炭酸ガスのシュミット数 $Sc=\nu/D$ は，2 860 ($H_{ct}=45\%$) なので，発達した速度場で濃度境界層が形成されるというグレツ問題として，血液中の炭酸ガス輸送を定式化できる．そこで，直円管内での一方向血液流から，炭酸ガスがガス透過性の管壁を通過して除去される様子は，軸方向の拡散を無視できるとして，つぎのような円筒座標系で軸対称な炭酸ガスの物質保存式により表すことができる．

$$\frac{\partial \phi}{\partial Z} = \frac{4}{RW} \frac{\partial}{\partial R}\left(\frac{D_f}{D_m} r \frac{\partial p}{\partial R}\right) \tag{3.10}$$

ここで，ϕ は総炭酸ガス分圧（溶存および結合炭酸ガス濃度の和）である．さらに，D_f は式 (3.11) で表されるような促進拡散を含む有効拡散係数である．

$$D_f = D_m + \frac{D_b \cdot \dfrac{dC_{HCO_3^-}}{dp}}{\alpha} \tag{3.11}$$

もし促進拡散が顕著でなければ，$D_f = D_m$ となり，式 (3.10) は，軸方向の対流により輸送された炭酸ガスが半径方向の分子拡散により管壁へと運ばれるという従来の血液中のガス輸送を表す式となる[40]。ここでは，D_f に実測した値[20]を用いた。人工肺の入口条件および壁面での境界条件をつぎのように与えた。

入口条件　　　$p(R, 0) = p_0$　　　　　　　　　　　　　　　　(3.12)

軸対称性から　$R=0$　　$\dfrac{\partial p}{\partial R} = 0$　　　　　　　　　　　(3.13)

微孔性膜のため，管壁のガス透過率が高く，管壁の炭酸ガス分圧を0とした。

$$p(1, Z) = 0 \tag{3.14}$$

発達した血流の速度分布はポアゼイユ流れと仮定した。

$$W(R) = 2(1 - R^2) \tag{3.15}$$

さらに，溶存炭酸ガス分圧 p と結合炭酸ガス濃度 Y との関係は，Harris ら[45]による式を使用した。

$$Y = \frac{0.179p}{1 + 0.179p} \tag{3.16}$$

数値計算の手順としては，式 (3.10) を差分化して，前進差分陰解法により，炭酸ガス分圧の分布 p を求めた。半径方向の分割数を 40，軸方向の分割数を 105 とした。

3.6.3　数値解析によって得られた炭酸ガス除去性能

数値計算によって求められた総炭酸ガス分圧 ϕ の分布より，総炭酸ガスの断面平均濃度 $\overline{\Phi}$，局所シャーウッド数 Sh および平均シャーウッド数 $\overline{\text{Sh}}$ を求め，炭酸ガス除去性能の検討を行った。

$$\overline{\Phi} = 2\int_0^1 WR\Phi dR \tag{3.17}$$

$$\text{Sh} = \frac{\delta \overline{\Phi}}{\delta Z} / (4\overline{\Phi}) \tag{3.18}$$

$$\overline{\text{Sh}} = \frac{1}{Z}\int_0^Z \text{Sh} dZ \tag{3.19}$$

まず，式 (3.10) において，$D_f = D_m$ として，促進拡散の影響がない場合について計算し，Wang ら[40]の数値計算の結果と比較することによって，計算の妥当性を確認した。図 3.39 は総炭酸ガス分圧の無次元長さに対する変化であり，Wang らの結果ときわめてよい一致がみられる。局所シャーウッド数の無次元長さに対する関係では，図 3.40 にみられるように無次元長さの低い領域では Wang らよりわずかに低い値を示しているが，$Z = 0.003$ 以上では Wang らとよく一致している。軸方向の平均シャーウッド数は，無次元長さの短い領域で，Wang らよりも低い値を

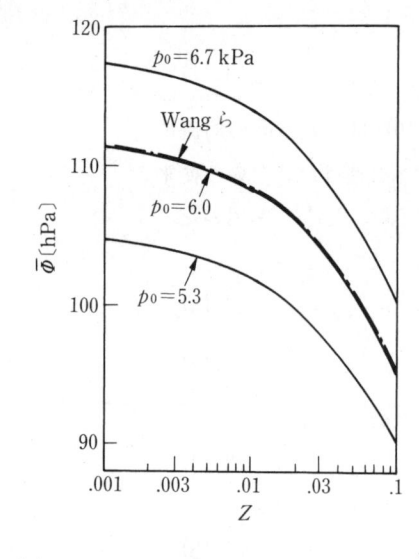

図 3.39 総炭酸ガス分圧の管軸方向の変化 ($D_f = D_m$)

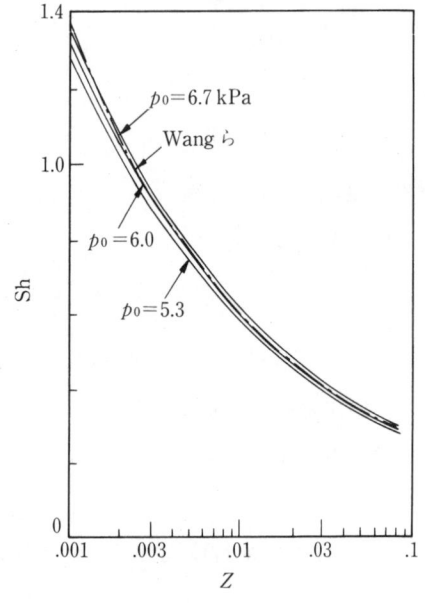

図 3.40 局所シャーウッド数の管軸方向の変化

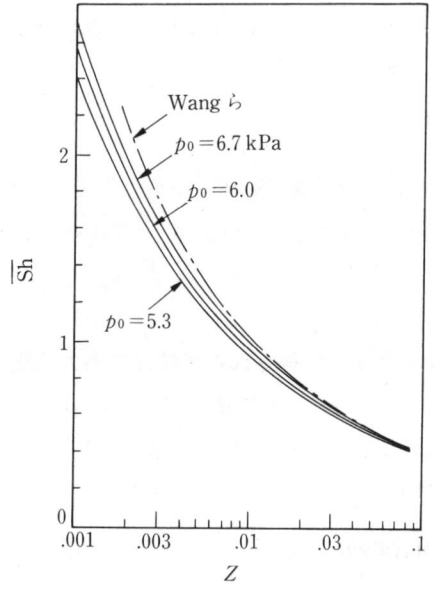

図 3.41 平均シャーウッド数の管軸方向の変化

示しているが，無次元長さの増加とともに Wang らの結果に近づく（**図 3.41**）。人工肺による実験における無次元長さの範囲（0.003〜0.03）では，最大 10% の差異がある。

つぎに，血液中の促進拡散の影響を含む場合について計算を行った。Tanishita ら[20]によって得られた血液中の有効拡散係数と炭酸ガス分圧との関係を用いた。つまり，式 (3.10) 中の D_f を p の関数として与えて，数値計算を行った。いずれも，静脈血の炭酸ガス分圧は生理的条件である 6.0 kPa（45 mmHg）とした。まず，総炭酸ガス分圧の断面平均面の無次元長さに対する関係を**図 3.42** に示す。血

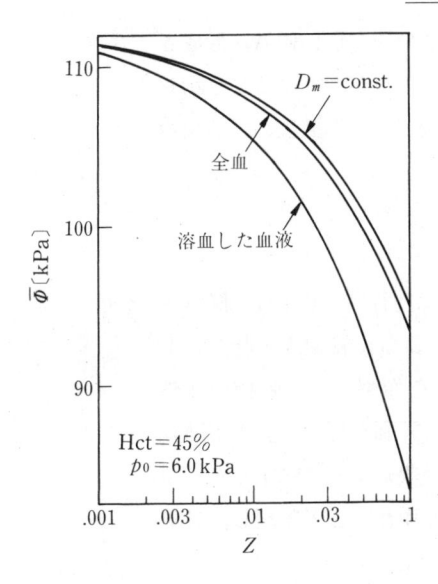

図 3.42 促進拡散を考慮したときの総炭酸ガス分圧の管軸方向に対する変化

液（intact blood）における面は，促進拡散がないとした場合（$D_f = D_m = $ const.）よりもわずかに低い値を示している。これは，血液の有効拡散係数が，低い炭酸ガス分圧でわずか上昇している影響が出ている。ところが，血球膜を凍結融解によって破壊し，溶血した血液（lysed blood）では，$\bar{\phi}$が著しい低下を示している。溶血した血液では，拡散係数が低い炭酸ガス分圧において著しく増加しているため，微孔性膜では，特に膜付近の炭酸ガス分圧の低下が著しい。その結果，断面平均総炭酸ガス分圧面が大きく減少する。$\bar{\phi}$の値から求めた局所シャーウッド数 Sh には，促進拡散による炭酸ガス除去性能の著しい増加がみられる。**図 3.43** において，局所シャーウッド数は，促進拡散がないときよりも 70％増加している（$Z = 0.003$）。

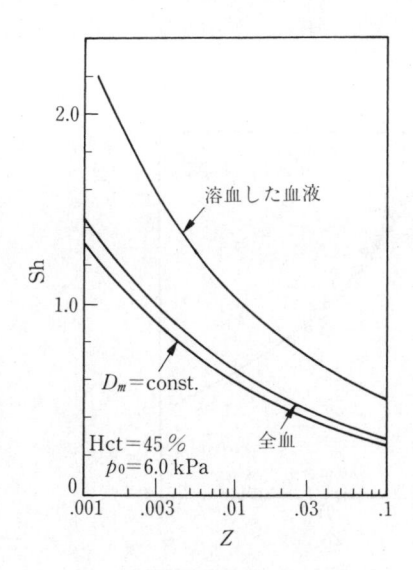

図 3.43 促進拡散を考慮したときの局所シャーウッド数の管軸方向に対する変化

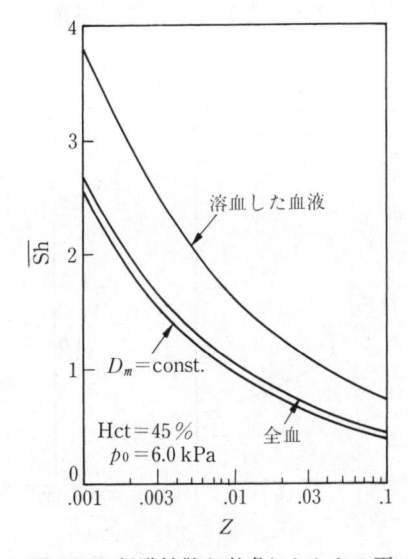

図 3.44 促進拡散を考慮したときの平均シャーウッド数の管軸方向に対する変化

したがって，微孔性膜を用いた場合は，膜付近に炭酸ガス分圧の低い領域が形成されることによって，半径方向の拡散量が増え，炭酸ガス除去量が増加する。平均シャーウッド数もまったく同様な傾向を示し，溶血した血液では促進拡散のない場合よりも80％の増加がみられる（**図3.44**）。

3.6.4 炭酸ガス除去性能の実験結果

数値計算結果と比較するため，微孔性テフロン管（管内径＝1.0 mm，膜厚＝0.4 mm，気孔率＝50％，ジャパンゴアテックス社製）による直管型人工肺プロトタイプ（管長＝63 cm，管本数＝11，膜面積＝218 cm²）を作製して，動物の体外循環回路による *ex vivo* 実験を行い，炭酸ガス除去性能の評価を行った。人工肺ガス相の出口側にて，酸素ガス中の炭酸ガス濃度を赤外線吸収によって測定し，その値から炭酸ガス除去量を求めた。それらの結果を，無次元変数にして整理し，計算結果と比較した。

図3.45に，実験結果との比較を示す。まず，血球膜を損傷させていない血液（intact blood）の場合，赤血球濃度Hct＝36〜49％および静脈血炭酸ガス分圧 p_0＝4.7〜8.7 kPaにおける結果である。この実験条件に近い状態として，計算結果は，Hct＝45％，p_0＝6.7 kPaの場合とした。実験結果は，計算値よりもわずか上回っているが，実験条件のばらつきを考慮すると比較的よく一致している。つぎに，血液に蒸留水を加えることによって，血球膜を浸透圧差によって破壊し，溶血した血液について測定を行った（**図3.46**）。実験条件は赤血球濃度Hct＝23〜28％，p_0＝2.7〜3.7 kPaである。数値計算の条件は，Hct＝30％，p_0＝3.2 kPaとした。この結果から，血球内の炭酸脱水酵素が，溶血した状態では血球外に放出され，血液中に一様に分布することにより，促進拡散の効果が著しく表れ，平均シャーウッド数の増加の原因となることが明らかとなった。

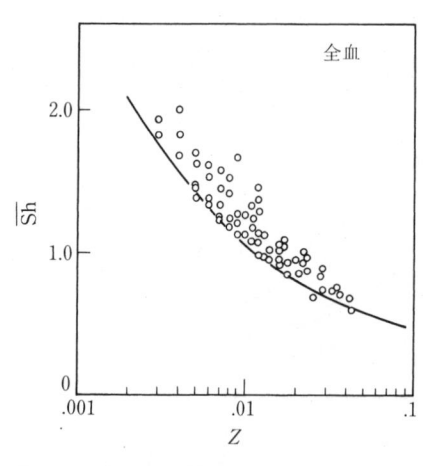

図3.45 血球膜に損傷を加えていない血液における炭酸ガス除去性能（実線はHct＝45％，p_0＝6.7 kPaのときの計算値）

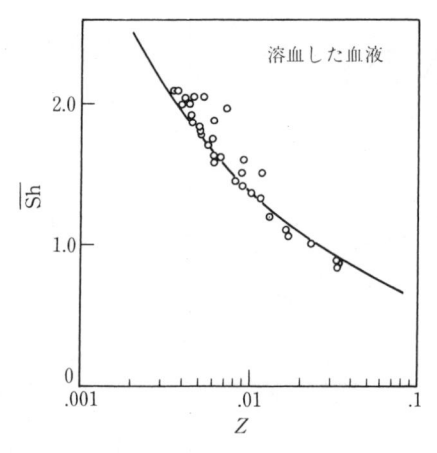

図3.46 血球膜を破壊した血液における炭酸ガス除去性能（実線はHct＝35％，p_0＝3.2 kPaのときの計算値）

3.7 膜型人工肺の長期使用

1972年に米国のHillらが，3日間の膜型人工肺の灌流によって呼吸不全を救命したのが，最初の長期使用例である[46]。その後，Bartlettら[47]をはじめとするいくつかのグループにより，ECMOの臨床応用が多く試みられたが，1970年代の米国におけるECMOの臨床成績は良好ではなかった。しかし，80年代に入ってECMOの成績が改善され，特に注目すべきは，Bartlettらによる新生児の呼吸不全に対するECMOの治療成績の向上である。1989年に体外循環による生命維持協会が米国に設立され，ECMOの世界の臨床例のデータを集計しているが，1994年までで世界の新生児のECMOは5 863例で，救命率は82％という高い救命率を得ている（表3.4)[48]。

表3.4 1981年〜1991年におけるECMOの臨床例
(CusterとBartlett，1992)

グループ	症例数	救命率〔％〕	医療機関の数
新生児呼吸	5 863	82	81
小児呼吸	309	48	55
補助循環	545	46	65
成人	51	37	9

新生児ECMOがよい成績を示せるようになった理由は，ECMO適応の条件を明確にしたことや，新生児の生命力によるとみられているが，一方大人の場合は，成績が良好でなく，今後の臨床的な課題であろう。（表3.4で救命率37％）。大人の急性呼吸不全は，1年に150 000例と推定されている。肺機能が回復するまで人工呼吸器で介助するわけだが，通常の体積型呼吸器では，肺に対する損傷（圧力損傷，体積損傷）のため良好な成績が出ず，急性呼吸不全の死亡率は50％を上回っている。1980年代後半から90年代にかけて大人へのECMOの適用がしだいに増え，ピッツバーグ大学では，1990年から95年までで，肺移植までのつなぎとしてECMOが使われた例を含めて，53例行われ，13例が救命，ミシガン大学では27例行われ，救命率30％という成績を出している。しかし，最近のExtracorporeal life support organization (ELSO)[49]のデータでは，大人の平均的救命率が63％とかなりよい数字になっているので，今後大人の救命率の改善が期待されよう。

3.8 血管内留置のための外部灌流膜型人工肺

膜型人工肺の長期使用を可能にするためには，いろいろな試みがあるが，関心がもたれているのは，血管内留置型の外部灌流膜型人工肺である。1987年には，米国のMortensen[50]により静脈内に膜型人工肺を挿入して外部灌流方式にてガス交換を行わせる考え方（intravenacaval blood gas exchange：IVCBGE）が提唱さ

れ，これまでの体外循環方式とはまったく異なり，血液回路やポンプなどが一切不用で画期的に人工肺システムが簡略化されるので注目されている(図3.47)。この方法の欠点は，大静脈内での膜面積が十分に確保できないことから，必要なガス交換量の30％しか供給できないが，補助的な呼吸介助には有効であると思える。

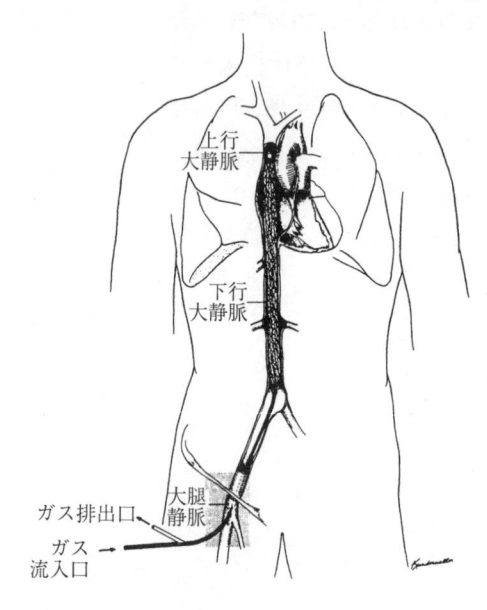

図3.47 大静脈内に留置された外部灌流式の膜型人工肺

血管内に留置する形式としては，いくつかの興味深い試みがある。Vaslefら[51]は，過度な圧力降下を避けながら，膜面積を大きくする構造として，図3.48に示されるように中空糸の束を傘(かさ)のように血管内で拡げるようなデザインを考案した。0.4〜0.6 m²の膜面積で，酸素および炭酸ガスの輸送量は100 ml/minに到達するという好成績を出している。Federspielら[52]は，図3.49に示されるようなバルーンの外側に円周状に中空糸を配置し，バルーンにヘリウムガスの拍動を与えること

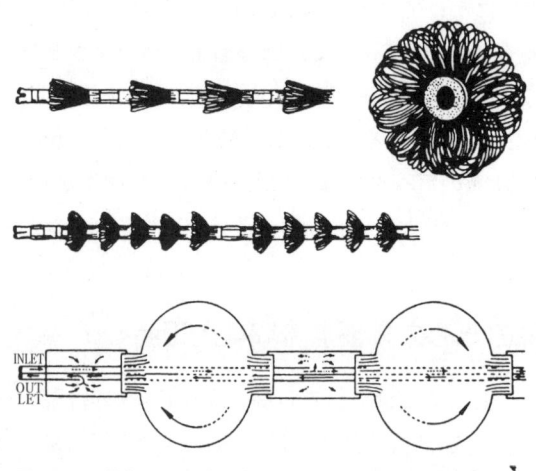

図3.48 過度な圧力降下を避けながら膜面積を大きくする構造の人工肺

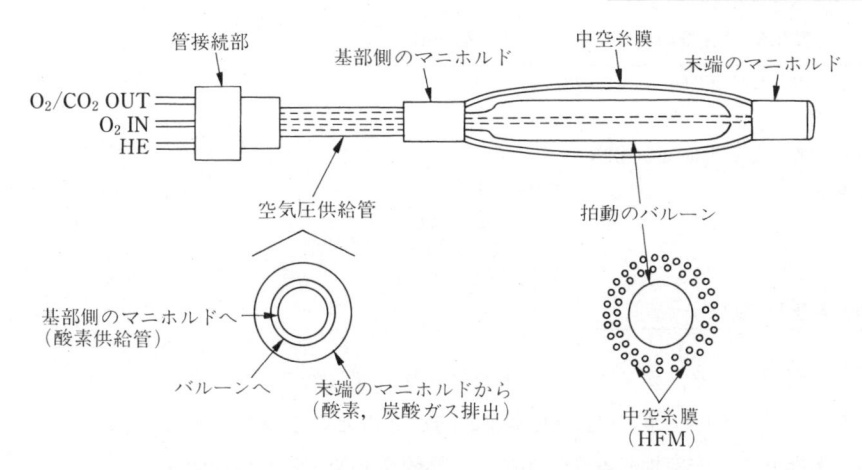

図 3.49 中空糸周りの血液にかくはん効果を与えガス交換効率を改善する形の人工肺

によって，中空糸周りの血液にかくはん効果を与え，ガス交換効率を改善するものである。この形式の人工肺の酸素吸収量は最大 90 ml/min・m^2 に達し，血管内留置型としてはかなり高い性能である。筆者らは[53]，織り込み管型の人工肺によって，ガス交換性能を改善する試みを行ってきたが，織り込み管外部灌流型として用いると，さらにガス交換性能が上昇する結果を得た。そこで，織り込み管が血管内留置の人工肺デザインとして有望と考えたが，問題は，織り込んでいる管の間を血液が流れるので，織り込み管の間で血液が凝固する恐れがあるという点で，織り込み管の管支持機構に工夫が必要と思われる。

このように工学的なデザインという視点からは興味深い提案がされているが，これら血管内留置型の人工肺技術に関する臨床医学的な見通しに関しては，まだ明確ではない点がある。現在医療技術は，血管内手術や内視鏡手術などのように低侵襲化に向かっているが，呼吸補助としての血管内留置型人工肺は低侵襲治療としての可能性を秘めており，さらなる研究が必要であろう。

3.9 理想型人工肺を目指して

長期使用が可能な膜型人工肺の成績がいろいろ出されているが，工学的にはまだまだ理想的な人工肺が出現しているとは思えない。肺機能が回復するまでとか肺移植までのつなぎとかで，長期使用が安全，簡便にかつ安価に実現できる人工肺が必要である。人工肺のデザインの変遷を振り返ってみると，**表 3.5** のように表せる。開心術のために生み出された人工肺が，急性呼吸不全治療の医療装置として進化しつつある。特に，肺機能を全部代替するのではなく，一部のガス交換機能を代替する補助人工肺はきわめて重要な概念で，コンパクトで簡便な補助人工肺のシステムが実現できれば，臨床的にはその適応範囲が広がるであろう。例えば，人工肺の性能が改善されれば，空気中の酸素からの酸素付加で需要量に見合う十分な酸素を血

3. 膜型人工肺

表 3.5 人工肺の短時間使用から長時間使用へ

1. 開心術のための膜型肺	
2. ECMO	
3. 炭酸ガス除去膜型肺　ECCO2R	
4. 補助人工肺	動脈圧駆動 　　小型人工肺 　　　体外循環回路の小型化 大静脈内留置人工肺
5. 埋込み型人工肺(?)	

液中に取り込むことが可能となり，ガスボンベは不要になり，きわめてコンパクトなシステムになり得る。理想的人工肺とは，生体肺と同じものという意味ではない。日常的な医療装置として，安定性や安全性が高く，熟練を必要としない簡便な人工肺システムを意味する。このような意味での理想的人工肺を生み出すためには，生体医工学に基づくさらなる研究開発が必要であろう。

4 人工肝臓

4.1 はじめに

4.1.1 人工肝臓開発の必要性

　近年，医療技術の著しい進歩によって種々の新規治療法が開発され，ここ数十年の間に先進諸国の平均寿命は着実な上昇をみせている。しかし，肝不全については，これまで根本的な治療法として確立されたのは肝移植のみであり，現時点では，移植以外に重篤な肝不全患者を救命できる選択肢はないのが現状である。肝移植は，臓器提供者（ドナー）の犠牲の上に成り立つ医療であることから完全な治療法とはいえず，またその治療成績の向上に伴って，世界的にドナー不足の問題が深刻化している。そのため，早くから移植医療を推し進めてきた米国においてさえ，臓器提供を待ちながら死亡する患者数は，図 4.1 に示すように増加の一途をたどっている[1]。

　わが国も，高度な医療体制を確立することで，現在，世界最長寿国となるまでに

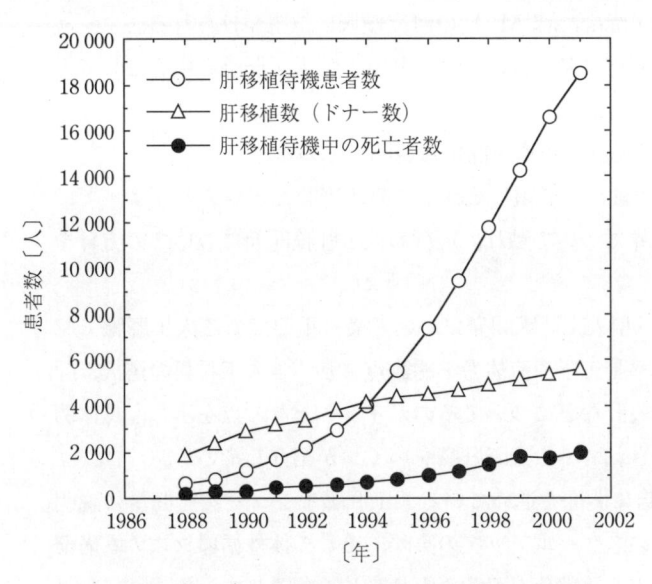

図 4.1　米国における肝移植待機中の年次別死亡者数
〔http://www.unos.org/Newsroom/Frame_news.asp?SubCat=wait〕

至っているが，移植医療に関しては，その社会的な風土から考えて欧米よりさらにドナーの現れる可能性は低く，近年ようやく脳死患者からの臓器移植が開始されたものの，現在でも実施例は少数にとどまっている。また，肝不全，特に急性肝不全ではその悪化が急激であり数日から数週間のうちに死に至る疾患であるために，国内での肝移植を待てず海外に渡航して移植を受けるケースまで発生しており，新たな国際問題をも生み出している。

このような背景から，肝臓の機能を代替し，患者の生命を維持できる人工肝臓の開発が切望されている。

すなわち，人工肝臓には，① 少なくとも肝移植までの間，患者の生命を維持する「ブリッジユース：bridge use」としての役割，さらには，② 患者の肝機能を一時的に強力に補助することによって肝臓の再生を促し肝不全を根治する究極的な治療法としての期待が寄せられている。

4.1.2 本章の枠組み

人工的な肝機能補助として，これまでに吸着剤や化学触媒などの利用が試みられてきたが，肝臓のもつ500種類以上にものぼる機能の重要なものを代替する必要があり，最近では肝細胞自身とさらにその足場となる人工物とを組み合わせたハイブリッド型人工肝臓しか方法がないとの考え方が定着してきている。このようなハイブリッド型人工肝臓の開発は，合成化学（細胞の足場となる人工材料に関する知識）や，化学工学（人工肝臓モジュール；module 設計のための考え方），そして，細胞生物学（肝細胞に関する知識），医学（治療に対する知識）などが基盤となり，まさに医工学（medical engineering：ME）の研究領域に位置づけられる。

本章では，おもに工学的観点に基づき，ハイブリッド型人工肝臓を中心として人工肝臓全般の解説を試みている。

4.2 節では，肝臓に関する基礎的事項を簡単に説明している。

4.3 節では，人工肝臓を大まかに分類しそれぞれの変遷をたどることによって，治療法としての可能性や限界について触れ，現行の人工肝臓開発についての方針を明らかにしている。

4.4 節では，ハイブリッド型人工肝臓開発において最も重要である人工肝臓モジュールに焦点をあて，物質移動工学や流体力学的観点に基づき人工材料の選択，肝細胞の培養法，モジュール設計などについてそのポイントとなる点を示し，具体例としてこれまでに研究開発されている人工肝臓をいくつか紹介している。

4.5 節では，筆者らが独自に開発を進めている人工肝臓モジュールを簡単に説明し，開発における工夫やそのスケールアップの実際，そして体外循環システム構築における改良点について，重要な部分を可能な限り詳しく解説している。

4.6 節では，海外における人工肝臓の臨床試験例を挙げ，その治療効果や今後の課題について最新の話題を取り上げている。

なお本章では，現在肝不全患者の治療に一般的に使用されている血漿交換や濾過透析は，肝機能の代替にある程度限界が見えていることを踏まえ，血液浄化療法として人工肝臓とは別に分類している。また，ハイブリッド型人工肝臓については，肝細胞と人工物を組み合わせるものに限ることで詳しい解説を試みており，抽出肝酵素や肝スライスを使用するものは人工肝臓開発の変遷において簡単に紹介するだけにとどめている。

4.2 肝臓について

4.2.1 肝臓の構造と機能

　肝臓は，歴史的には約5 000年前の古代からその存在が知られていたようであり，バビロニアでは魂の宿る場所として儀式などに使用されていた記録が残っている。また，古代ギリシャでは体の中心をなす臓器としてやはり重要視されていたが，本来の肝臓の機能が解明され始めたのは近代に入ってからであり，現在では，人体の化学工場または処理場などとして理解されている。

〔1〕 肝臓の構造

　肝臓はヒトの臓器のうちで最大のものであり，成人では重量にして体重の約50分の1に相当する1 500 gに達する。**図4.2**[2)]に示すように，肝臓は約50万個の肝小葉から構成され，その肝小葉はさらに約50万個の細胞から構成されている。肝小葉は，臓器として肝臓らしい機能を営むための基本単位であり，特徴的な構造を有している。すなわち，肝小葉は，グリソン鞘（しょう）と呼ばれる枠で仕切られ，直径数mmの多面体構造をとっており，その周囲には小葉間静脈と呼ばれる小腸からの栄養素を多く含む門脈血が通る血管と，小葉間動脈と呼ばれる豊富な酸素を含む肝動脈血が通る血管が存在し，それぞれが分岐して肝小葉の中心部にある中心静脈に向かって類洞と呼ばれる毛細血管を形成している。そして，肝実質細胞（以後肝細胞）はその類洞に沿って放射状に配列し，豊富な栄養素および酸素を含む血液と良好な物質交換が行える合理的な構造となっている。また，隣接した肝細胞同士の間には毛細胆管が存在し，血流とは逆に肝小葉周辺部にある小葉間胆管に向かって胆汁を排出している。さらに，肝細胞は周囲の細胞外マトリックスにより多面体の構造を維持し，隣接する肝細胞同士はさまざまな細胞間結合を介して情報交換を行い，機能を発現していることがわかっている。

　肝臓を構成する細胞は約7割が肝細胞であるが，残り3割はいわゆる肝非実質細胞であり，類洞内皮細胞，伊東細胞，クッパー細胞，ピット細胞，胆管上皮細胞などから構成されている。後述するような肝臓の代表的機能は，肝細胞によっているが，これら肝非実質細胞はそれぞれ特有な機能をもっており，肝細胞に相互に影響を与えている。

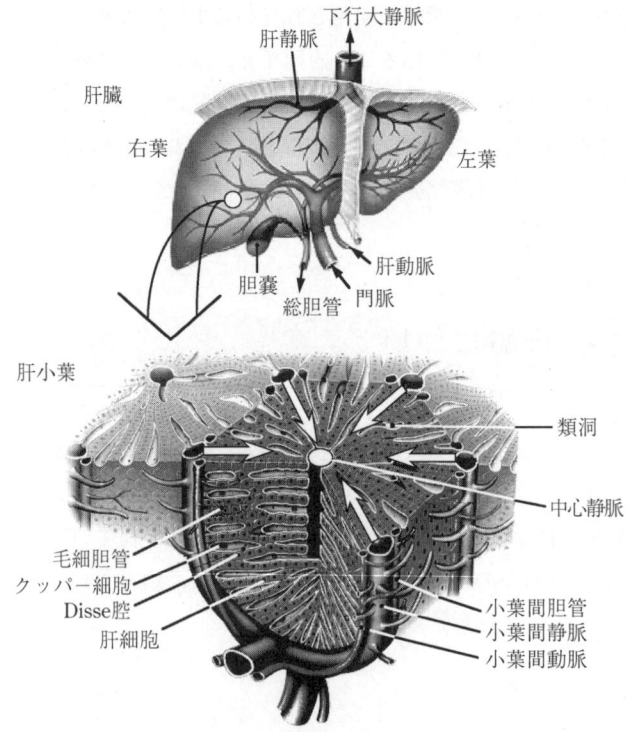

図4.2 肝臓の基本構造〔中井益代,山本三毅夫,山本直樹,坂井建雄:Imidas Special Issue人体とウイルス,p.103,集英社(1996)〕

以上のように,肝臓はまさに究極のバイオリアクタとでもいうべき精巧な構造を有し,$1〜2×10^8$ cell/cm³もの高細胞密度状態を維持しており,つぎに示すさまざまな機能を担っている。

〔2〕 **肝臓の機能**

肝臓の機能[3]は,図4.3および表4.1に示すように,代謝・解毒・排泄・その他に大別される。

まず,代謝機能には,糖質,脂質,アミノ酸,タンパク,核酸といった物質の代謝が含まれる。肝臓は,小腸で吸収され門脈を通って運ばれてきたそれらの物質を,いったん取り込み貯蔵し,必要に応じ再び血中へと血糖,リポタンパク,あるいは血漿タンパクといった形で送り出しており,一種の内分泌的な機能を果たしている。また,ビタミン(B_1やD_3など)やホルモンも肝臓で活性化または不活性化,分解される。

解毒機能は,内因性,あるいは外因性の物質を解毒し,排泄する機能である。解毒は肝細胞内の滑面小胞体による水酸化反応が最も重要であるが,それ以外にもグルクロン酸抱合,グリシン抱合その他の解毒機構が存在し,薬物などの極性を高め

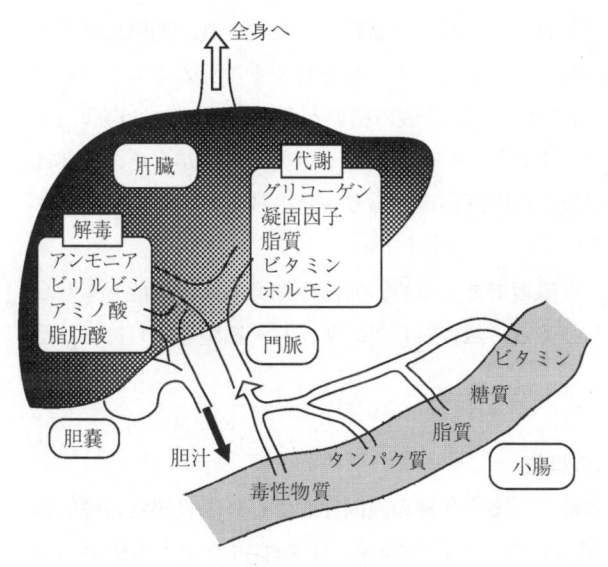

図 4.3 代表的な肝臓の機能

表 4.1 肝臓の機能

代謝機能	糖質代謝 　グルコースの取り込みとグリコーゲンの合成・貯蔵 　グルコースの解糖酸化 　グルコースの新生と血中への放出 　ガラクトース，フルクトースの代謝 脂質代謝 　リポタンパクの合成と血中への放出 　　コレステロール，リン脂質の合成 　　脂肪酸の取り込みと合成・分解 　LCAT の合成，放出 アミノ酸・タンパク代謝 　アミノ酸の代謝(脱アミノ酸アミノ，アミノ基転移，酸化) 　　アンモニアの処理(尿素回路) 　　タンパク合成と分解 　　血漿タンパク質(アルブミン)の合成と放出 　核酸代謝 　再生・壊死 ビタミン，ホルモンの代謝 　ビタミンの活性化，貯蔵 　ホルモンの不活化，分解
解毒機能	薬物代謝酵素系による薬物の酸化・水酸化 グルクロン酸抱合，グリシン抱合など アルコールの代謝 アンモニアの処理 クッパー細胞の食作用
排泄機能	胆汁分泌 胆汁酸の生成分泌 コレステロール，リン脂質，ビリルビン等の分泌 解毒産物などの胆汁中への分泌
その他の機能	循環調節機能，免疫機能，体温の調節

て水に溶けやすい状態に変え，血中や尿中へ，または一部は胆汁中に排泄される。

排泄機能は，胆汁を生成し，これを腸管に送る機能であり，代表的な物質として

ビリルビン，胆汁酸などが挙げられる。これらは腸管から吸収され，門脈血に入って肝臓に達し，再び胆汁中に排泄され，腸と肝臓の間を循環するものである（腸肝循環）。その場合，ビリルビンはともかく胆汁酸の循環が意味するものは再利用である。胆汁酸は脂質ないしコレステロールの代謝には不可欠であるが，その一部は非常に毒性が高いため，体内ではこの腸肝循環という一定の狭い領域に閉じ込めて循環しながら利用する。

そのほか，肝臓は非常に大きな臓器であるため，血液の循環調節の機能も果たしており，また小腸を通り侵入してくる外敵に対して，クッパー細胞をはじめとした免疫的な機能も担っている。

4.2.2　肝臓病とその治療法の概要

肝臓のもつ多彩な機能は，反面，肝臓を各種の内因性および外因性物質の標的臓器として位置づけるため，肝臓は各種の中毒性因子による傷害を受ける機会が多く，例えばある種の化学物質は，肝細胞内において親水性物質に代謝されるが，その代謝過程において生成された中間物質が肝細胞の構成成分と反応性に富んでいる。また，肝細胞の障害機構としては，そのほかに，肝細胞内に侵入したウイルスが，肝細胞膜を介して血漿中の抗体と反応し，細胞膜の傷害をきたすことによっても生じる。わが国の肝臓病の大半は後者が病因となっており，これまでにいくつかの肝炎ウイルスが検出されるとともに，輸血などの感染経路においてスクリーニングを行うなどの予防措置がとられている。

肝不全の定義は，肝細胞の機能異常が進行・悪化し，肝臓の機能をもはや代償できなくなった予後不良な臨床像を示しており，意識障害（肝性昏睡），黄疸，腹水，消化管出血，腎不全や出血傾向などがさまざまな組合せで合併する症候群である。肝不全はその出現様式により急性肝不全と慢性肝不全に大別される。急性肝不全は日（または週）の単位で肝性昏睡を主体とした肝不全症状が急速に出現し，死亡率も高い。これに対して，慢性肝不全は月（または年）の単位で肝性昏睡が繰返し出現し，肝不全の程度は比較的軽度なものが多いが，質の高い日常生活を維持するためには長期間つねに治療を必要とする。前者のうち特に劇症肝炎や術後肝不全といわれる病態は，急速な悪化を伴う死亡率の高い疾患であるが，逆に短期間（1週間程度）強力な肝機能補助および適切な原病対策を行うことで回復できる見込みがあり，人工肝臓の適用対象となり得る症例である。

劇症肝炎とは，高度の肝障害に基づく出血傾向と意識障害を二大症候とした症候群であり，わが国では，第12回犬山シンポジウムにおいて提唱された診断基準が用いられる（表4.2[4]）。表に示すように，劇症肝炎はさらに発症から昏睡までの期間により急性型と亜急性型の2病型に分けられており，その臨床上の特徴は，前者は内科的治療に反応するものが比較的多く救命率が約40〜60％程度であるが，後者は内科的治療に対する反応が乏しく救命率が10％前後できわめて予後が悪く，

表4.2 わが国における劇症肝炎の診断基準〔高橋善弥太:第12回犬山シンポジウム A型肝炎,劇症肝炎(犬山シンポジウム記録刊行会編), pp.116-125, 中外医学社(1981)〕

劇症肝炎とは肝炎のうち症状発現後8週以内に高度の肝機能障害に基づいて肝性昏睡Ⅱ度*以上の脳症をきたし,プロトロンビン時間40%以下を示すものとする。そのうちには発病後10日以内に脳症が発現する急性型と,それ以後に発現する亜急性型とがある。

注:急性型には電撃性肝炎(fulminant hepatitis)(LuckeとMallory, 1946)が含まれ,亜急性型には亜急性肝炎(日本消化器病学会, 1969)の一部が含まれる。
*:肝性昏睡Ⅱ度とは,傾眠,錯乱,せん妄,異常行動を呈する場合。

しかもこの10年間に肝補助などの支持療法が進歩しているにもかかわらず救命率の改善には至っていない。

術後肝不全は,外科手術を契機に発生する高度の肝機能不全状態で,黄疸,腹水,出血傾向などを伴い,多臓器不全を呈する。術後肝不全は,術前は肝機能が正常であった患者が手術前後に使用された薬剤,血漿輸液などにより劇症肝炎を呈する肝炎型と,手術前から肝傷害を合併しており,手術侵襲により肝の予備能を超えた結果として生じる循環障害型とがある[5]。特に前者は強い脳症を呈し,予後不良な疾患である。

これら急性肝不全において特に問題とされるのは,出血傾向と昏睡である。昏睡を併発するものはおもに予後不良であり,治療においては昏睡の起因物質の除去が第一に求められる。昏睡起因物質としては,アンモニア,低級脂肪酸,メルカプタン,中分子量物質,モノアミン,偽性神経伝達物質などが注目されてきたが,確実に起因物質として認識されているのは現在のところアンモニアのみである。

急性肝不全の治療方針は,まず血漿交換や血液濾過透析などの血液浄化療法を施行し,これらの毒性物質を除去し昏睡を回避することで自然回復し得るかどうかによって決定される。すなわち,肝臓は旺盛な再生力を有しているため,一部は血液浄化療法を用いた肝補助下において自然回復することが期待される。特に,薬物による中毒性の肝障害や虚血性肝障害では,その病因を取り除くことによって比較的容易に回復するとされる。

ここで問題となるのは,自然回復が見込めない例であり,一般的な肝補助を行っても病態は日を追うごとに悪化し,急激な肝細胞壊死の進展がみられる症例である。このような症例の多くは,原因ウイルスの持続感染が肝炎を進行させ,肝自身の再生を阻んでいるとの考えに基づき,インターフェロンを用いたウイルス抑制療法などが試みられているものの,前述のように現在のところ肝移植でしか救命が望めない症例が多く,ドナー肝不足が深刻な問題となっている。

4.3 人工肝臓について

4.3.1 人工肝臓の目標と分類

前項のような自然回復の見込めない症例に対して，さらに強力な肝補助を行い，より積極的に肝再生を促す治療法として，異種動物の肝組織や肝細胞などを用いた代謝型の人工肝臓に大きな期待が寄せられている。現在の急性肝不全患者に対する肝補助療法は，前述のように血液浄化療法の一つである血漿交換が一般的であるが，生体内で分泌された肝再生因子も同時に除去してしまう可能性が指摘されており，高い救命率が得られない原因の一つと考えられる。代謝型の人工肝臓では，これらの因子は除去せず，肝細胞のもつ機能を利用することで毒性物質のみ選択的に解毒し，アミノ酸その他の血液生化学値のバランスを正常化することによって，より強力な治療効果が得られることを期待している。

人工肝臓の役割は，つぎのように考えられる。すなわち，肝不全患者の肝機能の低下と人工肝臓の必要性との間には，**図4.4**のような関係が成立するが，(1)のような患者は血漿交換などの血液浄化療法により自然な回復が見込まれる症例であるのに対し，(2)，(3)の患者には人工肝臓の必要性があると考えられる。つまり，血液浄化療法のみでは自己回復が不可能なほどまで肝機能が低下している患者に対して，人工肝臓による強力な肝補助（1～2週間程度）を行うことで患者の肝臓の負担を減らし，肝再生を誘発することが求められる。また，このような強力な肝補助を行っても回復せず，最終的には肝移植しか回復の方法がない患者に対しても，肝移植までの「ブリッジユース」として患者の状態を良好に維持させ，肝移植の成功率を向上させることが期待される。

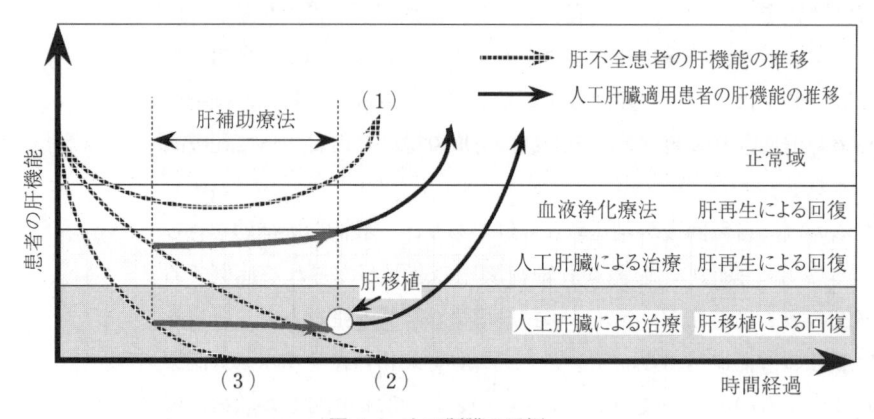

図4.4 人工肝臓の目標

ここで肝補助療法を整理すると，**表4.3**に示すように，透析濾過や吸着除去，血漿交換などの血液浄化療法と，肝細胞の機能そのものを利用する人工肝臓に分類される。人工肝臓はさらに，生体肝そのものを用いる全肝灌流型人工肝臓と，肝臓を人工的により小さい単位（スライス，細胞，それ以下）まで分離し，人工物と組み

表4.3 肝補助療法の分類

血液浄化療法（非代謝型）			
血液浄化	血液透析・血液濾過		体外設置型
	血液吸着	活性炭 イオン交換樹脂 特異的吸着剤	
	血漿交換		

人工肝臓（代謝型）			
全肝灌流型	異種の生体もしくは全肝を用いる方法 　　交差循環・肝循環		
ハイブリッド型	肝酵素・肝細胞破砕片等を用いる方法 　　固定化酵素・肝細胞顆粒・肝スライス		体外設置型
	初代肝細胞あるいは株化細胞等を人工物内に固定化して用いる方法 　　分散細胞の単層培養（担体：平板上，マイクロキャリア上 etc.） 　　分散細胞の組織体培養（担体：多孔質，中空糸内，中空糸外 etc.）		
	初代肝細胞あるいは株化細胞を人工物内に固定化し，生体内に埋め込む方法		インプラント型

合わせて利用するハイブリッド型人工肝臓に分類される。全肝灌流型，ハイブリッド型のどちらも現在活発に研究が進められているが，本章の終わりで示すように，ハイブリッド型人工肝臓は，近年臨床試験例が増加するとともにその治療効果が実証されつつあり，重篤な肝不全患者の治療法として期待が高まりつつある。

　ハイブリッド型人工肝臓はさらに，図4.5に示すように，体外設置型とインプラント型に分類される。すなわち，体外設置型は体外循環によって生体外に設置した人工肝臓の肝機能を1日数時間程度間欠的に生体へと伝達するのに対し，インプラント型は患者の体内に埋め込んだ肝細胞が連続的に患者の肝機能を代替するものである。体外設置型については後で詳しく述べるが，インプラント型は，肝細胞の生着場所，肝細胞保持のためのスカッフォルド（scaffold）の材質，免疫からの回避方法などがいまだ明確でないことから，試験的な臨床報告はあるものの，現在のと

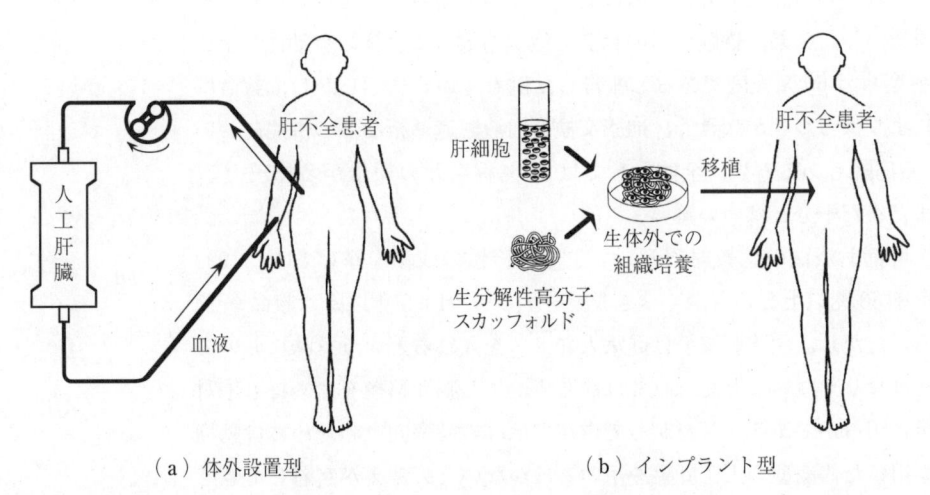

（a）体外設置型　　　　　　　　（b）インプラント型

図4.5 ハイブリッド型人工肝臓の概念図

ころ実用化するにはまだまだ時間を要すると考えられる。ただし，生体内で生着すれば体外設置型に比べ長期的連続的な肝補助が可能であり，使用細胞量も生体肝の数％程度でも効果がみられていることから，今後の研究に期待したい。

4.3.2 人工肝臓開発の変遷
〔1〕 血液浄化療法（血液透析，血液吸着）

人工的な肝補助治療に関する研究は，血液浄化を目的とした非代謝型の肝補助療法の開発により始まった。これらは昏睡の原因と考えられた毒性物質の除去を目的に考案されたものであり，肝解毒能の補助に重点が置かれていた。肝不全時に発生する高アンモニア血症に対して，1956 年に Kiley ら[6]が人工腎臓用のセルロース膜を用いて透析を行ったのが始まりである。同様に血液浄化を目的とした血液吸着療法の開発も行われ，1964 年に Yatzidis ら[7]が急性薬物中毒や尿毒症の治療にヤシガラ活性炭を用いて血液灌流を行ったのが始まりである。どちらも肝性昏睡からの覚醒には効果がみられたものの，救命率の改善には至らなかった。

〔2〕 血液浄化療法（血漿交換）

つぎに，血漿分離器の開発によって血漿交換療法が確立された。本法は血漿分離器により患者血漿を分離・廃棄し，健常人の新鮮血漿に入れ換える方法であり，毒性物質の除去と同時に各種タンパク質，血液凝固因子などの補充を目的としている。この点において，前述の血液透析，吸着療法に比べ，より積極的な肝補助療法といえる。本法は，現在わが国で最も頻繁に行われている肝補助療法の一つであるが，大量の血漿を必要とすることや，それによる副作用，潜伏期のウイルスや未知ウイルスの感染の危険性が，問題として挙げられている。

また一方では，本法の単独施行では毒性物質の除去に限界があることから，毒性物質の効率的な除去と使用血漿量の少量化を目的に，前述の血液濾過透析や吸着療法との併用が行われている。劇症肝炎患者に対しこれらの血漿交換をはじめとする血液浄化療法を適用した結果，昏睡からの覚醒や症状の改善にはその有効性が示されており[8],[9]，覚醒率は 60 ％程度であると報告した例も多い[10],[11]。しかし，救命率となると報告によりばらつきが大きく，血漿交換と血液濾過透析などの併用において 50 ％を超える病院もあるが[12]，全体としては 30 ％程度との報告が多く[11]～[14]，どちらにせよまだまだ十分とはいい難い。

これに対し，肝補助療法の比較対照として生体肝移植の成績を挙げると，1993 年の段階で救命率 60 ％以上という驚くべき成績を示し[14]，1995 年以降は救命率 75 ％を超えている。ただし，生体肝移植は健常人にメスを入れるという意味において本来の治療法とはなりえないことを忘れてはならず，また脳死移植を含めても絶対的なドナー不足は明らかである。したがって現在では，救命率向上のためには動物由来の肝組織を用いた代謝型の人工肝臓を用いるほかないとの考えが定着してきており，以下にその代表的なものを示した。

〔3〕 抽出肝酵素の利用

抽出肝酵素を用いた研究は比較的古く，1950年代から報告がみられる。

Sorrentinoら[15]は適切な培地中において牛ホモジネートがサリチル酸，バルビツール酸，キニン，さらにはアンモニアの代謝能を有することを証明した。これは肝ホモジネート内の各種酵素のはたらきによるものと考えられ，その後抽出肝酵素を用いた代謝型人工肝臓の開発が試みられた。

Brunnerら[16]は，パラフィンをコートすることにより親脂性を付与した中空糸膜を用い，脂溶性毒性物質の除去を目的とした酵素学的解毒装置を考案した。このシステムは親脂性中空糸を利用しており，その内側を流れる患者血液から外側へ透過してきた脂溶性毒性物質が，外側に充てんした酵素-補酵素により親水化（解毒）されることによって，再び親脂性膜を通過して中空糸膜の内側，すなわち血中には戻れなくなるというものである。また，親脂性膜を用いているので免疫学的問題も起こらず，異種肝由来の酵素も利用可能である。現在臨床試験用に大型モジュールを試作し，血液透析装置と組み合わせて，劇症肝炎治療を試みている[17]。この肝酵素を用いるシステムは，リアクタ製造の商業化，その保存および取り扱いが容易であり，高い代謝解毒活性を有しているが，現在抽出精製可能な酵素種が限られていることから，その機能には制限がある。

〔4〕 肝スライスおよび肝組織片の利用

これらは，肝臓の臓器としての機能すべてを代替することを目的に，肝組織そのものを用いたものである。三上ら[18]は，犬肝スライスおよび凍結乾燥肝顆粒を交差血液透析装置のリアクタとして用い，*in vitro* で糖新生，乳酸およびアンモニアの代謝を認め，さらに無肝イヌの灌流実験で血糖の維持，乳酸，アンモニアレベルの低下などを報告している。

Kimura[19]は，5×5×5 mm のブタ肝組織片200 g を血液灌流に用い，灌流血液中に負荷したアンモニア，フェノール，ビリルビン濃度などの低下を認めた。ただし，これら肝スライスや肝組織片を用いた人工肝臓は，調製時の機械的障害や，組織片内部までの酸素・栄養素の物質移動の問題，またそれらに起因する機能発現レベルの限界などから，コンパクトかつ長期間機能維持が可能な人工肝臓モジュールの開発が困難であり，近年ではこれらに関する報告はまれである。

〔5〕 摘出肝そのものの利用

全肝灌流型人工肝臓とは，異種動物から摘出した肝臓をそのまま人工肝臓として利用するものであり（図4.6），肝臓のもつ代謝能に期待したものである[20]。1950年代から始められたこの研究は，1970年代には臨床応用が行われている。主としてブタ，ヒヒ，イヌ，ウシなどの肝臓が用いられ，患者の血液を直接流すタイプと透析膜などの半透膜を介して交差灌流するタイプがある。交差灌流を用いる方法では，患者血液と摘出肝側との物質交換は透析膜を介した濃度こう配のみを駆動力としているため，治療効率や摘出肝の機能維持の面において問題があり，近年この方

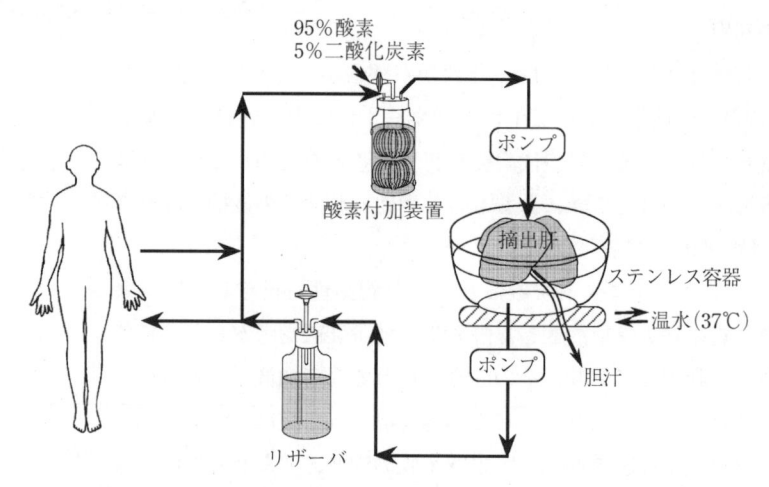

図 4.6 動物の摘出肝臓そのものを利用した人工肝臓の概念図

法に関する報告はない。

一方，摘出肝に直接血液を流すタイプは数多くの臨床応用が行われた。この方法では，例えばヒヒ肝体外灌流では 67 ％の覚醒率と 33 ％の救命率，ブタ肝体外灌流では 44 ％の覚醒率と 11 ％の救命率と，当時にしては血液浄化療法より高いものであった[21]。その後，異種間の免疫拒絶反応の問題，血管流路の維持の困難さなどから，研究は停滞していたが，近年サイクロスポリンや FK 506 などの強力な免疫抑制剤が開発されるとともに，補体抑制遺伝子を導入したトランスジェニックブタ (transgenic pig) の作出が行われ，本法を肝移植までの短期間のブリッジユースとして利用することが見直されてきている。

〔6〕 肝細胞の利用

1969 年，Berry と Friend [22] によってコラゲナーゼ酵素消化法が開発されて以来，約 90 ％という高い生存率を有する肝細胞の分離が可能となり，1970 年代後半より単離肝細胞と人工材料を組み合わせたハイブリッド型人工肝臓の開発が行われるようになってきた。単離肝細胞は人工材料との組合せによってさまざまなタイプのモジュールを作成できることから，前述のような免疫や血管流路の問題も回避可能である。また近年，組織体培養技術の進歩により高い肝機能を生体外において長期間発現できるようになりつつあり，現在それらの技術を応用したハイブリッド型人工肝臓の開発が最も活発に研究されている。そして，欧米のいくつかのグループはすでに臨床試験の段階にまで進んでおり，肝不全患者の治療にその有効性が期待されている。次節では，このハイブリッド型人工肝臓に的を絞り，使用する細胞種や人工材料の選択などモジュール設計の基礎となる部分を解説する。

4.4 ハイブリッド型人工肝臓

4.4.1 ハイブリッド型人工肝臓の必要条件とその設計の考え方

ハイブリッド型人工肝臓には，解毒のみならず，生体の恒常性を維持し，生体の肝機能を代替できることが求められる．したがって，その開発においては，① 肝機能を良好に保持した肝細胞の大量取得，② 肝細胞の足場となり高機能を発現させ得る人工材料および培養法の開発，③ 肝細胞を高密度かつ大量に培養できる装置の開発，④ 患者への負担を軽減した状態で効率的な治療が行える体外循環システムの構築が重要となる．④については次節にて詳細を示すこととし，本節では人工肝臓モジュール開発に関連する①〜③について解説する．

4.4.2 ハイブリッド型人工肝臓に利用する肝細胞

ハイブリッド型人工肝臓に用いる肝細胞として満たされるべき条件は，① 肝臓の多彩な機能を保持していること，② 大量の入手が可能であること，③ ヒトの血漿に接触して安全であること，④ 患者に無害であることなどが挙げられる．最も理想的と考えられる肝細胞は，もちろん正常初代ヒト肝細胞である．これは，上述の①，②，④を満たすものの，②が最も大きな障壁となっている．つまり，人工肝臓に必要とされる大量の初代ヒト肝細胞を入手することは困難であり，肝機能を維持しつつ大量に増殖させることも今のところ不可能である．さらには，ヒト細胞の利用に対する倫理的な問題も指摘されており，その利用はきわめて困難と考えられる．そのため，現在のところは，人工肝臓に利用する細胞として，① 大動物の初代肝細胞，② ヒト肝臓由来の細胞株（ヒト肝がん由来細胞株，ヒト正常肝臓由来の不死化肝細胞株）が有力と考えられており，それぞれの特徴を**表4.4**に示した．

表4.4 ハイブリッド型人工肝臓への利用が考えられている肝細胞

細胞種	由来	特徴	課題
初代肝細胞	ブタ	良好な肝機能発現	・異種間免疫反応の抑制 ・未確認のウィルスの感染の可能性
ヒト肝がん由来細胞株	肝細胞がん，肝芽種など	・旺盛な増殖能 ・ヒト型の生理因子を供給可能	・がん細胞のレシピエントへの悪影響の可能性 ・悪性腫瘍化の危険性
ヒト不死化肝細胞株	ヒト肝細胞		・肝機能発現レベルの低下 ・肝機能の一部欠損

〔1〕 大動物の初代肝細胞の利用

大動物の初代肝細胞は，少なくとも単離直後の短期間は正常な肝機能を維持し大量に得られるため，ハイブリッド型人工肝臓モジュールに用いる細胞種として有力である．後述するが，実際に欧米のいくつかのグループでは，初代ブタ肝細胞を利用したハイブリッド型人工肝臓を劇症肝炎患者に対して肝移植までの2〜3日間ブリッジユースとして試験的に臨床応用しており[23),24)]，良好な治療効果が得られたと

報告している。ただし、異種の初代肝細胞を用いるために、つぎの二つの大きな問題点が存在する。

まず一つ目は、ブタに存在する内因性レトロウイルス（porcine endgenous retrovirus：PERV）や未知ウイルスのヒトへの感染の可能性である。この問題は、1997年にPERVがヒト細胞に *in vitro* で感染することを明らかとした報告[25]により始まり、同年10月には米国FDA (Food and Drug Administration)が、患者でのPERVの検出法が確立するまではブタ組織の臨床応用を中止するとの勧告を発表した。さらに2000年には、ついにブタ組織を移植したマウスによって *in vivo* で感染することが報告[26]され、異種組織を用いる治療法やその研究分野に大きな波紋を投げ掛けている。このような警戒は、異種ウイルスがヒトに感染することによってエイズのような新たなウイルス性疾患を生み出し、患者のみならず社会問題にまで発展する危険性を有するためである。

一方で、Novartis社は、移植その他の治療でブタ組織に接触した患者の追跡調査を行い、調査を行った160名すべての患者で感染はみられないと報告[27]しており、1999年の段階でFDAはヒトへの感染の証拠はないことを表明した[28]。したがって、欧米では、ほかに救命の方法がない患者に対して異種組織の使用は黙認されているものと思われる。そして、2000年に入ってから、FDAはそれまでの異種移植ガイドラインを改訂し、検体保存や定期的な検査の義務などを明確に盛り込んだ指針を発表するとともに、わが国の厚生省（現在は厚生労働省）もそれにしたがって慎重に対応して欲しいとのコメントを出している。

また、そのほかにもPERVに関連して、Nyberg, S. L. らは分画分子量70 kDaの中空糸膜を用いることで1週間はPERVの通過を防止できると報告しており[29]、米国Transplant社はPERVの感染性の低いブタの系列を保有しているとの報告[30]もある。このような現状で、ブタ肝細胞を用いた人工肝臓を臨床使用する方向性としては、既知ウイルスをできるだけ保有しない清潔なブタをドナーとし、未知ウイルスに対して患者の定期的な検査体制や検体保存、膜によるシステム上の安全性強化、患者および家族の教育、十分なインフォームドコンセントを行い対応していくしかない状況である。

異種細胞を用いる二つ目の問題点は、ヒト-ブタ間の異種免疫反応である。これは、ヒト由来の免疫物質がブタ肝細胞に障害を与えるケースとブタ肝細胞の産生したタンパクが患者体内に入ることでいわゆる血清病と呼ばれるショック症状を発症するケースが考えられる。前者については免疫抑制剤の使用や免疫隔離膜、補体や抗体の特異的吸着材などの利用によりある程度回避することが可能であろう。しかし後者は、人工肝臓を用いた治療によって、逆に患者生命に危険を及ぼすと考えられるため注意する必要がある。この是非については、海外で試験的に人工肝臓を臨床使用した例が今のところ参考になると考えられる。米国のDemetriouらは、2～3日間のごく短期的な適用期間では問題は生じていないが、人工肝臓を2回以

上適用した患者において適用 10 日後に異種免疫抗体の増加を報告している[31]。したがって，生体内で抗体が産生されると考えられる 1 週間目以降は，問題が生じてくる可能性が高いため，今後長期的な適用において事前に抗体検査を行うなどの注意が必要である。

ところで，前述のように急性肝不全患者の病態悪化は急激であり，人工肝臓適用は緊急を要する症例が想定される。細胞供給の面から考えると，ヒト臨床用には数百グラムの大量の初代肝細胞が必要になるが，そのたびごとに肝細胞の調製を行うことは時間的に困難であるとともに，前述したように使用する肝細胞はウイルスチェックを行う必要があるため，最低でも測定にかかる数週間程度は保存し，良好な生存状態を保つ必要がある。これに対応するために，臨床試験を始めている研究者らは，凍結保護剤に懸濁した肝細胞をプログラムフリーザを用いて一定冷却速度下で凍結保存する方法をとっており，この方法で凍結期間に関係なく 90％前後の細胞生存率で保存可能となっている。また，例えば，初代肝細胞をコラーゲンゲル包埋し，4℃にて低温保存する方法など，冷蔵状態での保存方法も報告[32]されてきており，今後より安定して細胞を保存できる技術開発が望まれる。

〔2〕 **ヒト肝臓由来細胞株の利用**

異種の肝細胞とは異なりヒト由来肝細胞であることから，産生された因子は患者体内でも生理的に機能することが期待される。おもに肝がん由来のものと，ヒト正常肝細胞に種々の遺伝子を導入することで不死化させたものとに大別される。

肝がん由来のものは，ヒトの原発性肝細胞がんや肝芽腫，肝腺腫などから樹立された細胞株であり，有名な肝芽腫由来の HepG2 をクローニングして得られた C3A 肝細胞株は，すでに臨床用ハイブリッド型人工肝臓に用いられている[33]。また，同じく肝芽腫由来の Huh-6 細胞株は血清タンパクの合成など多くの肝機能を有していることが報告されており[34]，そのほかにも人工肝臓への応用が期待されているものがいくつか報告されている[35]。これらは増殖性の細胞であるため，一定期間の培養により必要な細胞量を確保できるという利点を有している。しかし，これらの肝細胞株を用いる際に最も問題視されるのは，がん細胞の特異的に産生する因子が生体に悪影響を及ぼす可能性を無視できない点である。

また，株化することにより正常の肝細胞の機能を一部喪失しているとともに，機能発現レベルが良好に維持されている場合でも，初代肝細胞の 1/5 程度であることが問題とされる。肝がん由来細胞株を用いている施設では，安全性については HBV や HCV 抗原の産生などに関して厳重な検討を行うとともに，肝機能発現について血清タンパクの合成能，薬物代謝能などに関して調査を行っているが，患者への二次感染の可能性などが懸念されているため，今後安全性について明確な基準を整備する必要がある。

一方，近年の培養技術や遺伝子工学の進歩に伴い，正常ヒト肝細胞から不死化肝細胞株を樹立する研究が盛んに行われている[35),36]。すなわち，ヒト正常肝細胞にさ

まざまな増殖性の遺伝子を導入することで樹立したものであり，肝がん由来細胞株と同様に旺盛な増殖能を有しており，また，増殖に関与する遺伝子発現を巧みに調節することで細胞増殖をコントロールすることが可能であるという利点を有している。しかし，遺伝子導入による不安定性に加え，肝不全患者血漿との接触など，環境変化が加わることで悪性腫瘍化をきたし，機能を消失する可能性があるため，肝がん由来細胞と同様に安全性を明確に保証できない点が問題である。また，遺伝子導入段階において一部の肝機能は喪失するものと考えられ，増殖性とすべての機能を高いレベルで維持している肝細胞は今のところ作出されていないのが現状である。しかし，初代肝細胞に近い分化能を有し，かつ旺盛な増殖能も有する不死化細胞株の作出が遺伝子工学のさらなる発展により可能となれば，最も理想的な肝細胞であるため，今後の研究が待たれるところである。

〔3〕 **肝非実質細胞の利用**

前述したように，生体の肝臓は数にして約70％の肝実質細胞と約30％の非実質細胞から構成されており，これらが相互に影響し合って肝臓らしい機能を発現している。近年の培養技術の進歩により，初代肝細胞の機能維持期間は格段に伸び，7週間以上の機能維持を報告している例もある。しかし，これらは肝実質細胞のみを用いた培養系であり，肝臓本来の機能をすべて発現し得ているとは限らない。そのため近年では，肝臓本来の細胞構成を再現することにより，長期間の肝機能維持と肝臓本来の機能を再現することを目的として，ハイブリッド型人工肝臓に肝非実質細胞を同時に組み込んだものが開発されており，臨床試験にも使用されている[24]。確かに，ディッシュレベルの検討では，肝実質細胞は非実質細胞を含む他の細胞との共培養により高機能を発現できることは広く認識されている。ただし，研究者によって培養条件や使用細胞が異なっているため，人工肝臓として有用であるかどうかの統一的な見解は見いだせていないのが現状である。

4.4.3 ハイブリッド型人工肝臓に用いるスカッフォルド（肝細胞付着用の足場）

肝細胞は壁付着性細胞であるため，生体外で生存し高機能を発現させるためには細胞の足場となる培養担体（スカッフォルド：scaffold）が必要となる。ハイブリッド型人工肝臓開発においては，このスカッフォルドの選択が，細胞形態や機能発現，モジュール形状を決定する重要な因子である。**表4.5**に，スカッフォルドに要求される条件を示した。スカッフォルドは，肝細胞に接すると同時に，治療の際には患者血液または血漿と直接接触するため，非毒性，生体適合性を有することが第一の条件となる。生体適合性とは，材料の表面特性や表面形状などに起因して，**表4.6**に示すような種々の血球や血漿中の酵素系の活性化の程度，つまりは生体の異物反応の程度を示す概念である。材料と血液または血漿が接触する場合には，補体系の活性化が異物反応の代表的な指標として用いられており，遊離OH基や強い陰性荷電の材料によって敏感に活性化されることが報告されている[37]。また，補体

表4.5 ハイブリッド型人工肝臓に用いるスカッフォルドに要求される条件

化学的特性	・生体適合性を有すること ・滅菌，消毒が可能であること ・肝細胞が付着できる培養担体であること ・肝細胞組織体の形成を誘導し得ること
物理的特性	・適切な強度をもつこと ・成形が容易であること
構造的特性	・高い比表面積を有すること ・培地流動に伴うせん断応力の負荷から肝細胞を保護し得ること

表4.6 材料との接触によって活性化される血液因子

血球	好中球 単球・マクロファージ 好酸球 好塩基球 血小板
酵素系	凝固系 線溶系 補体系 カリクレイン・キニン系

系の活性化に即座に応答する白血球数の減少も同じように生体適合性の代表的な指標として用いられている。したがって，スカッフォルドを選択する段階において，*in vivo* または *ex vivo* での補体活性，白血球数変化などのチェックが必要である。また，詳細な試験内容等については，毒性試験なども含めて厚生労働省よりガイドラインが提示されており[38]，国内で使用する場合はこれらに従った実験を行わなければならない。

そのほか，スカッフォルドに要求される条件は，付着した肝細胞がより生態環境に近い状態でその場に固定化されるような化学的特性を有することである。これまで行われてきたさまざまな肝細胞培養法の研究において，肝細胞は三次元的な組織体を形成することで，その肝特異機能を比較的長期間維持できるようになることが明らかとなっており，このような培養技術を含めた人工肝臓設計が是非とも必要である。また，モジュールの作製やスケールアップを考慮すると，適度な強度をもち，単純な構造で容易に成形できるような物理的特性を有すること，患者のベッドサイドで治療が行えるような小型の装置とするために，高密度化が可能な高い比表面積を有することが必要であり，さらに培地流動に伴うせん断応力から細胞を保護し得る構造的な特性なども必要と考えられる。

以上のような必要条件をある程度満たし，現在肝細胞の培養に用いられている高分子材料とその構造，肝細胞の示す形態について，表4.7にまとめている。

肝細胞は，生体内ではほかの細胞に接しているか，または細胞外マトリックスと

表4.7 肝細胞の培養に用いられている高分子材料とその構造

分類		材質	構造
天然高分子		I型コラーゲン（ゲル） フィブロネクチン ラミニン EHSゲル プロテオグリガン　etc.	コーティング
合成高分子	医療用汎用高分子	シリコン ポリアミド ポリプロピレン	中空糸編み込み型
		セルロース セルロースアセテート セルロースジアセテート	中空糸
		ポリウレタン ポリビニル	多孔質体
		ポリエステル　etc.	不織布
	特殊合成高分子	PVLA(poly-N-p-vinylbenzyl-D-lactonamide) ポリNイソプロピルアクリルアミド （温度感受性ポリマー） ポリリジン ボロン酸基含有ポリマー　etc.	コーティング
	生分解性高分子	ポリ乳酸(PLA) ポリグリコール酸(PGA) ポリ乳酸とポリグリコール酸の共重合体 (PGLA)　etc.	中空チューブ 多孔質体 不織布

呼ばれる天然高分子に支持される形で存在している。最近約20年くらいの間に，それまで単なる構造支持体と考えられていた細胞外マトリックスが，細胞-細胞外マトリックス間の接着を通して細胞の分化や増殖，細胞の移動などを敏感に制御していることが明らかとされ，人工肝臓設計においてもスカッフォルドとして生体由来の細胞外マトリックスを用いた例が多く報告されている[39]~[41]。このような細胞外マトリックスには，コラーゲンやフィブロネクチン，ラミニン，そしてそれらをある割合で含むEHSゲルなどが存在する。

逆に，単なる人工的な合成高分子もスカッフォルドとして使用されている。このような合成高分子には，ポリアミドやポリプロピレン，セルロースなどの中空糸や，ポリウレタンやポリビニルなどの多孔質体，ポリエステルなどの不織布とさまざまな材料が存在する。合成高分子を用いた場合，スカッフォルドは単なる細胞を支持するための足場であり，生体由来の天然高分子のような分子生物学的な作用は期待されない。ただし，肝細胞は培養中に自ら細胞外マトリックスを分泌しているため，培養の経過とともに合成高分子にこれらが吸着し，培養肝細胞の組織体形成に関与するケースも考えられる。または，生体由来の天然高分子が非常に高価であるとともに，装置設計から考えると強度が低いため，通常人工肝臓に使用する場合はあらかじめ合成高分子に天然高分子をコーティング，あるいはゲル状で添加する方法がとられ，天然高分子の骨格として使用されている。

最近では合成高分子の研究がさらに進み，天然高分子のもつ細胞接着部位に着目し，接着部位を工学的に分子設計して材料表面に塗布することで分子生物学的な作用を有する特殊高分子の開発も行われている。例えば，東京工業大学の赤池ら[42]は，肝細胞特異性が高く，肝細胞に多く存在するアシアロ糖タンパク質レセプターに注目し，アシアロ糖タンパク質の結合部位であるガラクトース残基を分子設計して材料表面に塗布して用いている。この基質上で培養した肝細胞は球状の組織体を形成し，1か月程度の長期間機能維持することを報告している。このような研究が今後多くなされ，これまでのような既存の合成高分子を用いるのではなく，細胞の分子生物学的な特徴を考慮した材料開発が，さらに高機能を有する新しい人工肝臓開発に求められるであろう。

異なる視点からの人工肝臓設計の基礎技術として興味深いのは，東京女子医科大学の岡野ら[43]の温度感受性ポリマーを用いた研究である。温度感受性ポリマーであるポリNイソプロピルアクリルアミドを市販の培養皿上に塗布し，この上で形成させた単層シート状の肝細胞組織体を温度変化のみによって非侵襲的に取り出し，肝細胞をシート状の組織体として取り扱うことを可能としている。しかも，このシートの下面には肝細胞自身が培養中に分泌した細胞外マトリックスが蓄積されており，細胞シートを積み重ねる際の"のり"としてはたらくとともに，内皮細胞などの非実質細胞と組み合わせて積層することでより肝臓構造に近い組織体を構築できると報告している。このようなよりバイオミメティック（biomimetic）な組織体の構築が，本来の意味の人工肝臓，すなわち生体の肝臓と置き換えることのできるような臓器開発につながるであろう。

インプラント型人工肝臓用の合成高分子としては，ポリ乳酸[44]やポリグリコール酸，キチン，キトサン[45]，ポリビニルアルコール[46]などが用いられている。インプラント型では生体内に埋め込むことを目的とするため，初期は肝細胞の足場としてはたらき組織体の形成および固定化の役割を担い，その後生体内で徐々に分解されて生体組織と置き換わる材料のほうがより好ましく，適度な分解速度で生体から排出される材料が求められる。

例えば，乳酸とグリコール酸の共重合体では，それぞれの重合割合を変化させることで生体内での分解速度や強度が変化するため，適切な分解速度をある程度選択することが可能[47]であるとともに，これらの材料を用いて多孔質体や不織布などの加工も可能である。酸素供給の問題や免疫，感染症の問題などまだまだ解決すべき項目は多いが，生体外では再現不可能な生体内の環境を利用し，長期的連続的に肝補助が行えるという点において，今後の発展が期待される人工肝臓である。

4.4.4 肝細胞の培養方法

〔1〕 細胞培養法の発展

　肝細胞の培養法は，分散状態の懸濁培養から二次元的に伸展させる単層培養へと発展し，さらにその後，生体内に近い三次元的な組織体を構築する培養法が開発されてきた（図4.7）。このような培養技術の進歩に伴い，数週間程度の間，生体外において高い肝機能を発現・維持できるようになりつつある[48]。今後さらにバイオミメティックな組織体構築技術を開発することによって，月あるいは年単位の機能維持が可能になると考えられる。

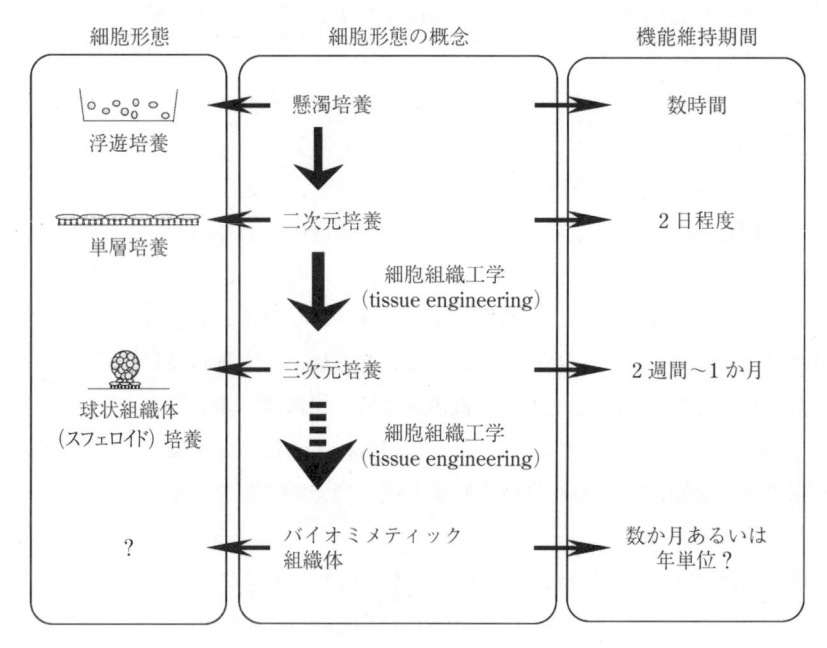

細胞形態	細胞形態の概念	機能維持期間
浮遊培養	懸濁培養	数時間
単層培養	二次元培養	2日程度
	細胞組織工学 (tissue engineering)	
球状組織体（スフェロイド）培養	三次元培養	2週間～1か月
	細胞組織工学 (tissue engineering)	
？	バイオミメティック組織体	数か月あるいは年単位？

図4.7　肝細胞培養技術の発展と機能発現の関係

〔2〕 細胞の培養法の例

　図4.8は人工肝臓モジュール作製の基礎となる既存の肝細胞培養法について示しており[49]，以下それぞれについて解説を加える。

（a）懸濁培養　単離した肝細胞懸濁液をそのまま浮遊状態で培養する方法であり，摘出肝より酵素処理によって肝細胞を単離できるようになった初期によく用いられた培養法である。しかし，肝細胞は本来接着依存性の細胞であるため，懸濁培養では機能および生存率を維持することができず，使用限界は通常3～5時間，長くても10時間程度とされている。

（b）単層培養　プラスチックシャーレ上またはコラーゲンなどをコートした培養担体上で肝細胞を培養する方法で，肝細胞は培養担体に付着後6～7時間目までに徐々に伸展して扁平化し，核が鮮明に観察されるようになる。さらに，培養1日目までに細胞間接着が強固となり，敷石状の単層（monolayer）を形成する。こ

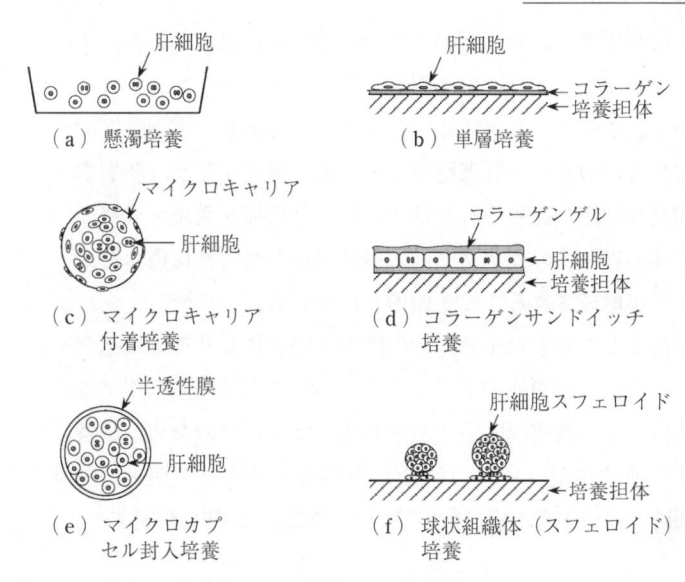

図4.8 肝細胞の各種培養法

の場合，分離過程でいったん破壊された微小胆管（microbial canaliculi）や密着帯（tight junction），デスモゾーム（desmosome）などが細胞間で再構築されるなど局所的な再組織化が報告されている[50]。しかしながら，この培養法においても肝細胞の機能維持期間は短く，通常2日程度で消失するといわれている。

（c）マイクロキャリア（microcarrier）付着培養 単位容積当りの細胞数を増加させる方法として，球形のデキストラン[51]または多孔質樹脂のマイクロキャリアにコラーゲンなどをコートし，そこへ肝細胞を付着させ培養する方法である。肝細胞の形態は基本的に（b）の単層培養と同様にmonolayerを形成しており，機能の維持期間は単層培養と同程度で2日程度である。

（d）コラーゲンゲルサンドイッチ培養 コラーゲンゲル上に単離肝細胞を播種し，24時間培養後さらにコラーゲンゲルを肝細胞上に重層する方法である。肝細胞は単層状態である程度伸展した形態を示すが，細胞間には生体でみられるような微小胆管ネットワークが形成され，ディッシュレベルで1か月以上の長期機能維持が報告されている[52]。

（e）マイクロカプセル（microcapsule）封入培養 数百個の肝細胞をアルギン酸やアガロースの半透膜で包埋し，培養する方法である[53]。この方法では，肝細胞を培地流動によるせん断から保護でき，人工肝臓として使用した際には，生体の血液または血漿中の免疫機構から肝細胞を保護する効果も有する。しかし，その反面，半透膜による物質移動抵抗が生じ，酸素や栄養素の供給，代謝老廃物の除去が低下する。

（f）球状組織体（スフェロイド）培養 浮遊状態の肝細胞懸濁液に適度なかくはんを与え，肝細胞同士の接触頻度を促進させることで，肝細胞はたがいに凝集し球状の組織体（スフェロイド）を形成する。培養24時間程度で，数百個の肝細

胞が凝集してスフェロイドが形成され，直径はおよそ50～300μm程度である．スフェロイド内の細胞は球形を維持しており，微小胆管，ギャップジャンクションなどの再構築も確認されている．このような再組織化によって，肝細胞は高い肝機能を長期間維持できるようになる．つまり，肝細胞が生体に近い構造をとり，肝細胞同士の接着を通して細胞間相互作用が高められた結果，高い肝機能を発現・維持できていると考えられる．前述の赤池らのガラクトース残基の塗布や陽性荷電した平板上においてもスフェロイドが形成されることが報告されている．

ただし，培養期間が長くなるとスフェロイド同士の衝突・融合によりその粒径が徐々に大きくなり，中心付近の細胞に壊死が生じ始めるため，人工肝臓に応用する際には適度な粒径の制御と何らかの高密度固定化法が必要となる．そのため，筆者らは，多孔質材であるポリウレタンフォーム（PUF）を培養担体として用い，粒径制御と高密度固定化を同時に達成する工夫を行っている．次節で詳細に解説する．

4.4.5 ハイブリッド型人工肝臓モジュールの設計

これまでに，ヒト臨床を目指したさまざまな人工肝臓モジュールが，上述した培養方法などを駆使して考案されている．後述するように，その中にはすでに試験的にヒト臨床に使用しているものも含まれ，人工肝臓の有効性を明らかにしている．ここでは，ハイブリッド型人工肝臓モジュール設計におけるポイントをいくつか述べ，現在動物実験のレベルまで到達している数種類のモジュールについてその特徴を紹介する．

〔1〕 モジュール設計の基礎

ハイブリッド型人工肝臓モジュールの設計のためには，
① スカッフォルドの選択または合成，
② スカッフォルドへの肝細胞の高密度充てん方法の確立，
③ 良好な物質交換の達成（特に酸素供給），
④ 培地流動によるせん断からの細胞保護

の少なくとも4項目を達成しておく必要がある．

前述したように，まずは生体適合性，非毒性などの特徴を有しつつ，組織体形成を誘導しうるようなスカッフォルドを選択または合成しなければならない．そして，さらにこの材料を加工および適切に配置し，肝細胞を高密度に播種する必要がある．すなわち，いくら安全で高い肝機能を発現できるモジュールであったとしても，必要とされる肝細胞量を固定化した装置体積が数十lを超えるようではベッドサイドで用いることは困難で，実用化できない．生体肝が約1×10^8cell/cm^{3}で1500 cm^{3}の体積をもっているため，開発初期のハイブリッド型人工肝臓のようにその装置内細胞密度が1×10^6cell/cm^3-module程度であれば，すべての肝細胞を装置内に固定化するには装置容積は約150 lとなってしまう．現在，ハイブリッド型人工肝臓に固定化する必要細胞量は，生体肝移植の成績[54]などを基に生体肝の

約30％にあたる500 g（$5×10^{10}$cell）程度と考えているが，この場合でさえ装置容積は約50 l となってしまい，周辺設備も含めて到底ベッドサイドでの使用は困難である．結局，ベッドサイドで使用可能となる数 l スケールとするためには，少なくとも $1×10^7$cell/cm^3 以上の高密度培養が必要であり，このため現在開発されているモジュールは付着性細胞である肝細胞に対して，できるだけ比表面積の大きな担体を用いて開発されている．

また，肝細胞は少なくとも500種類にも上る種々の化学反応を各々一個の細胞内で同時に行っており，そのため非常に酸素要求性の高い細胞であるといわれている．例えば，通常の動物細胞株の酸素消費速度が 5 n mol/10^6cell/min（ヒト胎児腎細胞株）である[55]のに対して，初代ラット肝細胞のそれは 24 n mol/10^6cell/min[56]であり，活発な細胞内代謝が伺える．したがって，高密度状態とした肝細胞に十分な酸素を供給できるように，モジュール内の微小環境において酸素供給を念頭においた培養担体の加工および配置が必要である．例えば，ラット肝細胞が組織体を形成する場合には，通常のインキュベータ（incubator）内の空気組成（95％ air，5％ CO_2）で生存可能な組織体厚みは酸素の拡散と消費の関係から約 106.2 μm と算出される[57]．培養担体の加工または配置の工夫によって，形成される組織体厚みをこの程度の大きさ以下に制御するか，またはより高濃度の酸素を培養系に供給し，内部まで生存可能な条件を見いだすことが必要である．ただし，後者の場合，表層の肝細胞に高酸素障害を引き起こす可能性があり，また体外循環または培養システムに酸素濃度の自動制御システムを組み込む必要性が生じてしまうため，前者の工夫によって適切に制御したほうがより現実的である．

また，モジュール内には培地（血漿または血液）を流動させることで，肝細胞との間で物質交換を行い，人工肝臓としての機能を果たすわけであるが，流量が小さい場合には良好な物質交換が達成されず，逆に流量が大きい場合はせん断力によって肝細胞が障害を受けることとなる．したがって，せん断と物質交換のバランスを考慮したモジュール形状，および培養条件を決定する必要がある．簡単な例を挙げると，例えば流量の設定は，モジュールへの巨視的な酸素供給速度によってその最低値を見積もることができる．前述の酸素消費速度と空気組成を用いると，例えばラット肝細胞 2 g（$2×10^8$cell）を充てんするモジュールを作製した場合，モジュール出入口における単純な巨視的収支式から最低流量は 23.5 ml/min と見積もることができる．この値は，実際にはモジュール内での細胞の活性，組織体厚み，モジュール内での培地流路からの拡散距離などを考慮して厳密な計算を行うか，または，さらに実験的に確認する必要があるが，それらの一つの指標とすることができる．

以上の点を踏まえ，現在開発されているいくつかの基本的なモジュール構造およびそれぞれの利点，欠点について，表 4.8 に示した．現在，ハイブリッド型人工肝臓開発の研究で最も多く用いられている培養担体は，セルロースアセテートやポリ

表4.8 合成高分子を用いた代表的なスカッフォルド

素材	中空糸	中空糸編み込み型	不織布	多孔質体
構造	中空構造	中空配管構造	ランダム線維構造	スポンジ様構造
材質	セルロースアセテート ポリプロピレン etc.	ポリアミド ポリプロピレン シリコン	ポリエステル	ポリウレタン発泡体 etc.
利点	・培地流動に伴うせん断応力から肝細胞を保護 ・肝細胞の漏出がない	・肝細胞の漏出がない ・培地流動に伴うせん断応力から肝細胞を保護 ・肝細胞への良好な酸素供給	・培地と細胞が直接接触するため，良好な物質交換が可能 ・幾何形状がシンプル	・培地流動に伴うせん断応力から肝細胞を保護 ・培地と細胞が直接接触するため，良好な物質交換が可能 ・幾何形状がシンプル
欠点	・中空糸膜の物質移動抵抗により，細胞-培地間の物質交換速度の低下	・中空糸膜の物質移動抵抗により，細胞-培地間の物質交換速度の低下 ・形状が非常に複雑	・培養に伴う不織布内部からの肝細胞の漏出 ・組織体形成が困難	・培養に伴う多孔質孔内からの肝細胞の漏出(長期培養において)

プロピレン，ポリアミドなどを用いた中空糸であり，中空糸内腔または外腔に肝細胞を播種し，他方に培地（血漿または血液）を流す形状としている。この場合，培地流動に伴うせん断応力から肝細胞を保護でき，また，培養中に肝細胞の漏出がないといった利点を有している。特に分画分子量70〜100 kDaの中空糸を用いた場合，ヒト血漿中の補体系の通過を防止でき，免疫反応から肝細胞を保護することができる。しかし，中空糸を用いる場合は，細胞が直接培地に接触する場合と比較すると，膜による物質移動抵抗によって細胞-培地間の物質交換速度が低下するといった問題が存在する。そこで，中空糸を数種類編み込むなどして配管構造とし，酸素や栄養素の供給効率を向上させる工夫をした人工肝臓モジュールも開発されている。

そのほかには，ポリエステル不織布や多孔質体を用いたモジュールが報告されており，培地流動に伴うせん断から適度に細胞を保護しながら，細胞と培地が直接接触することで良好な物質交換を行える点が利点である。筆者らも後述するように，ポリウレタン発泡体を用いたハイブリッド型人工肝臓モジュールを開発しており，高密度に球状組織体（スフェロイド）を充てんしながら，培地流動用の細管を規則正しく開けることで十分な酸素および栄養素を供給している。不織布の問題点は，組織体形成が困難であるとともに培養に伴う細胞漏出が挙げられ，多孔質体を用いた場合においても長期培養において細胞漏出の問題が考えられる。今後さらに，酸素，栄養素の供給のみならず，細胞接着分子や機能発現を誘導する分子生物学的な因子を付与した新しい培養担体の開発が期待される。

〔2〕 現在開発中の人工肝臓モジュール

以下，現在開発が進められているいくつかの代表的なモジュールを紹介している

が，それらのモジュール形状から，(a)中空糸型モジュール，(b)中空糸規則配置型モジュール，(c)不織布充てん型モジュールに分類して示している。なお，筆者らが開発している多孔質型モジュールは次節で示す。

(a) 中空糸型モジュール（図4.9）

i) ヒト株化細胞を用いた中空糸モジュール　図4.9に示すように，アメリ

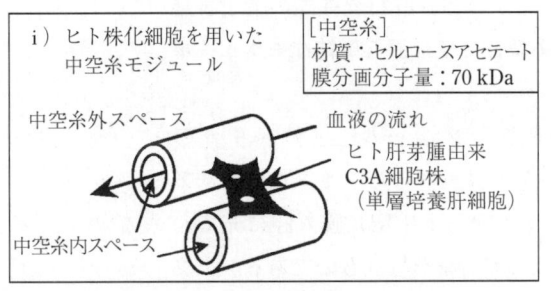

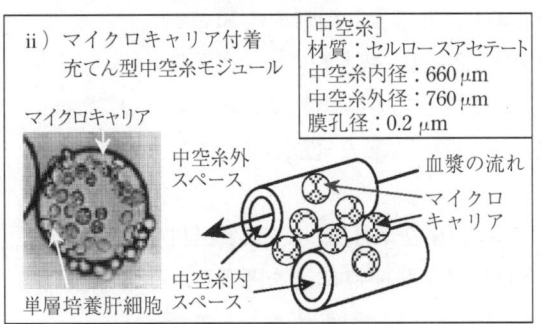

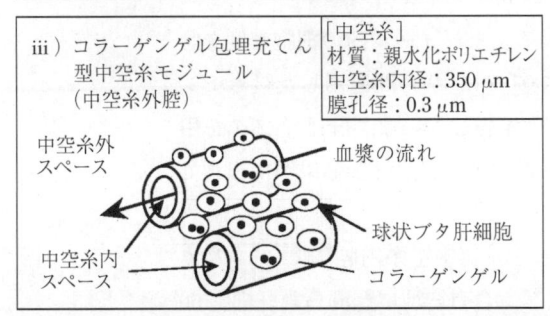

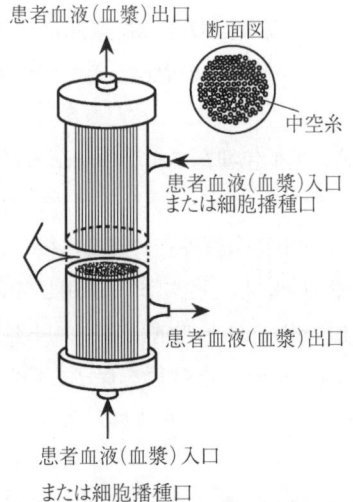

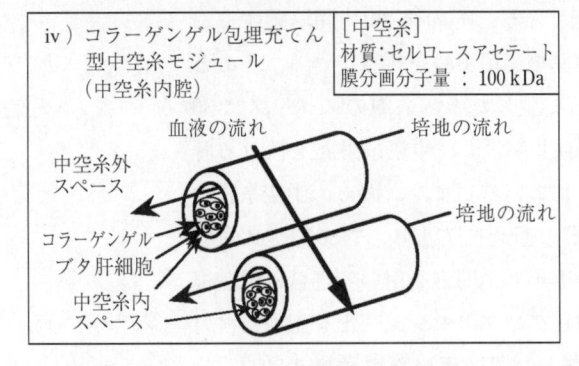

図4.9　中空糸型モジュールの概略図

カのSussman, N. L.ら[58]のモジュールは，中空糸外腔にヒト肝芽腫由来のC3A細胞株を播種し，200〜400gまで増殖させた段階で中空糸内腔に患者血液を循環させるタイプのモジュールである。彼らの用いたセルロースアセテート中空糸膜は，分画分子量が70kDaであり，補体成分のほとんどをカットし，免疫隔離できるように設計されている。また，充てん細胞量は生体の15〜30％程度である。しかし，株化細胞を用いているため，4.4節で述べたように，肝特異機能の低下または欠損が生じている可能性が考えられる。中空糸型としては最も単純なモジュールである。

　ⅱ）マイクロキャリア付着充てん型中空糸モジュール　アメリカのDemetriou, A. A.ら[23]のモジュールは，コラーゲンコートしたマイクロキャリア上に50gのブタ肝細胞を付着させ，セルロースアセテート中空糸膜外腔に充てんし，中空糸内腔を流れる血漿と物質交換させることで治療を行うものである。モジュール内細胞密度は$0.2〜0.3×10^7 cell/cm^3$程度であり，充てん肝細胞量は50gと生体の約3.3％程度である。マイクロキャリア上の肝細胞は，基本的には二次元的なmonolayerであるため，機能維持期間は短く，1本当り約6時間程度と報告しているが，現在，肝移植までの橋渡しとして最も多くの臨床試験を経験しているモジュールである。

　ⅲ）コラーゲンゲル包埋充てん型中空糸モジュール（中空糸外腔）　滋賀医科大の小玉ら[59]のモジュールは，コラーゲン含有培地にブタ肝細胞54gを懸濁し，親水化ポリエチレン中空糸膜外腔に充てん後，1時間インキュベートすることでコラーゲンをゲル化させ，肝不全ブタへ適用している。モジュール内の細胞密度を計算すると約$3×10^7 cell/cm^3$と非常に高く，肝不全ブタに12時間適用した後もモジュール内の肝細胞はviableな状態を保っていたと報告している。肝不全ブタを用いた実験においてもアンモニアや乳酸，生存時間の改善など良好な結果が得られている。

　ⅳ）コラーゲンゲル包埋充てん型中空糸モジュール（中空糸内腔）　アメリカのWei-Shou Huら[60]のモジュールは，コラーゲン含有培地に懸濁した肝細胞60gを，セルロースアセテート中空糸膜外腔に充てんし，その後20時間培養することでコラーゲンをゲル化させ，肝不全イヌへの異種適用実験を行っている。このとき，コラーゲンがゲル化し収縮することによって生じた中空糸内のスペースに30ml/hの流量で培地を供給することで，肝細胞の生存および中空糸外腔を流れる肝不全イヌ血液との物質交換を高める工夫がなされている。また，彼らの中空糸膜は分画分子量100kDaであり，補体系のほとんどの通過を防止し，ブタ細胞に対するイヌ免疫系の反応を抑制している。さらに，近年ブタ細胞を用いる場合に問題視されているレトロウイルス感染についても，同じタイプのモジュールを用いた検討が実施され，分画分子量400kDaのポリスルフォン膜を用いた場合は3日間，分画分子量70kDaのセルロースアセテート膜の場合は7日間，中空糸外腔へのウイ

ルス漏出がみられなかったと報告している[29]。

(b) 中空糸規則配置型モジュール

ⅰ) **血管網類似構造中空糸モジュール**　現在開発されているホローファイバ型モジュールは，透析器や血漿分離器をそのまま流用したものであるが，これらのモジュールでは中空糸が均一に配管されていない。そのため，中空糸外部に細胞を充てんする場合，膜表面からの物質移動距離がモジュール各部位で異なり，細胞の生存状態に局在化が生じてしまう。そのため，高密度培養条件下において肝細胞の機能を長期間維持させることが困難であるという問題があった。これに対し，筆者らは，生体内の毛細血管網を模倣した血管網類似構造体を組み込んだ人工肝臓モジュールを開発した[61]。すなわち，図 4.10 に示すように，規則的に小孔が配置されたスペーサを用い，スペーサの各小孔に中空糸を通すことで中空糸を微小間隔で規則的に配管した構造としている。また，遠心力により細胞を中空糸外腔に強制的に充てんすることで，3×10^7 cell/cm³-module の高細胞密度を達成するとともに，細胞間の接触頻度を高めることにより高機能を有する組織体の形成を誘導することを可能とした。本モジュールでは，中空糸間隔は任意に制御できるため，このような高細胞密度条件においても，細胞は良好に生存可能である。これにより，本モジュールは後述する MC-PUF モジュールと細胞当りで同等，また，装置体積当りで MC-PUF モジュールの約 3 倍もの高い肝機能発現を数か月間にわたって維持できることを実証している。現在ラットスケールのモジュールを用いた検討を行っている段階であるが，今後良好なスケールアップを達成することで，肝移植までの長期間（数週間～数か月）の橋渡しなど，より多くの症例に適用できるようになること

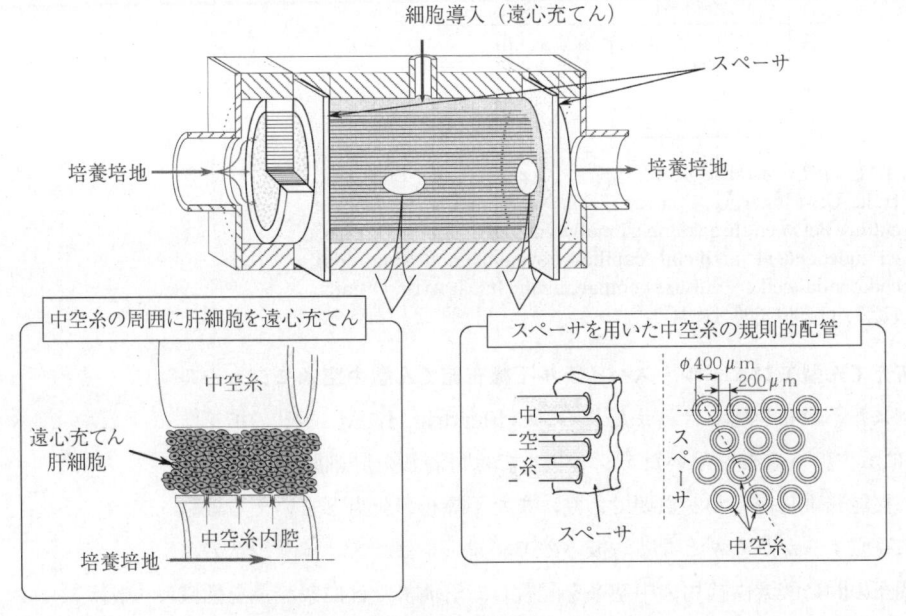

図 4.10　血管網類似構造中空糸モジュール

を期待している。

ii) 中空糸編み込み型モジュール (Woven multicompartment capillary system)　図4.11に，ドイツのGerlach, J. C. ら[62]のモジュールを示した。彼らは，中空糸材質のそれぞれの特徴を生かして4種類の中空糸膜に機能を分担し，培地の供給，排出，酸素供給，類同内皮細胞培養用として使用している。そしてこれらを4方向から三次元的に編み込み，中空糸外腔にEHSゲルをコートしてブタ肝細胞500gを充てんしている。つまり，肝細胞周辺の微小環境にはすべての中空糸が存在するように設計してあり，酸素，栄養素，非実質細胞，細胞外マトリックスとより生体に近い環境を供給している。モジュール内の肝細胞は組織体を形成し機能維持期間も数週間程度と報告されている。複雑な形状であるためコスト的な問題が考えられるものの，現在臨床試験中であり，後述するようにこれまでに良好な成績を収めている。

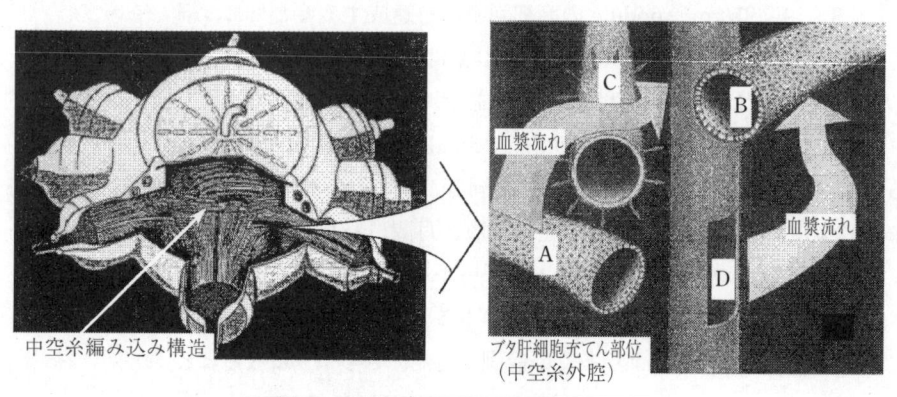

	中空糸材質	機能
A	ポリアミド	血漿流入用
B	ポリプロピレン	血漿流出用
C	シリコン	ガス交換用
D	ポリプロピレン	類洞内皮細胞培養用

図4.11　中空糸編み込み型モジュール〔Gerlach, J. C., Encke, J., Hole, O., Muller, C., Courtry, J. M., Neuhaus, P.: Hepatocyte culture between three dimensionally arranged biomatrix-coated independent artificial capillary systems and sinusoidal endothelial cell co-culture compartments, Int. J. Artif. Organs, **17**, 5, pp.301-306 (1994)〕

(c) 不織布充てん型モジュール・スパイラル不織布充てん型中空糸モジュール

つぎに，中空糸と不織布を組み合わせたドイツのFlendrig, L. M. ら[63]のモジュールを図4.12に示す。不織布を用いたモジュールでは付着した肝細胞がどのような形態をとり，機能発現し得るかが重要であり，また不織布の欠点ともいえる細胞の漏出をいかに克服するかがカギとなる。彼らのモジュールは，スパイラル状のポリエステル不織布の間に酸素供給用の中空糸を配置し，培地または血漿流量を低減して細胞漏出を極力抑えた状態で，不織布に付着した肝細胞に十分な酸素が供給で

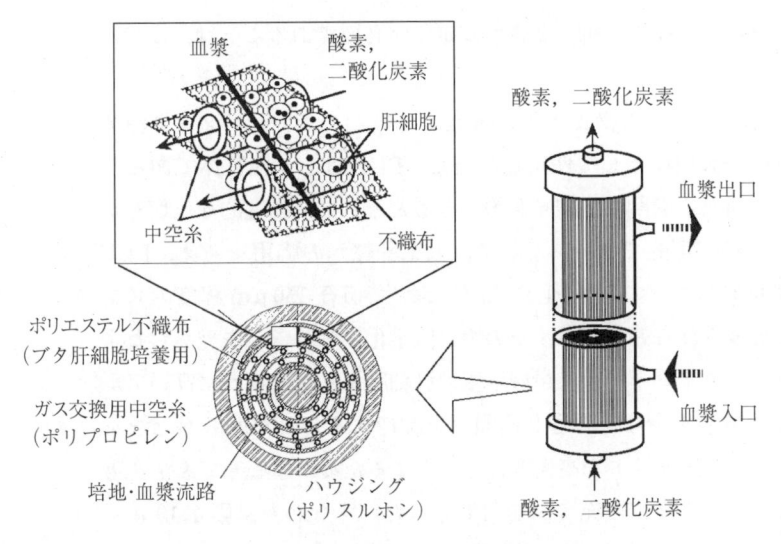

図4.12 スパイラル不織布充てん型中空糸モジュール

きるように設計しているのであろう．不織布の広い比表面積と簡便さ，そして中空糸の酸素供給能をうまく利用したモジュールといえる．これまでに合計31頭もの肝不全ブタを用いて適用試験を行っており，有意な生存時間の延長，アンモニア濃度上昇の抑制効果などを報告している[64]．

4.4.6 本節のまとめ

本節では，ハイブリッド型人工肝臓モジュールの必要条件について示した．

① 用いる細胞種としては，現在初代ブタ肝細胞が，機能面，供給面において最も有力であった．今後正常ヒト肝細胞に機能の欠損なく増殖遺伝子を導入することができれば，さらに理想的である．

② スカッフォルドには，生体適合性を有すること，組織体形成を誘導すること，適度な強度と高い比表面積をもち，培地せん断から細胞を保護できることが必要であり，さらに分子生物学的な機能を付与することが重要と考えられた．

③ モジュール設計においては，①と②を組み合わせ，肝細胞を $1 \times 10^7 \text{cell}/\text{cm}^3$ 以上の高密度に固定化すること，良好な物質交換，特に酸素供給に注意し細胞組織体の厚みを制御すること，培地流動のせん断と物質交換のバランスをとることが重要であった．

4.5 スフェロイドを用いたハイブリッド型人工肝臓の開発

4.5.1 PUF/スフェロイド培養法の確立

前述のように，球状組織体（スフェロイド）培養法は，肝細胞が組織体を形成することによって生体外でも高機能を発現できる培養法であった．しかし，人工肝臓

に応用するためには適度な粒径の制御と高密度固定化が必要であることは，すでに述べたとおりである．

筆者らは，動物細胞による有用物質生産の研究において，ポリウレタン発泡体（以下 PUF）を高密度培養担体として使用していた．PUF は，多孔質体であるために，培地流動のせん断から適度に細胞を保護できるとともに，物理的な仕切りがないため良好な物質交換が可能である．そこで，人工肝臓への応用を考え，PUFに肝細胞を播種して培養したところ，PUF 孔内において直径 150 μm 程度のスフェロイドが自発的に形成されるとともに，その場に固定化されることを発見した．この方法で形成されたスフェロイドは，単層培養の肝細胞よりもはるかに高いアルブミン合成能や尿素合成能を少なくとも 2 週間以上維持することが明らかとなった[65),66)]．さらに，このスフェロイドを高密度に充てんするために遠心充てん法を考案し，1×10^7cell/cm^3 という高密度充てんを可能とした．すなわち，図 4.13 に示すように，PUF には培地流動用の細管を三角配置で規則正しく開け，高密度のスフェロイドに十分な酸素および栄養素を供給できるように細管径やピッチ間隔，流量などを最適に制御した[67)～70)]．また PUF の孔径を 250～500 μm 程度とすることで，スフェロイド粒径をその内部の肝細胞まで生存可能な範囲に制御することに成功した．このように，PUF モジュールは，高密度培養，酸素供給，せん断力からの保護，良好な物質交換という今回挙げた条件をすべてクリアするものと考えている．しかし，多孔質体の欠点といえる細胞の漏出については完全に解決できているとはいえず，短期的には問題とならない程度であるが，1 週間以上のさらなる長期的使用を目指して，固定化方法の工夫も検討中である．

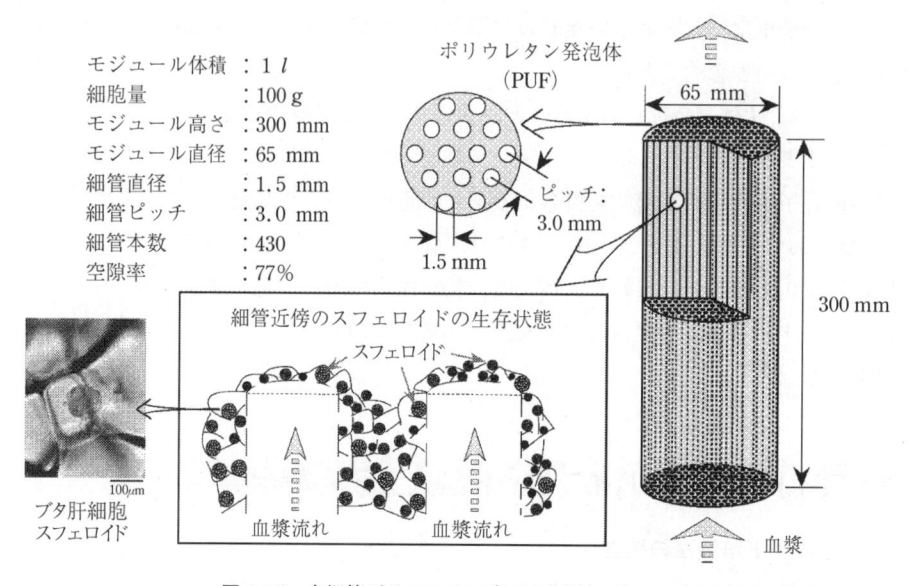

モジュール体積　：1 l
細胞量　　　　　：100 g
モジュール高さ　：300 mm
モジュール直径　：65 mm
細管直径　　　　：1.5 mm
細管ピッチ　　　：3.0 mm
細管本数　　　　：430
空隙率　　　　　：77%

図 4.13　多細管ポリウレタン充てん層型モジュール

4.5.2 人工肝臓モジュールのスケールアップの実際

ヒト臨床スケールの人工肝臓を開発するためには，まず最初にテストスケールのモジュールを用いた *in vitro* 培養実験を行い，いくつかの条件において性能を試験することで最適形状や最適培養条件を決定し，その指針に基づいて小動物から大動物実験へとスケールアップを行うのが基本である．この場合，どの指針に注目しスケールアップするかが重要となってくる．前述したモジュールのタイプに応じて，選択すべき指針は変化するものである．ここでは，先ほど紹介した多細管ポリウレタン充てん層型人工肝臓モジュールについて，筆者らの経験を基にスケールアップの一例を述べる．

図4.14に，筆者らが確立した人工肝臓モジュールのスケールアップ基準を示した．前述のように，現在人工肝臓に充てんすべき肝細胞量の目安は生体肝の約30％であり，表4.9に示すように，適用する実験動物の約30％を目標にしてそれぞ

上面図 ピッチ 3 mm
直径(D)
細管径 φ1.5 mm

最適細管内線速度(v): 60 cm/min

ブタ肝細胞の酸素消費速度(Q_{O_2}): 0.1 ppm/cm-module（条件：60 cm/minで一定）

培地流用(Q): v の維持

液流入口
入口酸素濃度($D_{O_{in}}$): 6.5 ppm

液の分散が可能な直径(D): 直径77 mmまで確認

PUF充てん層型人工肝臓モジュール

最適細胞密度(d): 1.0×10^7 cell/cm³-module

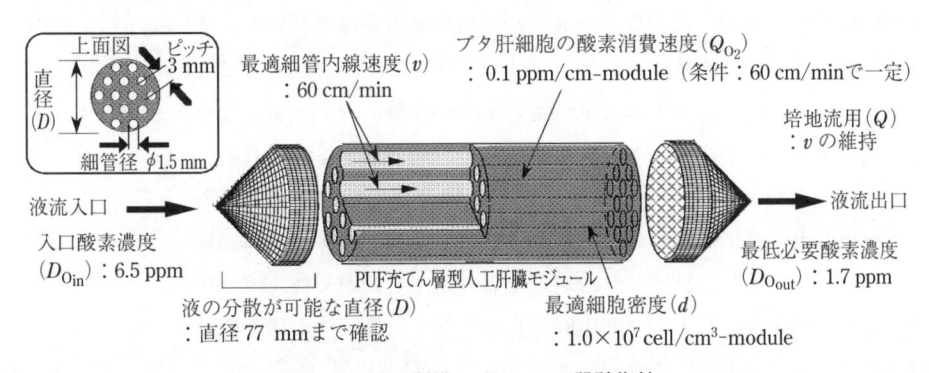

液流出口
最低必要酸素濃度($D_{O_{out}}$): 1.7 ppm

図4.14 人工肝臓モジュールの設計指針

表4.9 筆者らの研究室で用いたモジュールスケールアップの基礎量

比較項目		動物種	ヒト*	ブタ	イヌ	ラット
生体基本量		体重 (比)	70 kg (280)	25 kg (100)	15 kg (60)	0.25 kg (1)
		肝重量 (比)	1500 g (214)	500 g (71)	300 g (43)	7 g (1)
人工肝臓モジュール		細胞量 生体肝臓の約30％ (比)	500 g # (250)	200 g # (100)	100 g # (50)	2 g (1)
	モジュール	体積$	5 000 cm³	2 000 cm³	1 000 cm³	20 cm³
		直径×長さ 使用本数	7.7×20.0 cm 5本	7.7×20.0 cm 2本	5.2×18.0 cm 2本	2.0×6.0 cm 1本
		(比)	(247)	(99)	(41)	(1)

( )：ラットを基準とした比
＊：予測値
＃：ラットの値を基準として，測定の容易な体重比から算出した値
＄：装置内のスフェロイド形成に最適な細胞密度（0.1 g・cell/cm³；1.0×10^7 cell/cm³）より算出した値

れスケールアップを行っている。また，筆者らは前述のように，培地流動によるせん断から細胞を保護しつつ良好な物質交換を達成するために，多孔質材を培養担体として選択した。このような担体では，中空糸型モジュールとは違い培地流量と流動によるせん断応力，細胞密度と酸素供給に特に注意しなければならない。つまり，細胞-培養培地間の物質交換と培地流動に伴うせん断は相反するものであり，当然ながら物質交換速度を上昇させようと流量を上げ過ぎると細胞にかかるせん断力は大きくなり，結果としてモジュールの機能を低下させてしまう。また，細胞密度と酸素供給の関係も同様であり，人工肝臓としては細胞密度が高いほど性能の高いモジュールといえるが，それらの細胞に十分な酸素や栄養素を供給できなければ細胞の利用効率が低下するばかりでなく，死細胞からの漏出物によって周囲の細胞に悪影響を及ぼし，やはりモジュール全体の機能は低下する。したがって，スケールアップする際には，このような，最適値の存在する重要な因子を見極め，テストスケールで培養実験を行うことで，最適なモジュール形状や培養条件を決定し，その局所的な最適環境を維持したままスケールアップするのがよい。また，ここでもう一つの重要な因子として，モジュールの容量が数百 ml から数 l スケールとなる場合に，局所的な最適条件だけでなく，モジュール全体の流動状態が挙げられる。つまり，モジュール円筒直径が大きくなると半径方向に偏流が生じやすくなるため，モジュール入口部と出口部に何らかの液分散部を設置してモジュール全体に均一に培地を供給できる形状としなければならない。筆者らは，このために，ガラスビーズを充てんした分散部を作製しトレーサ実験を行うことで分散可能な最大直径を求め，その範囲内でモジュール形状を決定している。

　実際には，テスト用モジュール（ラット用）として直径 2.0 cm，高さ 6.0 cm の円柱状 PUF に培地流動用の細管を三角配置で多数開けた人工肝臓モジュールを作製し，まずラット肝細胞を用いて試験を行った。その結果，最適細胞密度は $0.8〜1×10^7 \mathrm{cell/cm^3}$-PUF，最適細管径-ピッチは 1.5〜3.0 mm，最適培地流量は 60〜80 cm/min であった。またトレーサ実験では，分散可能な最大モジュール直径は 77 mm と求められた。これらをスケールアップ基準として，体重にして約 60 倍のイヌスケールのモジュールや約 100 倍のブタスケールのモジュールへと人工肝臓モジュールのスケールアップを行い，機能評価によって良好なスケールアップを確認している。

4.5.3　体外循環システム
〔1〕　体外循環システムの基本構成

　ハイブリッド型人工肝臓を構成する体外循環システムは，血液浄化システムを基本概念としたもの（血液灌流型）と血漿交換などの血漿浄化システムを基本概念としたもの（血漿灌流型）に大別される[71]。前者は，生体から引き出した血液が循環する 1 ループの回路内に人工肝臓モジュールを組み込んだものであり，血液と肝細

胞は膜を介して直接物質交換を行う．一方，後者は，血漿分離器を介した2ループの回路から構成され，生体の血液が灌流する生体側回路と，血漿分離器により血液から分離された血漿が人工肝臓モジュールを組み込んだ回路内を循環する人工肝臓モジュール側回路よりなる．**図4.15**に両システムの概念図を，**表4.10**にその特徴を示す．

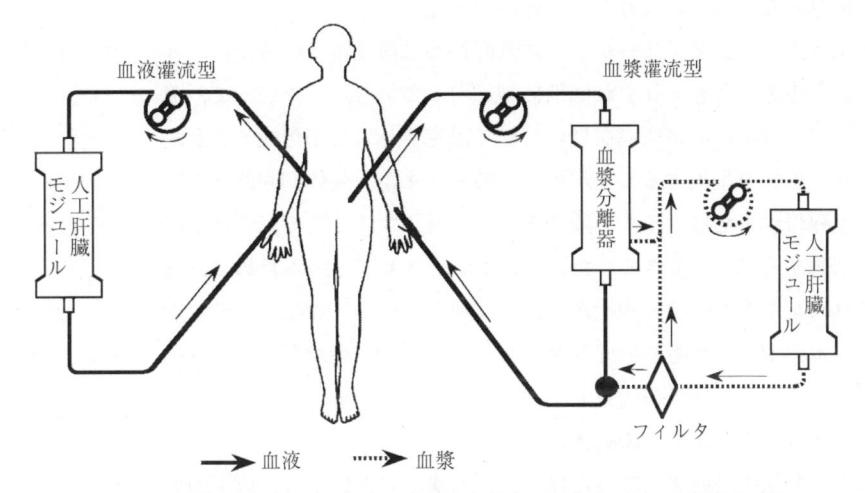

図4.15 体外循環システムの概念とその基本構成〔阿岸鉄三編：血漿浄化療法，p.57, 医学書院（1996）〕

表4.10 血液灌流型と血漿灌流型システムの比較

比較項目	血液灌流型	血漿灌流型
システム構造	1ループ	2ループ
治療効果の伝達	モジュールから血液に直接伝達可能	モジュールは血漿分離器を介して伝達
血液ホールドアップ	極力抑える必要あり（数百 ml）	市販の回路
血漿ホールドアップ	—	数百 ml〜数 l
制御関係	人工肝臓モジュールと生体側回路を個別に制御することは困難	生体側，人工肝臓モジュール側を個別に制御できる
血栓形成など	モジュール内部で血栓形成が頻繁に起こる危険性（肝細胞の生産する凝固因子のため）	血漿分離膜圧などによるモニターと抗凝固剤による制御が可能
免疫反応およびウィルス感染防止	モジュールに使用する膜に導入が必要	生体側，人工肝臓モジュール側回路間に設置可能

　血液灌流型は，直接物質交換を行うためより人工肝臓の機能を生体に反映しやすい利点が挙げられる．さらに，血漿灌流型に比べ，生体にとって異物である人工材料と血液や血漿が接触する面積が少なく，接触時間も短いという利点ももつ．ただし，モジュール容積が大きいと患者血液を生体外に多く引き出すこととなり，生体への負担が大きくなる．そのため，ホールドアップの小さいコンパクトなモジュールを開発する必要がある．また，人工肝臓モジュール内の肝細胞が産生する血液凝

固因子により，モジュール内で赤血球，血小板を含む巨大血栓を形成する危険性が高いことも挙げられる。さらに，前述のように免疫やウイルスの問題を考慮した場合，モジュールには分画分子量 100 kDa 以下の中空糸膜を使用する必要があると考えられ，そのため物質交換が悪化し，モジュール内肝細胞の生存が困難となることで，逆に治療効果が反映されない可能性も考えられる。したがって，血液灌流型ではこれらの点に留意したシステム設計を行う必要がある。

一方，血漿灌流型は人工肝臓モジュールと生体側回路が分離されているため，人工肝臓モジュール側と生体側とをそれぞれ個別に制御可能である。したがって，流量や酸素濃度などモジュールの最適環境を見いだして設定することが可能であり，より幅広くモジュール担体を選択することが可能である。また，生体側回路と人工肝臓側回路間に免疫隔離膜またはウイルス通過防止膜を導入することで，これらの危険性をある程度回避することができる。ただし，2 ループとしているために，回路がより複雑であり，また人工肝臓の機能が生体に反映されにくくなるという欠点なども考えられる。本稿では，筆者らの経験をふまえて，特に血漿灌流型の体外循環システムについてポイントと独自の改良点を述べる。

〔2〕 血漿灌流型体外循環システムの構築

ハイブリッド型人工肝臓を構成する体外循環システム構築においては，以下の五つの項目がポイントとなる。

（a） **生体への体外循環負荷を考慮した生体側回路の構築**　体外循環による各臓器への影響を極力抑え，特に循環不全の発生を回避することがまず重要である。このためには，血液循環回路内の血液量や血液流量，適用時間などを適切な範囲に設定しなければならないが，これには現在肝不全患者に一般的に施行されている血漿交換療法の条件が一つの指標となり，また海外における人工肝臓の臨床試験方法も指標とすることができる。

前者を参考にすると，生体側回路の血液量については，一般的には全血液量の 10％以下の容量であれば生体への負荷が小さく，体外循環操作が可能であると考えられている。また，その流量に関しては，成人で約 80〜150 ml/min 以下とすることで少ない心負荷により体外循環を施行できるとされている。

（b） **人工肝臓モジュールが高い肝機能を発現できる人工肝臓モジュール側回路の構築**　人工肝臓モジュールの機能を体外循環回路内において十分に発現させるためには，人工肝臓モジュール側の酸素や温度，pH，流量など最適条件に維持する必要がある。このため，筆者らは，回路内に高いガス交換能を有する人工肺を導入し，酸素および二酸化炭素をマスフローコントローラを介して供給することによって，酸素濃度および pH を PID 制御している。ただし，高酸素または高二酸化炭素濃度の環境は肝細胞に対して障害を与えることが報告されており[56),72)]，生体に悪影響を与えかねないため制御状態についてはモニタリングするとともに，十分な注意が必要である。二酸化炭素で pH を制御する機構については血漿中の炭酸緩

衝系 $H^+ + HCO_3^- \Leftrightarrow H_2O + CO_2$ の化学平衡を利用している．温度に関しては，回路内にステンレスフィン型熱交換器を組み込み，熱交換水を還流することで一定に維持できる系としている．

（c） 人工肝臓モジュールの性能を良好に反映しうる血漿交換システムの構築

体外循環回路内において人工肝臓モジュールが高い機能を十分に発揮できたとしても，生体内の有害物質が十分に人工肝臓モジュール側回路へと伝達され，また浄化後に生体側へと再び伝達されなければ，治療効果を発揮することはできない．血液はその約45％が血球成分であるために，これまでのシステムでは，2ループの回路間の血漿交換流量（図4.16の Q_f と Q_r）は，生体から抜き出すことのできる血液流量 Q_b の約30％と制限されていた．これに対して筆者の研究室では，両回路間の物質交換能向上の工夫として，透析技術で用いられる前希釈方式を参考にし

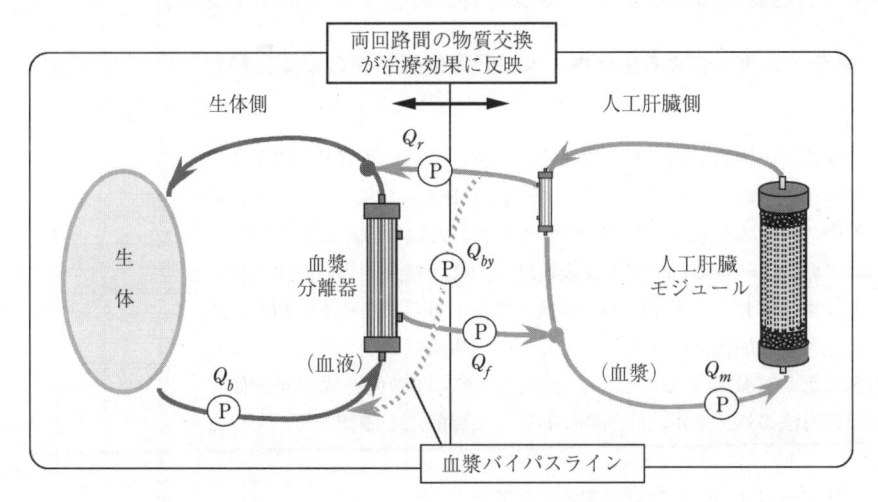

図4.16 血漿バイパスラインを導入した回路図

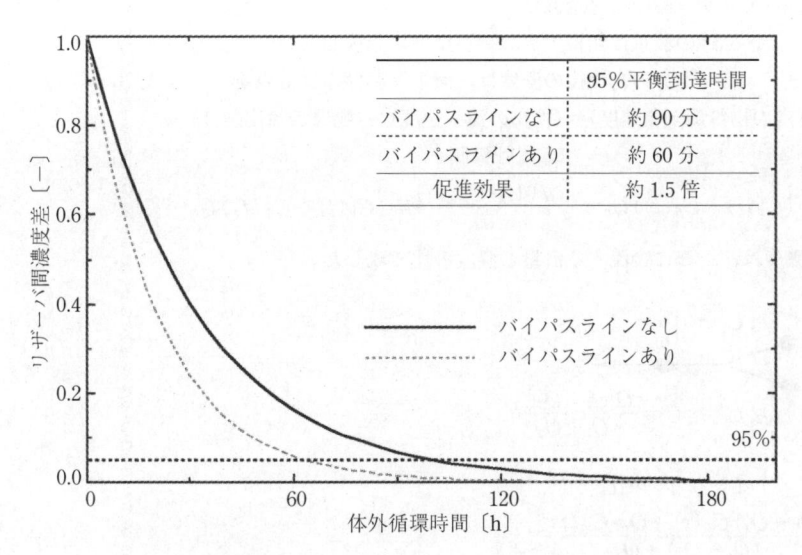

図4.17 血漿バイパスライン導入による物質移動促進効果

	95％平衡到達時間
バイパスラインなし	約90分
バイパスラインあり	約60分
促進効果	約1.5倍

て，血漿バイパスラインを新たに導入することを考案し（図4.16，流量 Q_{by}），基礎実験および数値解析によりその効果を確認した[73]。ここでは詳細については省略するが（ノート参照），血漿バイパスラインを導入しないシステムに比べ，両回路間の物質交換速度は約1.5倍向上した（**図4.17**）。本結果は，循環動態が不安定となる肝不全患者の治療で体外血液流量 Q_b を低下せざるを得ない状況において，Q_b を通常の2/3に低下させても同等の治療効果が得られることを示すものであり，臨床上意義のあるシステムと考えている。

（d） 患者の全身状態のモニタリングと制御システムの導入 体外循環中は患者の全身状態をつねに監視しておく必要があるが，肝不全患者の場合，心拍数や血圧などの通常のバイタルサインに加えて，特に出血に注意する必要がある。これ

ノート

血漿バイパスライン導入による生体側・人工肝臓側回路間の物質交換能向上の評価

血漿バイパスラインの増設の効果を評価するにあたって，ハイブリッド型人工肝臓補助システムを以下のようにモデル化した（**図4.18**）。このシステムは，体重25 kgの肝不全ブタに200 gのブタ肝細胞を適用する実験を想定したものであるが，原理的にどのスケールで行っても交換速度は同様の結果が得られると考えられる。システムは生体および人工肝臓の容積に相当するリザーバを設置し，生体側リザーバに色素を添加後，両リザーバにおける色素濃度の変化を血漿バイパスラインの有無において比較することによって，物質交換の促進効果を評価した。ここでは計算方法のみ示すが，同条件において実験的にも確認を行っている（**表4.11**）。

計算方法：両リザーバについて物質収支式を立てた

〈仮定〉・リザーバ内は完全混合
・回路の液量は無視でき，物質交換に影響しない
・各ラインの合流後の濃度は，流量と濃度の比で表記

（リザーバ内の物質量変化速度）＝（物質の流入速度）－（物質の流出速度）

生体側　　　　　　　　　　　　　人工肝臓側

$$\frac{d(V_b \cdot C_b(t))}{dt} = (C_x(t) - C_b(t))Q_b \qquad \frac{d(V_m \cdot C_m(t))}{d_t} = (C_y(t) - C_m(t))Q_m$$

ライン内の液濃度は，そこに合流する流量と濃度の比で表した。

Q_1, C_1
Q_2, C_2 　C_3
$$C_3 = \frac{Q_1 C_1 + Q_2 C_2}{Q_1 + Q_2}$$

① 血漿バイパスラインなしの場合

$$C_x(t) = \frac{(Q_b - Q_f)C_b(t) + Q_r \cdot C_m(t)}{(Q_b - Q_f) + Q_r}$$

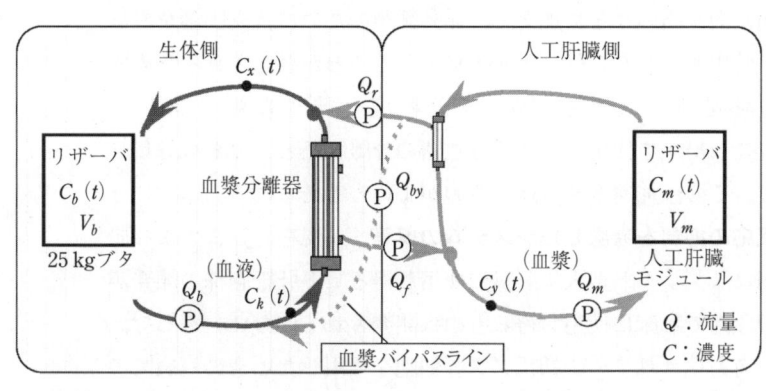

4.5 スフェロイドを用いたハイブリッド型人工肝臓の開発

$Q_b(t)$：生体側リザーバ内色素濃度
$C_m(t)$：人工肝臓側リザーバ内色素濃度
$C_k(t)$：生体側回路内血液引出し側色素濃度
$C_x(t)$：生体側回路内血液戻し側色素濃度
$C_y(t)$：人工肝臓側回路内色素濃度

Q_b：脱血流量
Q_m：人工肝臓側回路内液流量
Q_f：血漿分離流量
Q_r：血漿戻し流量
Q_{by}：血漿バイパス流量

回路間物質交換の制限
・脱血流量 Q_b：脱血流量が大きいと生体に心臓負荷がかかるため
　　　　　　　成人で Q_b は 80～150 ml/min が最大
・血漿分離流量 Q_f：血液成分の 45% は固形成分であるため
　　　　　　　　Q_f は血液流量(Q_b)の約 30% が最大

図 4.18 ハイブリッド型人工肝臓補助システム (HALSS)

表 4.11 各ポンプ流量(体重 25 kg のブタ適用実験の値)

	Q_b (ml/min)	Q_f (ml/min)	Q_r (ml/min)	Q_{by} (ml/min)	Q_m (ml/min)
通常の体外循環回路	80	27*	27	0	460
血漿バイパスラインあり	80	60*	20	40*	460

＊血球の崩壊しない最大値

$$C_y(t) = \frac{Q_f \cdot C_b(t) + (Q_m - Q_r) C_m(t)}{Q_f + (Q_m - Q_r)}$$

② 血漿バイパスラインありの場合

$$C_k(t) = \frac{Q_{by} \cdot C_m(t) + Q_b \cdot C_b(t)}{Q_{by} + Q_b}$$

$$C_x(t) = \frac{Q_b \cdot C_b(t) + Q_{by} \cdot C_m(t) - Q_f \cdot C_k(t) + Q_r \cdot C_m(t)}{(Q_b + Q_{by} - Q_f) + Q_r}$$

$$C_y(t) = \frac{Q_f \cdot C_k(t) + (Q_m - Q_r - Q_{by}) C_m(t)}{Q_f + (Q_m - Q_r - Q_{by})}$$

計算結果のグラフは本文中 (図 4.17) に示した．この計算により，血漿バイパスラインを導入することで，物質交換速度は約 1.6 倍促進されることがわかった．また，本稿では示していないが，この計算条件と同様の流動実験でも約 1.5 倍の促進効果が得られることを確かめている．

は，肝不全により出血傾向が高いことに加えて，体外循環のために抗凝固剤を投与することにより，消化管出血などを合併し予後不良となることが懸念されるためである．そのため，抗凝固剤には半減期が約8分程度と非常に短いフサン（nafamostat mesilate：NM）を使用し，血漿分離器の分離膜圧とプロトロンビン時間などを参考にして，その添加速度を調節するのがよいと考えられる．

（e）異種間免疫反応の抑制を考慮したシステムの構築　現在，さまざまな研究者によりヒト臨床用ハイブリッド型人工肝臓に使用し得るヒト肝細胞株の開発が試みられているが，現段階で臨床に使用し得るものは開発されていない．そこで，ここでは，現段階で最有力視されている初代ブタ肝細胞を利用した場合について考える．

血漿灌流型では，初代ブタ肝細胞とヒト免疫担当細胞とは隔離されるが，液性免疫反応による傷害が問題となる．内野らは，103名の健常人のうち，7名（約7％）の血清が初代ブタ肝細胞に傷害を与え，その本態がIgM抗体であることを示した[74]．筆者らも，健常人20名の血清中で初代ブタ肝細胞を培養し，IgM陽性は同様に5％程度（1名）であることを確認するとともに，補体系C3Aの免疫染色において全例陽性（100％）であることを実験的に証明した．この結果は，初代ブタ肝細胞を用いる際には抗体検査を行い，自然抗体の有無をチェックする必要があること，さらに抗体陰性の場合でも，つねに補体系を除去あるいは抑制する必要があ

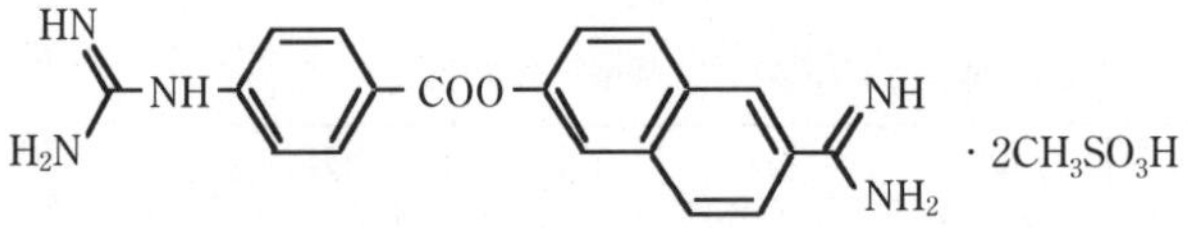

・プロテアーゼインヒビター
・血液抗凝固剤

図4.19　フサン（NM）の構造式

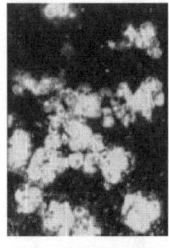

（a）FICTC標識ヒトC3抗体のよる初代ブタ肝細胞の免疫染色

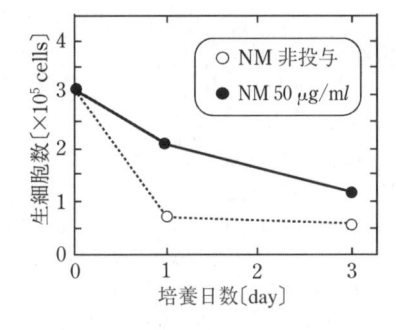

（b）各種ヒト血清中で培養中の初代ブタ肝細胞の生細胞数の変化

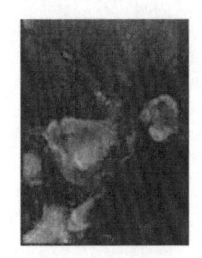

図4.20　フサン（NM）によるヒト-ブタ間液性免疫反応の抑制効果〔Hasegawa, H., Shimada, M., Gion, T., Ijima, H., Nakazawa, K., Funatsu, K., Sugimachi, K.：Modulation of Immunologic Reactions Between Cultured Porcine Hepatocytes and Human Sera, ASAIO., **45**, 5, pp.392-396 (1999)〕

ることを示すものである．筆者らは，前述したように抗凝固剤として広く臨床で用いられており，補体活性の抑制効果も報告されているフサン（**図4.19**）を用いることで，ヒト補体系Ｃ３Ａのブタ肝細胞への沈着を抑制でき，さらに細胞の生存を有意に維持できることを実証している（**図4.20**）[75]．

4.5.4 本節のまとめ

本節では，筆者らの開発しているPUF/スフェロイド充てん型人工肝臓を紹介し，モジュールのスケールアップや体外循環回路構築の考え方について以下の項目を解説した．

① 今回示したモジュール設計における重要なポイント，すなわちスカッフォルドの生体適合性，高密度培養，良好な物質交換，培地せん断からの細胞の保護，組織体粒径の制御を満足するものとして，筆者らが開発を進めている人工肝臓モジュールを具体例として示した．

② モジュールのスケールアップには，テストスケールの培養試験を行いモジュールの基本構造に応じた局所的な最適条件（細胞密度や培地流量など）を見いだしたうえで，それらの条件を一定に保ち，モジュール全体の流動状態に注意しつつスケールアップするのがよい．

③ 体外循環システムの構築では，まず生体への体外循環負荷を考慮して，脱血量は全血液量の10％以下，脱血流量は80～150 ml/minとすること，そして，人工肝臓が本来の機能を発現できるように酸素濃度，pH，温度などを最適に制御できるシステムが必要である．また本節では，人工肝臓の機能を生体に十分に伝達するために筆者らが考案した血漿バイパスラインを紹介し，交換速度を約1.5倍増加させることができることを示した．そのほか，患者全身状態のモニタリングシステムや免疫抑制システムの導入方法の一例を紹介した．

本稿では示していないが，以上により構築した筆者らの人工肝臓補助システムを肝不全ブタに適用することで，血中アンモニアの上昇抑制，血糖値の維持効果，腎機能維持への効果，生存時間の延長など，有意な治療効果が得られている．

4.6 ハイブリッド型人工肝臓のヒト臨床への適用例

現在，ハイブリッド型人工肝臓を用いて試験的に臨床使用している研究グループを，**表4.12**に示した．これらのモジュール形状については，すでに4.4.5項で詳しく紹介している．

まず，米国Demetriouらは，約50gのデキストランマイクロキャリア付着ブタ肝細胞を充てんしたホローファイバー型モジュールと，活性炭吸着カラムを組み合わせたものを54例の肝不全患者に適用し，自己肝回復例1例を除き肝移植により救命率78％の成績を収めている．適用患者数は最多であるが，モジュール内の細

表 4.12 臨床試験中のハイブリッド型人工肝臓との比較

	臨床試験中			倫理委員会申請中
研究グループ	Sussman, N. L.ら	Demetriou, A. A.ら	Gerlach, J. C.ら	九大グループ
使用細胞	ヒト肝芽腫由来細胞株	初代ブタ肝細胞	初代ブタ肝細胞	初代ブタ肝細胞
細胞量	200〜400 g	50 g	平均 500 g	200 g
細胞形態	単一,単層培養肝細胞	単層培養肝細胞	組織化細胞	スフェロイド
モジュール	Hollow fiber 型	Hollow fiber (charcoal カラムを導入)	Woven multicompartment capillary system	多細管 PUF 充てん層型
膜分画サイズ	M. W. 70kDa	0.2 μm	—	
適用症例数	23	54	8	—
全生存数	10 (43 %)	42 (78 %)	8 (100 %)	
移植後生存	3	34	8	
平均適用時間	53 時間	14 時間(2.3 日)	—	
1モジュールの平均使用時間	16 時間(連続)	6 時間/日(間欠)	—	
最長適用時間	144 時間 (モジュール8本使用)	30 時間/5 日 (モジュール5本使用)	40 時間 (モジュール1本使用)	少なくとも 72 時間 (ヒト肝不全血漿実験)

胞量が少なく，またモジュール内の細胞は単層状態であるために，モジュール1本当りの機能維持期間が6時間程度と短いことから，その使用には限界があると考えられる．

米国 Sussman らは，ホローファイバー型モジュールの中空糸外腔にヒト肝芽腫由来細胞株 200〜400 g を充てんし，23 例の急性肝不全患者に適用して，救命率 43 ％ の成績を収めている．細胞量としては十分量を使用していると考えられるが，株化細胞を用いているために十分な肝機能を補助できていないことが懸念される．

ドイツの Gerlach らは，中空糸編み込み型モジュールに平均 500 g のブタ肝細胞を充てんして再組織化させ，8 例の急性肝不全患者に最長 40 時間適用することで，その後の肝移植により全例を救命している．彼らは，肝細胞を組織化させて使用しているため数週間の高い肝機能維持が可能であり，モジュール内細胞分布やコスト面には多少の不安を感じるものの，今後の適用症例数の増加を見守りたい．

以上のように，海外におけるハイブリッド型人工肝臓開発は中空糸を用いた研究が主流であり，肝移植までのブリッジユースとしてではあるが，ハイブリッド型人工肝臓の有効性を実証しているといえる．ただし，わが国ではさらにドナー不足の問題は深刻であり，より長期の肝機能補助が可能な人工肝臓を開発する必要がある．前述のように，筆者らも，ポリウレタン発泡体を用いてこれまでのものよりより長期機能維持の可能な人工肝臓を独自に開発し，ヒト臨床適用のために学内倫理委員会に申請中である．

4.7 おわりに

　本章では，人工肝臓開発の変遷から最近の成績までを大まかに紹介した。人工肝臓の開発は開始からすでに40年以上経過しているが，肝機能の複雑さのためか，他の人工臓器である人工心臓や人工腎臓に比べ開発が遅れているように思われる。開発当初は人工物のみによる機械的な装置であったものが，現在では生体組織を利用した代謝型へと発展し，確かにその治療効果を実証しつつある。しかし，前述した海外の臨床試験においても，現行の人工肝臓は肝移植までの短期的な橋渡しが目標となっており，患者肝を強力に再生へと導き救命するものには至っていない。

　ところで，近年，遺伝子工学の急速な発展とともに，異種移植を目的として補体抑制遺伝子を導入したトランスジェニックブタが作出され，ドナー不足を解消できる画期的な技術として期待されている。確かに，心臓や腎臓のような回復の見込みのない臓器は，このような異種の臓器や人工的な臓器によって置き換え，救命する必要がある。しかし，幸いにも肝臓は自己再生が可能な唯一の臓器であり，病因を取り除くとともに患者肝の再生を強力に誘発できる肝補助装置の開発が最も適切である。

　筆者らの開発した人工肝臓が，患者肝の再生にどれほど有効であるかは今のところ不明であるが，これからも細胞組織工学（tissue engineering）や，分子生物学的機能を付与した材料開発，化学工学的設計を組み合わせて，より強力な人工肝臓開発を目指す必要がある。

5 人工膵臓

5.1 はじめに

　グルコース（ぶどう糖）は血液中に60～120 mg/dl存在し，生命にとって重要なエネルギー源である単糖類である。血糖値が増大すると，尿中に溶出し，糖尿病といわれる。糖尿病は，あらゆる発展段階にある人間社会に影響を及ぼす一つの共通の社会的および健康上の問題であり，世界中で少なくとも3 000万人以上の糖尿病患者がおり，しかも人口の老齢化，食生活の改善により，現在急速に増加し続けている。日本の潜在的な糖尿病患者数は600万人以上といわれており，また直接の死亡順位において糖尿病は第11位に位置しているが，第2位の脳血管疾患，第3位の心疾患，第8位の高血圧性疾患の危険因子として糖尿病性大血管障害が大きく関与している。糖尿病性細小血管合併症のうち，糖尿病性網膜症は，先進国では後天性盲目の原因の第1位に浮上している[1]。

5.2　糖尿病の分類

5.2.1　インスリン依存型糖尿病（I型糖尿病）

　血糖調節ホルモンであるインスリンをつくり出す膵β細胞が，ウィルス感染や自己免疫反応などで広範に破壊されるため発症する糖尿病を，インスリン依存型糖尿病（IDDM：insulin-dependent diabetes mellitus）という。膵臓のインスリン分泌の機能が壊れるため，摂取したブドウ糖をエネルギー源として利用することができなくなり，急激な代謝異常（高血糖，尿糖）をみる。また同時に，タンパク質，脂肪代謝も障害され，体重が減少し，放置すれば短期間のうちにケトン性昏睡に陥り死亡する。このように絶対的にインスリンが不足し，毎日インスリンを投与しなければ著しい代謝障害を生じて，生命にかかわる糖尿病が，インスリン依存型糖尿病である。この種の糖床病は全糖尿病患者の約10～15％を占め，若年者に多く，一般に遺伝関係は少ないとされている[2]。

5.2.2　インスリン非依存型糖尿病（II型糖尿病）

　インスリン非依存型糖尿病（NIDDM：non insulin-dependent diabetes mellitus）

は，30歳以上の成人によくみられ，全糖尿病患者の約80％を占める。インスリン非依存型糖尿病では，ある程度膵臓のインスリン分泌機能があるため発症もゆるやかで，必ずしもインスリン注射を必要としない。遺伝素因が原因とされているが，過食，肥満，ストレスなどの後天的な環境因子がその発症に重要な影響を及ぼすと考えられている。期間が長びくと，網膜症，腎症，神経症などの糖尿病性細小血管症と動脈硬化を中心とした大血管症といった血管合併症をもたらす。治療は，通常，食事摂法，経口血糖降下剤の投与によるが，それでもなお血糖コントロールが難しい場合には，インスリンが用いられることもある。

5.3 膵島

膵島（pancreatic islet, Langerhans islet）は，膵外分泌腺の間に点在する内分泌細胞の集団で，ヒトでは200 000〜1 800 000個の島がある。また，血管に富み，自律神経が入りこんでいる。膵島はインスリンを分泌するβ細胞，グルカゴンを分泌するα細胞，ソマトスタチンを含有するδ細胞，および膵ポリペプチドを分泌する細胞よりなる。膵を切除すると糖尿病が発症する。これは，インスリンが唯一の血糖降下作用を有するホルモンであり，インスリン分泌細胞が膵にしか存在しないためである。β細胞は膵島の中心部に存在し，その60〜80％を占める。α細胞はインシュリンの拮抗体であるグルカゴンを分泌し，主として島の周辺部に位置して約20〜30％を占める。δ細胞はソマトスタチンを含有しα細胞とβ細胞の間に位置して約8％前後を占める。ソマトスタチンは，インスリンおよびグルカゴンの両方の分泌を抑制するので，その位置からパラクリン作用を営んでいると考えられる。膵ポリペプチドを分泌する細胞は，島のみでなく島外の膵外分泌細胞の間にも存在する。膵ポリペプチドは36個のアミノ酸からなり，その作用はパンクレオチミン，コレシストキニンに拮抗するので，胆嚢の収縮や膵液の分泌を抑制すると考えられている[3]。

5.3.1 人工膵臓

従来，糖尿病治療には，注射などにより定期的にインスリンを体内に注入してきたが，この方法では血糖値を正常人のように一定範囲内に抑えることができず，また，インスリンの必要量も正常人よりはるかに多くなるため，長期的にこの治療を行った場合，合併症を起こす。ゆえに，人工膵臓（artificial pancrea）はこれらの欠点を改善すべく開発されたものであり，その対象はインスリン依存型糖尿病の患者である。人工膵臓システムには生物学的または生物を利用した人工膵臓と機械的人工膵臓があり[4]，前者はハイブリッド型が，後者はグルコースセンサを用いたものがおもに知られている。図5.1に，膵α，β両細胞とその機能を置換する人工膵β細胞，人工膵島システムの対応関係を示す。

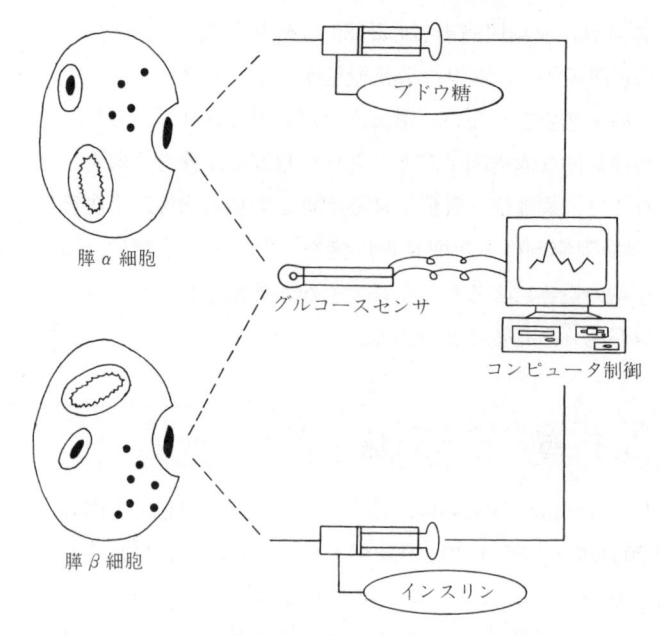

図5.1 膵 α, β 細胞とその機能を代替する人工膵臓システム

5.3.2 ハイブリッド型人工膵臓

ハイブリッド型人工膵臓とは，膵ランゲルハンス島（ラ島：膵島）を半透膜に包み，患者の免疫系から隔離し，拒絶反応を受けないようにしてから移植する試みである。同種移植においては最大350日以上の生着が確認されているが，異種移植においては良好な結果が得られていないのが現状である。異種動物のラ島をハイブリッド製人工膵臓に用いることができれば，ドナーの不足の心配がなくなり，その適用は格段に広がることが期待されている[5),6)]。

5.3.3 グルコースセンサを用いた人工膵臓

血糖検出部門とインスリン注入部門，それらを結び付ける制御部門からなる人工膵臓を閉ループ式人工膵臓という。二重内腔カテーテルにより採血された血液は，外套内でヘパリンを混合，凝血を阻止した後，グルコースセンサのチャンバーに送液され，血糖測定に要した時間遅れを補正した後，インスリンおよびグルカゴン（またはグルコース）注入アルゴリズムにより，それぞれの適正量を注入するための出力信号に変換される。この出力信号で，それぞれのポンプを駆動し，インスリンまたはグルカゴン（グルコース）の必要量を体内に注入するシステムになっている[7)]。

現状では，血糖測定部門としてのセンサが長期間の使用に耐えられない。血管内または皮下組織中に埋め込んでも長期間使用可能なセンサの開発が望まれている。

5.4 グルコースセンサの基礎原理

酵素センサは，基質に特異的に作用する固定化酵素の部分と，酵素反応によって消費あるいは生成する物質の濃度変化をとらえる電気化学デバイスから構成されている。酵素は，固定化されることにより，溶液状態に比べ安定になり，長期に活性が維持される。酵素センサの最初のアイデアは，1962年ClarkとLyons[8]の酵素電極（enzyme electrode）に始まる。1967年に，UpdikeとHicks[9]がグルコース酸化酵素をポリアクリルアミドゲルで固定化した酵素膜と白金酸素電極からなる酵素センサを作製した。以後，臨床計測用を中心として実用化センサの開発が行われている。近年は，人工膵臓システムのための皮下組織内埋込み型および血液直接接触型のセンサの開発が進められている。

5.4.1 酵素反応と電気化学計測

〔1〕 グルコースオキシダーゼ酵素反応

グルコースオキシダーゼ（GOD）は，単純タンパク質ではなく，1分子のGODに対し2分子のFAD（フラビン アデニン ジヌクレオチド）をもつ複合タンパク質である。グルコースとの反応で，還元型FADを生じ，酸素が存在するとFAD再生反応で過酸化水素を生成する。

$$C_6H_{12}O_6 + GOD(FAD) \rightarrow C_6H_{10}O_6 + GOD((FAD)H_2) \tag{5.1}$$

$$O_2 + GOD((FAD)H_2) \rightarrow H_2O_2 + GOD(FAD) \tag{5.2}$$

簡単な記述では，以下のようになる。過酸化水素とグルコノラクトン $C_6H_{10}O_6$ を生成し，さらに加水分解されグルコン酸 $C_6H_{12}O_7$ を生成する[10]。

$$C_6H_{12}O_6 + O_2 \xrightarrow{GOD} C_6H_{10}O_6 + H_2O_2 \tag{5.3}$$

$$C_6H_{10}O_6 + H_2O \underset{k_{2b}}{\overset{k_{2f}}{\rightleftarrows}} C_6H_{12}O_7 \tag{5.4}$$

グルコン酸は，酸解離し水素イオンを生成する。

$$C_6H_{12}O_7 \underset{k_{3b}}{\overset{k_{3f}}{\rightleftarrows}} C_6H_{11}O_7^- + H^+ \tag{5.5}$$

GOD活性の測定は，消費された酸素量，生成する H_2O_2 濃度の測定，またはグルコン酸の中和滴定により決定される。GOD活性は，溶液環境により変化する。pH 5.6付近が最も活性が高く，それを頂点にして活性が低下し，318 K以上では変成する。

〔2〕 電気化学計測

酵素電極は，酵素反応での反応物または生成物の濃度変化を，電位変化または電極反応速度（すなわち電流）変化として計測する。前者をポテンショメトリックセンサ，後者をアンペロメトリックセンサと呼称する。グルコースセンサでは，酸素消費量を検出する酸素電極方式と過酸化水素生成量を検出する過酸化水素電極方式

がある。酸素の電解還元反応は，次式で与えられる。

$$O_2 + 4H^+ + 4e^- \longrightarrow 2H_2O \tag{5.6}$$

白金電極を用いた酸素の電解還元の電流-電位曲線では，$-0.3V \sim -0.8V$ 対 Ag/AgCl で限界電流を示す。一方，過酸化水素の電解酸化反応は，次式で与えられる。

$$H_2O_2 \longrightarrow 2H^+ + O_2 + 2e^- \tag{5.7}$$

白金電極を用いたときの過酸化水素の電解酸化の電流-電位曲線では，$0.65 \sim 0.9$ V 対 Ag/AgCl で限界電流を与える。限界電流は，電極表面への電極反応物質の拡散流束に対応しているので，電流変化が反応物質の濃度変化に関係づけることができる。

5.4.2 酵素反応速度と基質濃度

固定化酵素の反応速度に注目すると，一般にミカエリス・メンテン型の注目している基質濃度に対し非線形方程式で与えられる。酵素反応速度が基質濃度に対し比例するのは，基質濃度がミカエリス定数に比べきわめて低い場合か，または基質の固定化膜への拡散が律速となる条件が必要となる[11]。酵素センサでは，広い濃度範囲において注目成分濃度とセンサ応答が線形関係にあることが望ましい。

まず，基質濃度と固定化酵素膜の反応速度の関係を議論する。固定化酵素膜での反応速度 r_m が次式で与えられる，一基質型酵素反応の場合を考える。

$$r_m = \frac{k_G C_E}{1 + \dfrac{K_{MG}}{C_{Gm}}} \tag{5.8}$$

ただし，酵素濃度を C_E，膜内グルコース濃度を C_{Gm}，ミカエリス定数を K_{MG}，酵素反応速度定数を k_G で表す。

膜内の物質収支式は，膜内のグルコース拡散係数 D_{Gm} を用いて

$$D_{Gm} \frac{d^2 C_{Gm}}{dx^2} - r_m = 0 \tag{5.9}$$

境界条件として，膜厚み δ，分配係数 K_p を用いて

$$\frac{dC_{Gm}}{dx} = 0, \ x = 0 \ ; \quad C_{Gm} = K_p C_G, x = \delta \tag{5.10}$$

いま，固定化酵素膜内の平均反応速度を $<r_m>$ とおくと，有効係数 η は

$$\eta = \frac{<r_m>}{r_{m(C_{Gm}=C_G)}} \tag{5.11}$$

近似解として，Gondoh ら[12]は，次式を提出している。ただし，$K_p = 1$，$\rho = C_G / K_{MG}$ とする。

$$\eta = \frac{\rho}{\rho + 5} \eta_0 + \frac{5}{\rho + 5} \eta_G \tag{5.12}$$

ただし

$$\eta_0 = 1, \quad m_G \leq 1 \tag{5.13}$$

$$\eta_0 = \frac{1}{m_G}, \quad m_G \geq 1$$

$$\eta_G = \frac{\tanh m_G}{m_G}$$

ここで，m_G は修正 Thiele モデュラスと呼ばれ，次式で与えられる。

$$m_G = \frac{M_G}{2} \frac{\rho}{1+\rho} \{\rho - \ln(1+\rho)\}^{-\frac{1}{2}} \tag{5.14}$$

ただし，モデュラス M_G は膜内の反応と拡散の割合を示す無次元数で，次式で定義される。

$$M_G{}^2 = \frac{k_G C_E \delta^2}{D_{Gm} K_{MG}} \tag{5.15}$$

図5.2に，膜内の平均反応速度と基質濃度の関係を示す。図からは，M_G の増加により，例えば $M_G > 10$ とすると，$\rho < 5$ の範囲で線形性が出る。M_G の定義から，δ 膜厚みを増大する，酵素活性を増加する，膜内拡散係数を低下させるなどが M_G を増加する条件となる。ここで計算した式は，比較的簡単な条件であるが，固定化酵素での反応速度を用いたセンサの性能を推察することができる。実際には，関与する成分も多く，酵素反応速度式も複雑であり，またミカエリス定数および酵素反応速度定数のpH依存性などを考慮する必要がある。

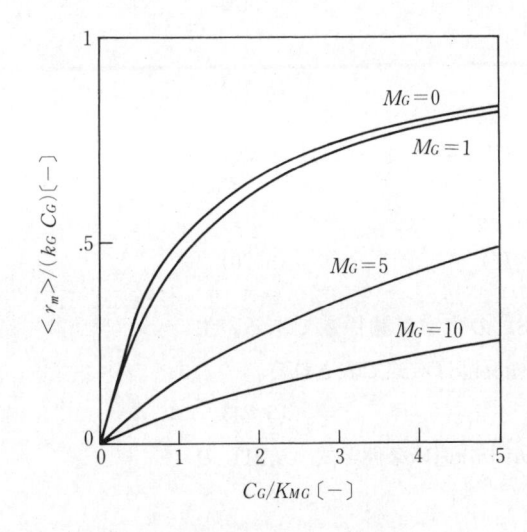

図5.2 酵素膜内の平均反応速度と基質濃度の関係

5.4.3 固定化酵素膜の拡散と反応

応答出力と目的成分のレベルが必要な範囲内で1対1関係を示すには，どのような条件が必要かを議論することは，センサ設計にきわめて重要である。固定化酵素膜内の酵素反応および白金アノードでの電極反応と，酸素，グルコース，過酸化水

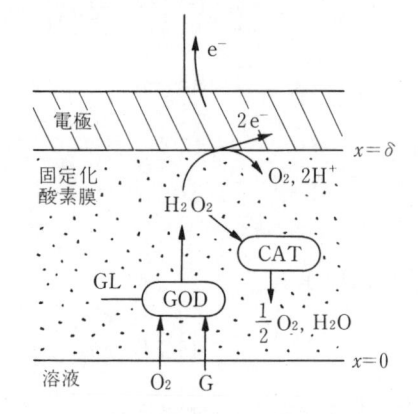

図5.3 固定化酵素電極被覆膜の輸送と反応模式図

素及び水素イオンの膜内での移動過程を詳細に検討し，グルコースセンサの応答電流の濃度に対する線形性を議論する。電極に被覆した固定化酵素膜での反応模式図を図5.3に示す。図中，記号 G, GL は，それぞれグルコースおよびグルコノラクトンである。グルコース酸化酵素（グルコースオキシダーゼ：GOD），およびカタラーゼ（CAT）の酵素反応および酵素反応速度式を以下に示す。膜内速度および濃度は添字 m で記述する。

$$C_6H_{12}O_6 + O_2 \xrightarrow{GOD} C_6H_{10}O_6 + H_2O_2 \tag{5.16}$$

$$r_{Gm} = k_G C_E \left(1 + \frac{K_{MG}}{C_{Gm}} + \frac{K_{MO}}{C_{Om}}\right)^{-1} \tag{5.17}$$

$$H_2O_2 \xrightarrow{CAT} \frac{1}{2} O_2 + H_2O \tag{5.18}$$

$$r_{Cm} = k_C C_E \left(1 + \frac{K_{MP}}{C_{Pm}}\right)^{-1} \tag{5.19}$$

グルコース（G），過酸化水素（P），酸素（O）および水素イオン（H）の成分 i に対するそれぞれの膜内の定常での物質収支は

$$D_{im} \frac{d^2 C_{im}}{dx^2} + s_{Gi} r_{Gm} + s_{Ci} r_{Cm} = 0 \quad (i = G, O, P, H) \tag{5.20}$$

ただし，s_{Gi} および s_{Ci} はそれぞれ式（5.16），（5.18）の化学量論係数である。生成する場合は正，消費される場合は負号をとる。電極反応は次式で表される。

$$H_2O_2 \longrightarrow 2H^+ + O_2 + 2e^- \tag{5.21}$$

電極面での境界条件は，過酸化水素の電極反応速度が十分速い条件と式（5.21）の反応を考慮して

$$C_{Pm}|_{x=\delta} = 0 \tag{5.22}$$

$$-D_{im} \frac{dC_{im}}{dx}\bigg|_{x=\delta} = s_{ei} j \quad (i = G, O, H) \tag{5.23}$$

ただし，j は電流密度に相当する流束，および s_{ei} は式（5.21）の化学量論係数である。溶液と膜の界面では，つぎの境界条件を用いる。

$$-D_{im}\frac{dC_{im}}{dx}\bigg|_{x=0}=k_{Li}\left(C_i-\frac{C_{im}|_{x=0}}{K_{pi}}\right) \quad (i=G,O,P,H) \tag{5.24}$$

成分 i の物質移動係数を k_{Li}, 膜への分配係数を K_{pi} で表す。ただし, $C_P=0$ とする。

過酸化水素電極での応答電流 I は, 過酸化水素の電極面への拡散流束に対応している。

$$\frac{I}{nFS}=j=-D_{Pm}\frac{dC_{Pm}}{dx}\bigg|_{x=\delta} \tag{5.25}$$

ただし, 電極反応に関与する電子数を n, ファラデー定数を F, 電極面積を S で表す。

〔1〕 特別な条件での応答電流

カタラーゼの影響が無視 ($r_{Cm}=0$) でき, 酵素反応速度論での定数 (k_G, K_{MG}, K_{MO}) が膜内で一定であるとき, 応答電流は, 次式となる。ビオ数を $\mathrm{Bi}_i=k_{Li}\delta/(D_{im}K_{pi})$ で定義する。

$$\frac{I}{nFS}=\frac{K_{pG}D_{Gm}C_G}{\delta(1+\mathrm{Bi}_P^{-1})}\left[1-\frac{C_{Gm}(\delta)}{K_{pG}C_G}+\left(1-\frac{C_{Gm}(0)}{K_{pG}C_G}\right)\left(\frac{\mathrm{Bi}_G}{\mathrm{Bi}_P}-1\right)\right] \tag{5.26}$$

さらに, 膜内のグルコース濃度が酸素濃度に比べ十分小さく, $K_{MG}/C_{Gm}\gg 1\gg K_{MO}/C_{Om}$ のとき, 式 (5.17) は簡単になり

$$r_{Gm}=\frac{k_G C_E C_{Gm}}{K_{MG}} \tag{5.27}$$

膜内のグルコース濃度分布は, 式 (5.23) の境界条件を用いて解析解が得られる。

$$\frac{C_{Gm}}{K_{pG}C_G}=\frac{\mathrm{Bi}_G\cosh\left\{M_G\left(\frac{x}{\delta}-1\right)\right\}}{M_G\sinh M_G+\mathrm{Bi}_G\cosh M_G} \tag{5.28}$$

式 (5.28) を式 (5.26) に代入することから応答電流が求められる。

$$\frac{I}{nFS}=\frac{K_{pG}D_{Gm}C_G}{\delta(1+\mathrm{Bi}_P^{-1})}\times\left[1-\frac{\mathrm{Bi}_G}{M_G\sinh M_G+\mathrm{Bi}_G\cosh M_G}+\frac{M_G\tanh M_G}{\mathrm{Bi}_G+M_G\tanh M_G}\left(\frac{\mathrm{Bi}_G}{\mathrm{Bi}_P}-1\right)\right] \tag{5.29}$$

さらに, $M_G\ll 1$ のときは, $\sinh M_G=M_G$, $\cosh M_G=1+M_G^2/2$ で近似できるので, 応答電流は次式となる。

$$\frac{I}{nFS}=\frac{K_{pG}D_{Gm}C_G(1+2\mathrm{Bi}_P^{-1})M_G^2}{2\delta(1+\mathrm{Bi}_P^{-1})} \tag{5.30}$$

このような条件では, 応答電流 I は溶液グルコース濃度 C_G に対し比例関係にあることがわかる。センサ応答電流を理論的に解析した結果, モデュラス $M_G=0.1$ では膜内反応律速であり, 非線形型酵素反応が支配的となり線形性は向上しない。$M_G>0.5$ では, 電極反応での酸素生成を無視する場合には, C_G の増加に対しセン

サ電流は飽和値に漸近する傾向を示す。これは酸素の膜内供給律速となるためである。特に電極反応での酸素生成効果を考慮すると，センサ応答は，M_G が大きいときに，膜内に不足する酸素が供給されるので線形性が増大する[13]。

〔2〕 **固定化酵素膜の作製とセンサ応答**

固定化酵素膜の作製例を以下に示す。牛血清アルブミン（BSA と略す）は，Sigma Fraction V を用い，6％ (w/v) BSA 溶液 0.5 cm³，GOD（BYM Grade II）溶液 0.1 cm³ をガラス板に滴下し混合する。活性炭で重合物を除去した 25 wt％グルタルアルデヒド 1 cm³ を滴下し素早く混合する。これを 277 K で約 12 時間放置し，冷水中で膜をガラス板から分離し，100 mol/m³ リン酸緩衝溶液で洗浄し保存する。膜を浸した溶液 50 cm³ の吸光度（280 nm）が 0.005 以下になるまで，洗浄を繰り返す。添加する GOD 溶液濃度を変化させることにより，担持量の異なる固定化膜が得られる。グルコースセンサの基礎特性試験には，回転円板電極装置が有効である。白金を作用極（直径 2 cm）とする回転円板電極に固定化酵素膜を装着し，電極に膜が十分密着するようガーゼと輪ゴムで固定し，308 K の恒温に保った pH 5.6 の 100 mol/m³ リン酸緩衝溶液にボールフィルタから空気または純酸素ガスを通気する。あらかじめ変旋光された 1 kmol/m³ グルコース溶液を加え，過酸化水素モニタでは 0.7 V 対 Ag/AgCl に，酸素モニタでは -0.6 V にし電流を計測する。**図 5.4** に，電極回転速度 100 rpm の 3 種類の膜を被覆したときのセンサ応答電流曲線を示す。3 モデルでの理論解析と比較してある。モデル 1 は電極で生成する酸素，水素イオンの関与を無視した場合，モデル 2 は酸素のみを考慮した場合，モデル 3 は酸素および水素イオンの酵素速度論への影響を考慮した場合の理論計算値である。M_G の大きい膜 1 では，特に 3 モデルの差が顕著になり，電極反

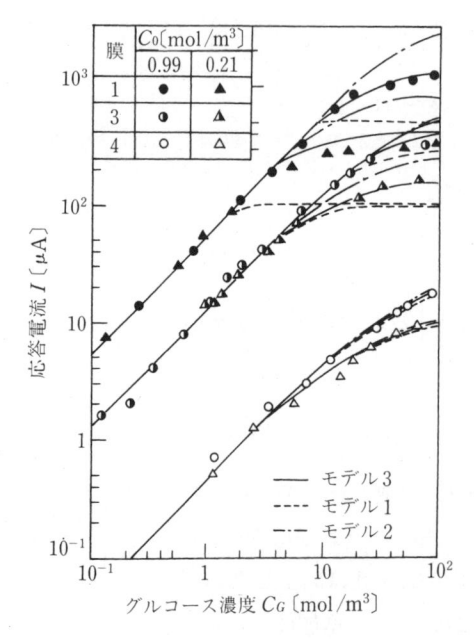

図 5.4 グルコース濃度に対する酵素電極のセンサ応答電流

応生成物の影響が現れることがわかる[13]。

〔3〕 酸素電極と過酸化水素電極の比較

グルコースセンサは，グルコース酸化酵素（GOD）の反応物である酸素の消費量を測定する方法と，生成物である過酸化水素の生成量を測定する方法とがある。酵素速度論では両者は等しいので，センサの応答電流に大差はないようにみえる。しかし，検出器である電極での反応生成物が異なっており，過酸化水素電極では電極反応により生成した酸素および水素イオンが酵素反応に影響を与えるので，酸素電極とは異なった応答電流が得られる。Shichiriら[14]は，過酸化水素電極のほうが酸素電極に比べ酸素分圧の影響が小さく，また検出濃度の上限が拡大したと報告している。

酸素電極による応答電流は，$C_G=0$のときのI_{oi}を用いて

$$I_{oi} - I_O = \frac{n_O \nu_O F S K_{pG} D_{Gm} C_G}{\delta(1+\mathrm{Bi}_O^{-1})} \phi_O \tag{5.31}$$

I_{oi}は，酸素の膜を透過した限界電流に対応し

$$I_{oi} = \frac{n_O \nu_O F S K_{pO} D_{Om} C_O}{\delta(1+\mathrm{Bi}_O^{-1})} \tag{5.32}$$

過酸化水素電極による応答電流は，先の解析から

$$I_P = \frac{n_P F S K_{pG} D_{Gm} C_G}{\delta(1+\mathrm{Bi}_P^{-1})} \phi_P \tag{5.33}$$

ここで，$\phi_i (i=O,P)$は，有効係数ηおよびモデュラスM_Gを用いて

$$\phi_i = 1 - \frac{C_{Gm}(\delta)}{K_{pG}C_G} + \eta M_G^2 (\mathrm{Bi}_i^{-1} - \mathrm{Bi}_G^{-1}) \tag{5.34}$$

また，$n_O=4$，$\nu_O=1$（No CAT），$1/2$（Full CAT）および$n_P=2$である。

グルコース濃度C_Gが低いとき，$\phi_i=1$となるので

$$\frac{I_{oi} - I_O}{I_P} = \frac{n_O \nu_O (1+\mathrm{Bi}_P^{-1})}{n_P (1+\mathrm{Bi}_O^{-1})} \tag{5.35}$$

したがって，$\nu_O=1$で$\mathrm{Bi}_i>1$では，酸素電極の差応答電流は過酸化水素電極の応答電流の2倍となる。また，C_Gが大きい場合，酸素電極では酸素の供給が律速になりI_Oが0に漸近し，差応答電流は飽和値I_{oi}に達する。

一方，過酸化水素電極では，電極反応により酸素が生成し酵素反応を促進するので応答電流は増大する。図5.5に，実験結果を示す。酸素電極では明確にグルコース濃度の検出限界が存在するが，過酸化水素電極ではその検出限界以上の濃度でも測定が可能である。溶存酸素濃度の応答電流に与える影響は，酸素電極において顕著であり，過酸化水素電極では小さいことが明らかになっている[15]。

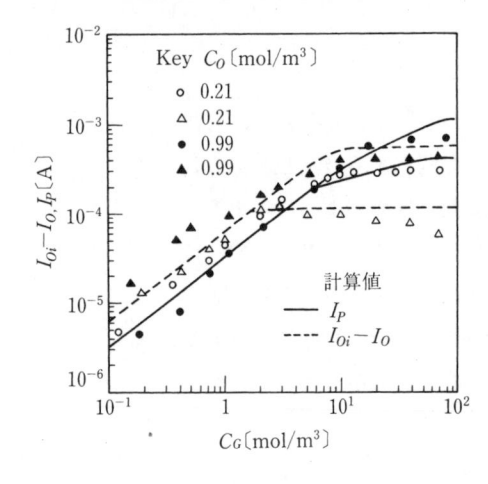

図 5.5 グルコースセンサの酸素モニタと過酸化水素モニタ応答電流比較

5.5 生体計測に必要な事項

生体マイクロセンサに要求される条件を列記すると，以下の事項が挙げられる[16]。

① 特異的な分子選択性を有する。
② 計測成分濃度と応答出力の線形性が高い。
③ 第3成分および外部環境の影響が小さい。
④ 繰返し使用での長期安定性がある。

分子識別素子の代表的な固定化酵素膜は，ミクロな反応器であり，上記の条件を満たすには，単に分子の識別機能のみではなく，膜機能の複合化により膜設計が必要になる。例えば，① 酵素反応への影響因子の解明，② 複合膜での選択性の向上と出力の低下の関連性，③ センサ膜内の物質移動と反応特性の影響などの速度過程の検討も必要である。

トランスデューサの選択は重要である。測定原理から，なぜ電気信号に変換できるのか，測定している信号と測定成分濃度の関連性はどうしてあるのか，電気信号の電流，電圧，周波数，容量成分などのどれを測定すべきか，などの原理的な解析が必要である。応答の線形性と出力の高い S/N 比には，どのトランスデューサが適しているかを判断しなければならない。生体マイクロセンサでは，微小センシングによる微小出力と生体電位などの影響を考慮する必要がある。

生体計測への問題点は，生体内（$in\ vivo$）計測では，以下の項目が課題である。
① 血液内か皮下組織内か。
② 埋込みに適した微小センサの設計。
③ 生体適合性センサ膜の設計。

生体外（$ex\ vivo$）計測では，以下の項目を検討する。
① 微量サンプルのための微小センサ。

② 検出の迅速化または高速化。
③ 血球成分の影響の排除。
④ オンライン計測か，サンプリングか。
⑤ 湿式センサか，乾式センサか。
⑥ 繰返し使用か，ディスポザブルか。

5.5.1 皮下組織液のグルコース濃度

センサの埋込み部位はおもに血管内か皮下組織に大別できるが，血管，あるいは動静脈シャント中に埋め込む場合には血栓が形成しやすいなど問題が多いことから，最近では皮下組織液のグルコース濃度を測定することが多い。動静脈シャントとは動脈と静脈を連結する人工管であり，主として人工透析に用いられる。従来から皮下組織にセンサを埋め込んだとき，センサが示す皮下組織内グルコース濃度が血糖値よりも低くなることが報告されている。皮下に埋め込んだセンサが示す皮下組織グルコース濃度は血漿グルコース濃度と有意に相関するが，血漿グルコース濃度に比して約15～20％の低値を示すという七里ら[17]の報告や，皮下組織グルコース濃度は血漿グルコース濃度の20～85％という諸外国の報告がある。また，Wick法を用いた検討の結果，皮下組織グルコース濃度と血糖値は，ほぼ等しいという報告がなされており，統一した見解は得られていない[18]。

5.5.2 生体データ

空腹時において血糖値は健常人で70～100 mg/dl を示し，食後もすみやかなインスリン分泌により血糖値は180 mg/dl を超えることはない。一方，空腹時血糖値が140 mg/dl 以上であればそれのみで糖尿病と診断できる。糖尿病患者は通常300 mg/dl 前後の血糖値を示し，過渡的に500 mg/dl に達する。

生体の酸素濃度を比較すると，動脈中の100 mgHg（約13％）に比べ静脈中の酸素濃度は40 mmHg（約5％）と低く，皮下組織中の酸素濃度はさらに低いとされている[19]。

血漿の組成の分析を表5.1に示す。タンパク質分子が血漿の8 wt％以上を占めていることがわかる。また，この表の炭水化物には主としてグルコースと他の糖類が含まれている。非タンパク質窒素化合物の分類は主として尿素，尿酸，クレアチンが含まれる。

タンパク質の分類結果を表5.2に示す。フィブリノーゲンは血液の凝固過程で主要な役割を果たす。ゆえに，一般にアルブミンが安定して吸着し生体適合性を劣化させるタンパク質との交換は起きにくい材料が生体適合性に優れているといわれている。

表5.1 血漿の組成〔権藤晋一郎：医工学，p.32，平河工業社(1984)〕

化合物の種類	濃度〔mg/100 ml-血漿〕
タンパク質	8 218
電解質	745
炭水化物	577
有機酸	96
非タンパク質窒素化合物	79.5
遊離脂質	～30
ビタミン	～28
ホルモン	0.11
酵素	(痕跡量)
溶解化合物全量	9 770

表5.2 タンパク質の組成〔権藤晋一郎：医工学，p.32，平河工業社(1984)〕

タンパク質の種類	濃度〔g/100 ml-血漿〕	分子量
アルブミン	4.8	69 000
グロブリン	2.5	35 000～1 000 000
フィブリノーゲン	0.3	330 000

5.6 グルコースセンサの膜デザイン

グルコースセンサの膜部は，大きく分けて4種類の膜から構成される[21]。これらの膜はグルコースを感知するグルコース感応膜，グルコースの透過を制限し，酸素を選択的に透過させる選択透過膜，測定対象物以外の物質の透過を制限する制限透過膜，生体に埋め込んでも安定した出力を維持するための生体適合膜である。

5.6.1 グルコース感応膜

固定化酵素膜の作製手順に従い，一般にはGODをBSAタンパク質とグルタルアルデヒドで架橋した膜を用いるが，種々の膜担体が使用されている。Shichiriら[14]は，センサ電極部を酢酸セルロース（CA），グルコースオキシダーゼ（GOD），グルタルアルデヒド（GA）の順に浸漬し，固定化酵素膜を形成させた。また，Itoら[22]は，GAによる共有結合法でGODをナイロン製ミリポアフィルタ（平均孔径7.0 μm，多孔度65 %）に固定化し，固定化酵素膜とした。Sternbergら[23]は，GODをCA層に共有結合させた。その際，牛血清アルブミン（以下BSA）とパラベンゾキノンを用いている。

5.6.2 選択透過膜

GODは，グルコースの酸化反応を触媒し，酸素はGOD中の還元型補酵素の再生に必要である。したがって，この反応はグルコースと酸素の二基質型反応速度式で記述される。溶存酸素濃度はグルコース濃度に比べきわめて低いので，グルコー

ス濃度が比較的高いとき，計測感度が低下する。これは，膜内での酵素反応が酸素の供給律速の状態になり，反応速度のグルコース濃度依存性が低下するためである。したがって，多くの市販センサでは，高濃度の場合希釈する必要がある。Gough ら[11]は，酸素電極型グルコースセンサの応答電流がグルコース濃度に比例する条件として，$K_{pO}D_{0m}C_0/(K_{pG}D_{Gm}C_G)>1$ を示した。いま，$C_G=10\ \mathrm{mol/m^3}$ として，$C_0=1\ \mathrm{mol/m^3}$（酸素飽和）または $C_0=0.2\ \mathrm{mol/m^3}$（空気飽和）とすると，$K_{pO}D_{0m}/(K_{pG}D_{Gm})>10$ または 50 となる。皮下組織の酸素分圧は 38～41 mmHg とかなり低いので，*in vivo* での高グルコース濃度の測定にはセンサの膜デザインが必要である。

5.6.3 膜透過特性の測定理論

酸素の膜透過特性は，回転円板電極に膜を被覆し，酸素の電解還元時の限界電流の定常値およびクロノアンペロメトリーの非定常変化から算出することができる。回転円板への i 成分の対流輸送の物質移動係数 k_{Li} に対し Levich の式[24]が適用できる。

$$k_{Li}=0.62 D_i^{\frac{2}{3}} \nu^{-\frac{1}{6}} \omega^{\frac{1}{2}} \tag{5.36}$$

ただし，溶液の動粘度を ν，円板回転角速度を ω で表す。膜支持のためのガーゼによる透過面積の減少割合を f とする。また，i 成分の膜内分配係数を K_{pi}，膜内拡散係数を D_{im} で与える。いま，電位を限界電流を与える電位にステップ状に変化させたときの電流値を求める。

膜内の物質収支式から

$$\frac{\partial C_{im}}{\partial t}=D_{im}\frac{\partial^2 C_{im}}{\partial x^2} \tag{5.37}$$

初期条件および境界条件は

$$C_{im}(x,0)=K_{pi}C_i \tag{5.38}$$

$$C_{im}(\delta,t)=0 \quad (t>0) \tag{5.39}$$

$$-D_{im}\frac{\partial C_{im}}{\partial x}\bigg|_{x=0}=fk_{Li}\left(C_i-\frac{C_{im}|_{x=0}}{K_{pi}}\right) \tag{5.40}$$

限界電流値 I は，電極面での拡散流束に対応しているので

$$\frac{I}{nFS}=-D_{im}\frac{\partial C_{im}}{\partial x}\bigg|_{x=\delta} \tag{5.41}$$

ラプラス変換法により解くと

$$\frac{I}{I_S}=\frac{1}{1+\mathrm{Bi}^{-1}}+2\sum_{k=1}^{\infty}\frac{p_k^2+\mathrm{Bi}^2}{p_k^2+\mathrm{Bi}^2+\mathrm{Bi}}\exp(-p_k^2\theta) \tag{5.42}$$

p_k は，$p_k \cot p_k=-\mathrm{Bi}$ の根である。ただし，$\theta=D_{im}t/\delta^2$ で，ビオ数を $\mathrm{Bi}_i=fk_{Li}\delta/(D_{im}K_{pi})$ で定義する。

$$I_s = \frac{nFSD_{im}K_{pi}C_i}{\delta} \tag{5.43}$$

定常状態での限界電流値 I_{ss} は，式 (5.42) に $\theta \to \infty$ として

$$I_{ss} = \frac{I_s}{1+\mathrm{Bi}^{-1}} \tag{5.44}$$

I_s は，膜内の拡散が律速のとき (Bi≫1) の定常限界電流値に相当する。したがって，膜透過係数 $K_{pi}D_{im}$ は

$$K_{pi}D_{im} = \frac{1}{\dfrac{nFSC_i}{I_{ss}\delta}-\dfrac{1}{fk_{Li}\delta}} \tag{5.45}$$

図 5.6 に，回転数を変化させたときの酸素の還元に対応する定常電流値 I_{ss} の回転角速度 ω に対する変化を示す。実線はシミュレーション結果である。この結果，酸素の膜透過係数 $K_{po}D_{om}=0.85\times 10^{-9}\,\mathrm{m^2/s}$ と推算される。

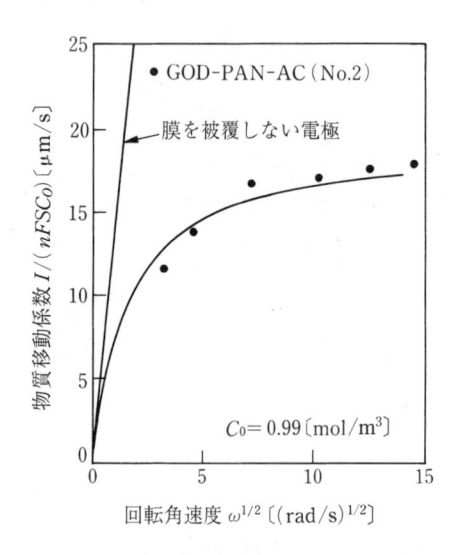

図 5.6 酸素電極被覆膜の酸素の限界電流と電極角速度の関係

また，電位を変化させてからのきわめて短時間の範囲 ($\theta<1$) では，非定常電流は次式で近似することができる。

$$\frac{I}{I_s}=\frac{1}{\sqrt{\pi\theta}} \tag{5.46}$$

したがって，膜内拡散係数 D_{im} は，次式で与えられる。

$$D_{im}=\frac{\delta^2 I_s^2}{\pi t I^2} \tag{5.47}$$

式 (5.45) と式 (5.47) から膜内分配係数 K_{pi} が算出できる。

この手法は親水性膜の酸素の透過係数の測定実験法として有用である。一方，グルコースの透過係数は，拡散セルを用いた透過実験から，分配係数は膜への収着量から算出することができる。

5.6.4 膜の選択透過性

親水性膜として牛血清アルブミン，ポリビニルアルコールおよびコラーゲンのグルタルアルデヒド架橋膜，キトサン，酢酸セルロース膜，また疎水性膜としてポリウレタン膜を製膜し，酸素，およびグルコースの膜内透過特性を検討した結果がある。図5.7に示すように，親水性膜では含水率の増加とともに透過係数は増加している。また，酸素のグルコースに対する選択透過性は，膜の含水率の低下により増大する。アルブミン架橋膜（BSA膜）およびPVA膜などのO_2のグルコースに対する透過係数比は含水率の低下により高くなる傾向があるが，20以下の値であった。また，酢酸セルロース膜も選択透過性は低い[25]。一方，図5.8に示すように，ポリウレタン疎水性膜の酸素のグルコースに対する選択透過係数は，親水性膜に比べ飛躍的に増加する。疎水性膜であるポリウレタン（PU）（THF：DMF＝1：1，6 wt%）は，乾燥時間約10分で酸素のグルコースに対する選択透過係数比は最大を示す。膜の多孔質構造が変化し，乾燥時間の増大とともに孔径は増大するが，空隙率は減少する。また乾燥時間が短いと微細孔が多く緻密な膜内構造となることから，グルコースおよび酸素の透過係数は，きわめて短い乾燥時間を除いて乾燥時間の増大とともに減少する。酸素の透過係数の膜乾燥時間による変化は，グルコースの透過係数変化に比べ大きく，その比は乾燥時間約10分で最大値を示している。Shichiriら[17]は，固定化酵素膜にポリウレタン（PU）膜を積層し，酸素の選択透過膜とした。PU膜はPU溶液の溶媒であるテトラヒドロフラン（THF）とジメチルホルムアミド（DMF）の体積比により酸素/グルコースの透過比が異なることを報告している。

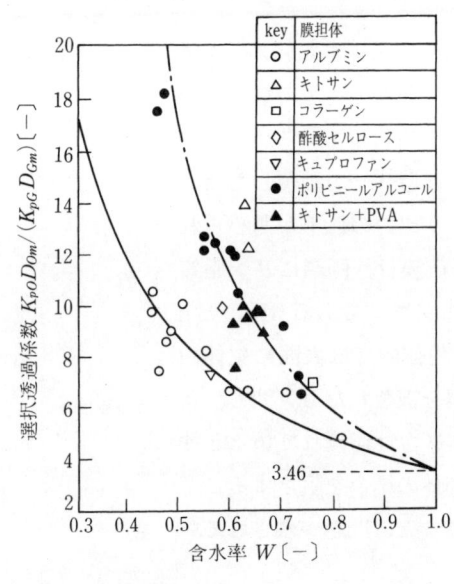

図5.7 親水性膜の酸素のグルコースに対する選択透過係数

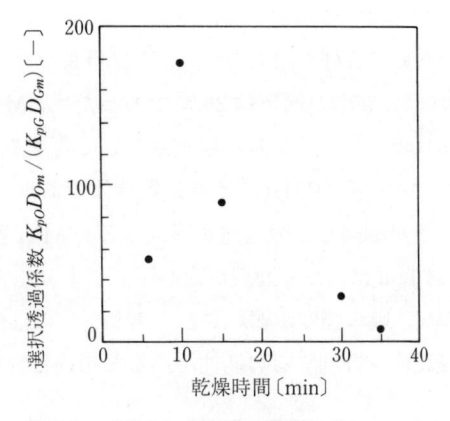

図5.8 ポリウレタン膜の酸素のグルコースに対する選択透過係数

池田ら[26]は，CA膜がCAの濃度，蒸発時間，熱処理温度の三つのパラメータにより酸素の選択透過性を制御可能であることを報告している。そのほか，酸素分圧の問題については，メディエータとして酸素の代わりにフェロセンなどを用いたセンサを開発することにより改善されると報告されている[27]。しかし，フェロセン誘導体が生体へいかなる影響を及ぼすかなど，今後検討すべき点も多いとされている[28),29]。また，須藤ら[30]は，電極の背面から酸素ガスを供給することが可能なガス拡散電極を用いたグルコースセンサを発表している。

5.6.5 制限透過膜

Bindraら[31]は，酵素反応の妨害物質であるアスコルビン酸，尿酸などのアニオン種を排除する膜としてCA膜を採用している。過酸化水素モニタ型グルコースセンサにおいては，アスコルビン酸や尿酸は過酸化水素が酸化される電位において同様に酸化されるので，電極表面にこれらの物質が到達すると正確な応答電流が測定できない[32]。CA膜は生理学的pHでは負の電荷を帯びており，同じく生理学的pHで負の電荷を帯びているアスコルビン酸，尿酸を電気的に反発する効果がある。戸川ら[33]も，アスコルビン酸などの還元剤が白金電極表面に到達するのを防ぐため，CA膜を最内層として被覆している。

5.6.6 生体適合膜

時間経過に伴うセンサ出力低下の原因としてセンサ表面へのタンパク質吸着などが考えられ，生体適合膜の評価がセンサ長寿命化への最大のかぎであるといわれている。

七里らは，ポリウレタン，ポリビニルアルコール（PVA），ポリエチレンペルオキシド（PEO），アルギン酸-ポリジン-アルギン酸（APA）膜など多数の材料を埋込み型グルコースセンサの最外層に用い，生体適合性の検討を行っている。最近では2-メタクリロイルオキシエルホスホリルコリン（MPC）膜[34),35]を被覆したセンサが in vivo において良好な結果を示し，7日目までセンサ出力の低下が認められず，14日目においても出力低下は26％であった[36]。MPC膜は，側鎖にリン脂質極性基であるホスホリルコリン基を親水基として有するモノマーであるMPCとn-ブチルメタクリレート（BMA）との共重合体であり，生体内では表面に生体由来のリン脂質分子が配向して吸着層を形成する。APA膜を被覆したセンサも，in vivo において14日間にわたる連続測定が可能であり生体適合性が優れていると報告されているが[37]，膜の強度が弱いことやポリジンには補体の結合を阻止することにより生体免疫反応を抑制する可能性があると指摘されるなど，問題が残されている。

Turnerら[38]は完全フッ素化スルホン酸高分子，ナフィオンを最外層に被覆したセンサを全血中に応用し，アスコルビン酸や尿酸などの影響を除去できると報告し

ている。Bindraら[31]も，生体適合膜としてナフィオンの有用性を報告している。

須藤ら[39]は，生体内埋込み材料の生体適合性を評価する方法として，水晶発振子マイクロバランス法を用いた。水晶発振子上に製膜した各膜について，水晶発振子の周波数変化によりアルブミンの吸着挙動および吸着アルブミンと血栓の生成を増殖させるフィブリノーゲンの連続吸脱着の挙動を調べ，解析を行った。図5.9に，吸着アルブミンとフィブリノーゲンの連続吸脱着の挙動を示す。ナフィオン膜は，交換吸脱着現象が確認されず，安定なアルブミンの吸着層を形成し，生体適合性を劣化させるタンパク質との交換は起きにくいと考察している。ヘパリン除放膜の短期間の有用性についても言及している。

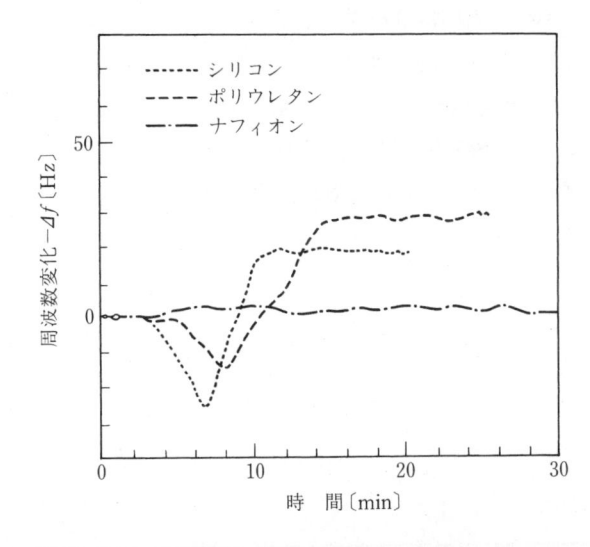

図5.9 水晶発振子微小てんびん法による各種膜へのアルブミンとフィブリノーゲンの連続吸脱着挙動

5.7 皮下埋込みグルコースセンサの進展

5.7.1 複合膜のセンシングモデル解析

グルコース感応膜の特性を示すパラメータは，膜の酸素の選択透過性と膜に担持されたGOD活性がある。センサのグルコース感応膜として採用しているBSA膜の酸素の選択透過性は，膜の含水率の関数で表すことができるが[25]，そのグルコース，酸素の膜内有効拡散係数の比$K_{pO}D_{Om}/(K_{pG}D_{Gm})$の値は，最大でも10程度であった。$K_{pO}D_{Om}/(K_{pG}D_{Gm})$の値が10程度の膜では，皮下組織のような低酸素濃度雰囲気において高グルコース濃度域まで線型性を有するセンサが得られない。

膜に担持されたGOD活性は製膜時の混合液におけるGOD濃度C_{E0}から見かけの値を推算することができるので，見かけのモジュラスM_{G0}を次式から推算することができる。

$$M_{G0} = \sqrt{\frac{kC_{E0}\delta^2}{D_{Gm}K_{MG}}} \tag{5.48}$$

BSA膜の M_{G0} とセンサの検出限界濃度の関係を，シミュレーションによって求めた結果を，**図 5.10** に示す。このシミュレーションにおいては，溶液の pH は 7.4 とした。また，検出限界濃度 $C_{G,\text{lim}}$ は，グルコース濃度と応答電流との間の線形性が 70 ％に低下する限界のグルコース濃度と定義した。グルコース感応膜の膜厚は 15 μm とした。センサ電極部に BSA 膜のみを被覆した場合には，M_{G0} の値が大きくなるほど，すなわち担時する GOD の量を多くするほど，センサの検出限界濃度は小さくなることがわかる。また，$M_{G0}=0.1$ としたとき，センサの検出限界濃度は高々 60 mg/dl であり，この値では糖尿病患者の血糖値モニタは不可能である。M_{G0} の値が大きくなるにつれ，センサの検出限界濃度が小さくなっていく原因としては，酵素反応には酸素が必要であるため，膜の酵素担持量を増大すると応答電流値は大きくなるが，グルコース濃度が高くなると酸素の供給律速になり応答電流が飽和することが考えられる。このように，センサ電極部にグルコース感応膜（BSA 膜）のみを被覆しただけでは皮下組織のような低酸素濃度雰囲気における糖尿病患者の血糖値モニタは不可能であるので，グルコース感応膜の外側に酸素に対して高い選択透過性を示す膜を被覆する必要がある。

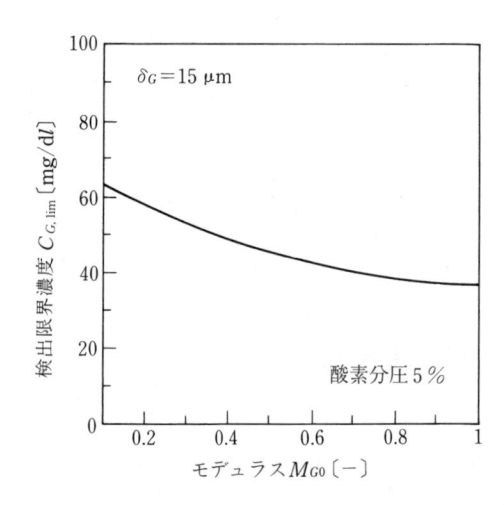

図 5.10 グルコース感応膜のモデュラスと検出限界グルコース濃度の関係

制限透過膜，グルコース感応膜，酸素選択透過膜，生体適合膜の積層した複合膜を設計する。まず，グルコース感応膜のみでの固定化酵素膜の輸送・反応モデル式を解析した。ついで，複合化の効果について，特に膜厚みとモデュラス M_G の応答線形性に与える影響を検討する。**図 5.11** に，グルコース感応膜に選択透過膜を積層したときのグルコース感応膜の M_{G0} とセンサの検出限界濃度の関係の計算結果を示す。選択透過膜の膜厚は 5 μm とし，膜内有効拡散係数 $K_{pcO}D_{OC}/(K_{pcG}D_{GC})$ は 50，100，250 としての計算例を示す。

グルコース感応膜 15 mm に酸素選択透過膜 5 mm を積層した条件では，酸素分圧 5 ％の皮下組織液で 400 mg/dl のグルコース濃度まで線形性を得るには，高いモデュラスと酸素のグルコースに対する選択透過係数比が 250 以上必要である。選

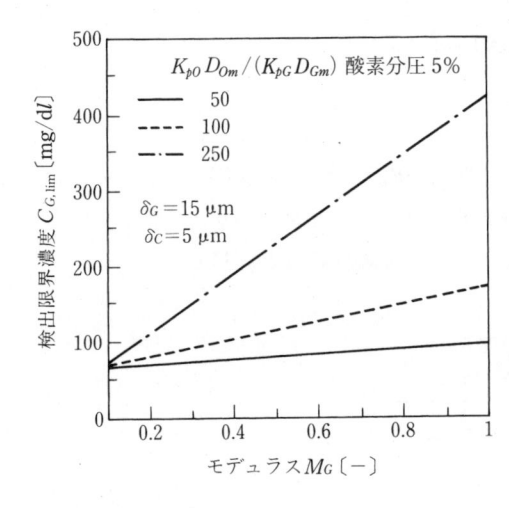

図5.11 選択透過膜被覆時のグルコースセンサのモデュラスと検出限界グルコース濃度の関係

択透過膜を被覆した場合は，グルコース感応膜のみの場合とは対照的に，M_{G0}の値が大きくなるほど測定限界濃度は大きくなる．また，同一のM_{G0}でも，$K_{pcO}D_{OC}/(K_{pcG}D_{GC})$の値の大きい選択透過膜を被覆したほうがより高濃度までの測定が可能である．このように，選択透過膜を被覆した場合には，グルコース感応膜のM_{G0}を大きくするほど測定限界濃度が高くなるので，グルコース感応膜の膜デザインをするには，膜のGOD担持量の増大する必要があることがシミュレーションからわかっている．

5.7.2 針型先端感応式センサ

センサの模式図を**図5.12**に示す．直径0.5mmのPt線の先端を酸素バーナで溶かして球状としたアノードを銀パイプカソードの中に入れ，隙間をエポキシで絶縁し固定する．こうして作製した電極の先端を，数種類の機能を有する薄膜を積層した複合膜で被覆する．センサ電極部の最内層には制限透過膜および電極保護としてのセルロースアセテート膜を装着し，その外側にグルコース感応膜を装着し，選択透過膜として酸素に対して高い選択性を示すポリウレタン，また最外層膜にはフ

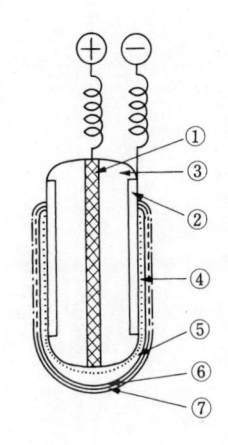

① Pt アノード　② Ag カソード　③ エポキシ樹脂
④ 酢酸セルロース　⑤ GOD 固定化膜
⑥ ポリウレタン　⑦ ナフィオン

図5.12 針型先端感応式センサの模式図

ッ素系陽イオン交換膜であるナフィオンを用いている例を示す。

5.7.3 針型側面感応式センサ

図 5.13 に側面感応式センサの模式図を示すが，白金線の外周をテフロン収縮チューブによる絶縁と銀線巻きにより作成したので，きわめてフレキシブルであり，皮下組織への挿入時の安定性が良い。基本的な膜デザインは，先端感応式と同じである。

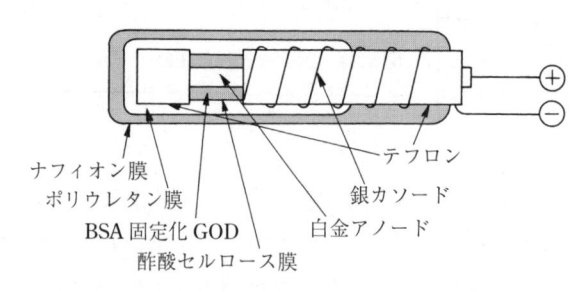

図 5.13 針型側面感応式センサの模式図

正常犬（体重 10 kg 弱）の右側背部皮下組織中にセンサを埋め込み，グルコース溶液およびインスリンを注入することによる皮下組織グルコース濃度の変化を連続計測した。また，頸静脈にカテーテルを挿入し経時的に採血を行い，遠心分離後の血漿中のグルコース濃度をムタロターゼ・GOD 法（C テスト）により測定し，センサ応答電流より求めた皮下組織グルコース濃度と比較した。なお実験は，両極間に＋0.65 V 対 Ag カソードを印加し，生成する過酸化水素を電流値に変換した。

先端感応型センサの出力電流が，数 nA／（100 mg/dl-グルコース）であり，*in vitro* での実験で，試作したセンサはグルコース濃度が約 350 mg/dl まで計測可能であるが，連続計測では出力が低下する傾向が報告されている。

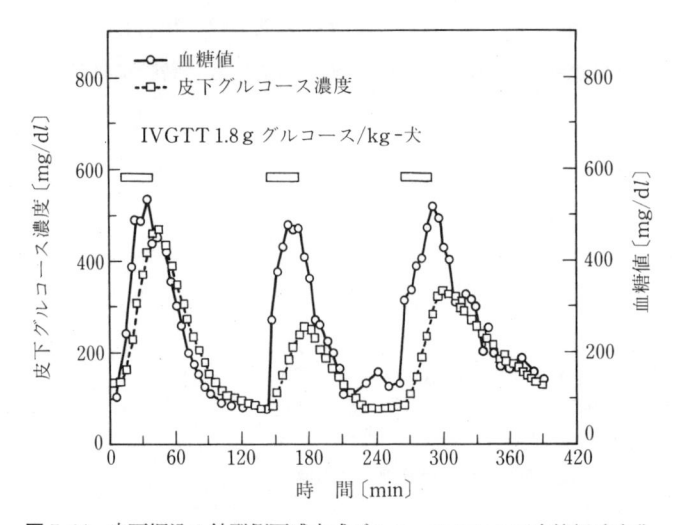

図 5.14 皮下埋込み針型側面感応式グルコースセンサの応答経時変化

側面感応式センサでは，白金電極の側面に感応部分を設けたので，電極面積が大きく，10-20 nA/（100 mg/dl-グルコース）と高い出力を与える．図 5.14 に，側面感応式グルコースセンサの *in vivo* 実験結果を示す．センサ応答と血糖値の応答遅れは約 10 分程度であるが，良好な応答関係を示した．また，IVGTT でのグルコース負荷時のセンサ応答は，高血糖値までよく追従している[40]．

5.8 マイクロダイアリシス採取型連続血糖値モニタ

5.8.1 マイクロダイアリシス法

マイクロダイアリシス法とは，生体内（脳，組織，血液）に留置したホロファイバ（中空糸透析膜）に生理的食塩水，燐酸緩衝液などの灌流液を一定速度で灌流させて，濃度拡散により生体内物質，生体内情報を体外に取り出し測定しようとするものである．

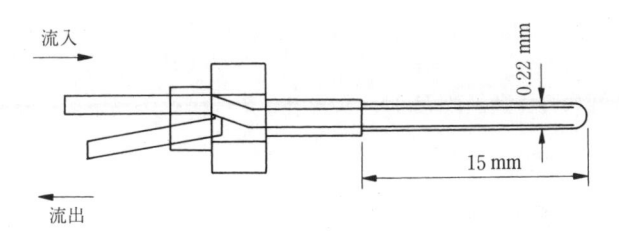

マイクロダイアリシスプローブの形状は，図 5.15 に示す二重管形状で，内側のカニューラはプローブの先端を覆っている透析膜に灌流液を導く．灌流液は，透析膜を透過したサンプルを透析膜内側を通り，プローブ外へと流出する．このプローブのカニューラには，ステンレス管，石英管あるいはこの両者を組み合わせたものがよく用いられている．透析膜にはポリカーボネート，再生セルロースが用いられるのが一般的である．

図 5.15 マイクロダイアリシスプローブ

マイクロダイアリシス法は 1970 年代初期に出され，当初ラットの無麻酔，無拘束状態での脳の生理学的研究，神経伝達物質（カテコールアミン，アミノ酸，アセチルコリン等）の回収などに用いられた[41]．マイクロダイアリシス法は，現在ではこのような装置を用いて物質の回収のみならず，薬物，毒素のような外因性物質の微量注入を行い，その注入された薬物の様子を解析するというような方法にも使用されており，きわめて注目を浴びている．1987 年には，Lönnroth ら[42]によって，皮下組織内のグルコース濃度の計測法として提唱された．

5.8.2 マイクロダイアリシス法グルコース計測

マイクロダイアリシス法を用いてグルコース測定を行う利点としては，
① センサを直接体内に埋め込まず間接的にグルコース濃度を測定できる，

② 採血型グルコースセンサと違い体液を取り出さない，
③ 酵素反応による影響の心配がない（酵素が被覆された埋込み式センサを生体内に挿入しないため生体内に酵素が残る心配がない），
④ 経時的にサンプリングでき連続的に測定できる，
⑤ グルコース以外の生体内情報も外に取り出しモニタリングすることができる，
⑥ 埋込み式センサなどに比べ微侵襲的である，

などが挙げられ，その有用性が期待され各国で研究されている。

マイクロダイアリシスを用いたグルコース測定システムは，H. Hinkers ら[43]によって開発され，C. Meyrhoff ら[44]，七里ら[45]によってマイクロダイアリシスプローブとグルコースセンサを組み合わせたシステムの検討が行われている。

図 5.16 に，*iv vivo* での実験装置図を示す。麻酔下の雑種成犬の右側背部，右側腹部，左側大腿部皮下組織内にマイクロダイアリシスプローブを挿入し，おのおのの部位による回収率を測定している。**図 5.17** に，透析膜に再生セルロースを用いたときの *in vitro*，*iv vivo* における灌流速度と回収率の関係を示す。灌流速度の増加に伴い，回収率は低下する。丸プロットが *in vitro*，それ以外が *in vivo* の実験結果である。*in vivo* は *in vitro* に比べ回収率は低くなる。

回収率 R は次式で定義する。

$$R = \frac{C_d^{\text{out}} - C_d^{\text{in}}}{C_{ext} - C_d^{\text{in}}} \times 100 \tag{5.49}$$

$$= \left[1 - \exp\left(-\frac{2\pi r_0 L K_0}{Q_d}\right)\right] \times 100$$

また，プローブ外面基準の総括物質移動係数 K_0 は，次式で与えられる。

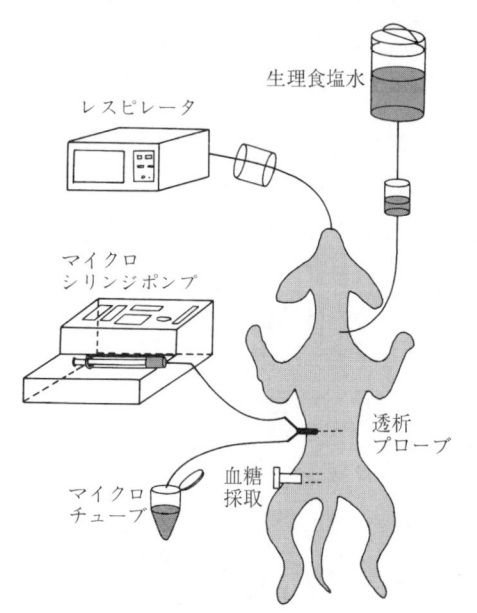

図 5.16 マイクロダイアリシスサンプリング法の *in vivo* 実験模式図

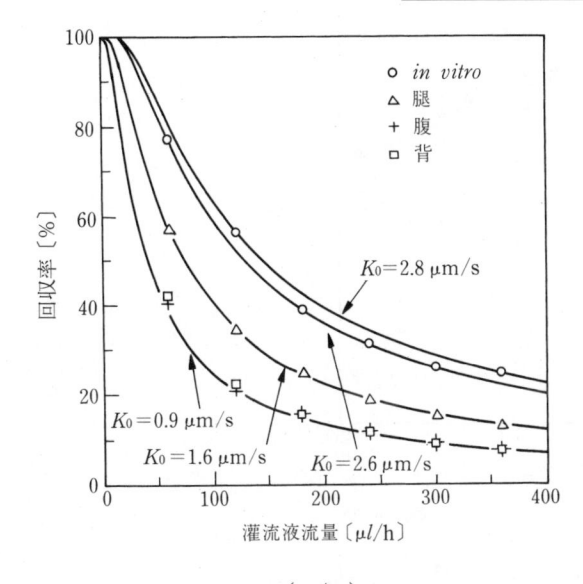

図5.17 種々の皮下組織内に埋め込んだプローブのグルコース回収率と灌流液速度の関係

$$\frac{1}{r_0 K_0} = \frac{1}{r_i k_d} + \frac{\ln(r_0/r_i)}{k_m(r_0 - r_i)} + \frac{1}{r_0 k_{ext}} \tag{5.50}$$

回収率の実験結果および式 (5.49),(5.50) より総括物質移動係数 K_0, 皮下組織内(外部溶液内)物質移動係数 k_{ext} を算出し,表5.3に示す.この結果,皮下組織内の物質移動係数は,*in vitro* と比し20〜50％小さな値を示すことがわかった.

表5.3 *in vitro* と *in vivo* 実験のプローブ周囲の物質移動係数

	K_o〔μm/s〕	k_{ext}〔μm/s〕
in vitro	2.6〜2.8	5.7〜6.7
in vivo	0.9〜1.6	1.2〜2.4

また,プローブ挿入部位によっても,総括物質移動係数および皮下組織内の物質移動係数は異なる値を示している.*in vivo* が *in vitro* に比し小さな値を示すのは,皮下組織内の妨害物質等の影響,組織内の屈曲のような物質移動係数を低減させる要因のためであると考えられる[46]｡

図5.18に,初期回収率を100としたときの各透析膜における回収率の経時変化を示す.再生セルロースは,150時間後には70％にまで低下した.同様に,エチレンビニルアルコール,セルロースアセテート,セルローストリアセテート,ポリメチルメタクリレートは,それぞれ55％,72％,68％,69％にまで低下した.しかしながら,再生セルロースに表面修飾を施したプローブ(Nafion膜,MPC膜)は時間に対して低下はみせたものの,その低下は小さく,150時間後の回収率の低下はナフィオン膜は84％,MPC膜は81％にとどまった.

ナフィオンは,スルフォン基を有している.アルブミンの等電点はpH 4.7であり,生理的pHであるpH 7.4では負電荷をもっているため,ナフィオンの負のもつドメインにはアルブミンは吸着しない.また,アルブミンはナフィオンに占有面

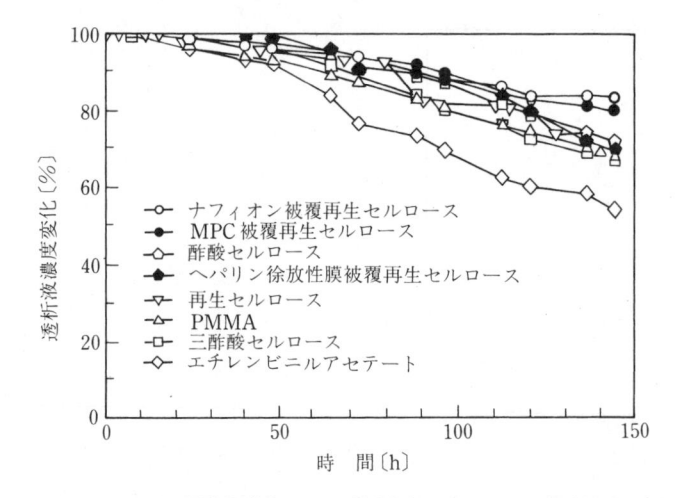

図5.18　6日間連続灌流下での透析液中のグルコース濃度変化

積の狭い末端鎖で吸着するためにナフィオン表面が負の電荷で覆われ、アルブミンの多層吸着を抑制した結果、回収率の低下を抑えることができたと考えられる。また、MPCはリン脂質分子存在下で表面にリン脂質分子が配向して安定した吸着層を形成するためアルブミンの吸着を抑制し、ナフィオンと同様回収率の低下を抑えることができている。以上の結果、透析膜にナフィオン、MPCを修飾することにより長期使用による回収率の低下を抑えられることがわかる[47]。

5.9　血糖値モニタの進展

糖尿病患者の多くが在宅で血糖値を管理するのに、簡便な使い捨て血糖値モニタが使用されている。ここでは、原理的に異なるモニタを解説する[48]。

5.9.1　メディエータ型簡易血糖値モニタ

メディエータ型簡易血糖値モニタの一つであるGlutest E 2は、きわめて需要が高く信頼されている。しかしながら、他面では血液中の酸素分圧が高いときに血糖値の低下がみられるなどの課題が、報告されている。これは、周術期中に酸素を多量に吸引することによって溶存酸素分圧も高くなることが原因である。

グルコースは、膜内でグルコースオキシダーゼ（GOD）酵素によってグルコン酸に酸化され、同時にフェリシアンイオンはフェロシアンイオンに還元される。

$$\text{Glucose} + 2[\text{Fe}(\text{CN})_6]^{3-} + \text{H}_2\text{O} \xrightarrow{\text{GOD}} \text{Gluconic acid} + 2\text{H}^+ + 2[\text{Fe}(\text{CN})_6]^{4-}$$
(5.51)

所定時間の間、酵素反応を進行させ、生成したフェロシアンイオンを陽極で酸化し、このときの酸化電流を測定指標とする。一方、陰極では水素イオンが電子を受け取り、酸素とともに水を生じる。

$$2[Fe(CN)_6]^{4-} \longrightarrow 2[Fe(CN)_6]^{3-} + 2e^- \tag{5.52}$$

$$2H^+ + \frac{1}{2}O_2 + 2e^- \longrightarrow H_2O \tag{5.53}$$

メディエータであるフェリシアンイオンが十分に存在し，かつ酵素活性が十分であれば，グルコース濃度に比例して生成されるフェロシアンイオンの酸化電流により，血糖値を求めることが可能である．

図 5.19 に電極の構造を示す．電極は，樹脂基板上にスクリーン印刷により銀リード，測定極とこれを囲む対極からなるカーボン電極系および絶縁層を順次形成している．電極上には，親水性高分子のカルボキシルメチルセルロース（CMC）層，およびメディエータであるフェリシアン化カリウムとグルコースオキシダーゼ（GOD）の混合層が形成されている．試料が試料供給孔に触れると，キャピラリー内に吸引されて反応層部分に達し，酵素反応が生じる．

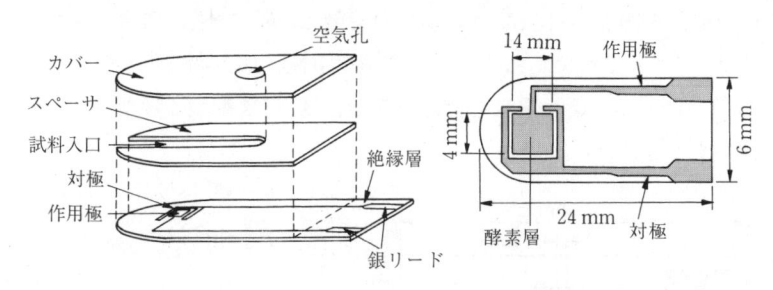

図 5.19 メディエータ型血糖値モニタ模式図

Glutest E2 は，測定条件として，反応時間 55 s，電圧 0.5 V，印加後 5 s を計測電流としている．**図 5.20** に空気飽和と酸素 95％の応答電流値の比較を示す．試料内の酸素濃度が高いと応答電流値が小さくなっているが，これは，酸素が過剰に存

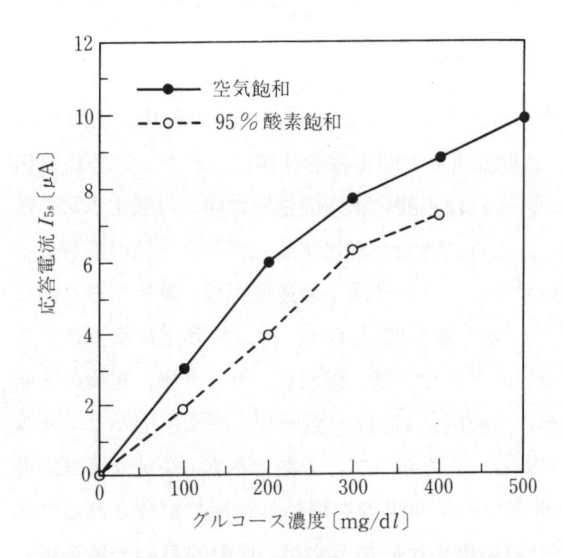

図 5.20 空気飽和，95％酸素飽和のグルコース水溶液に対する応答電流

在すると $[Fe(CN)_6]^{4-}$ の酸素酸化が進行し，電極活物質である $[Fe(CN)_6]^{4-}$ の濃度が低下するためである．また，グルコース濃度 C_G が 0～200 mg/dl の範囲では，C_G と応答電流値との間には線形性が得られたが，それ以上の高濃度では出力の低下がみられた．これは，高濃度域において反応時間 55 s では，酵素反応が進行中であると考えられる．メディエータと酵素の担持量を最適化すれば，ディスポーザブル型血糖値モニタとしては使いやすく，応答線形性も優れたものが作製できる[49]．

5.9.2　銀電極還元電流型血糖値モニタ

電極本体はポリエチレンテレフタラート基板に銀をスクリーン印刷した有効電極面積が 1 mm² のセンサであり，図 5.21 に示すように酵素膜を貼付し，酵素電極とした．測定の際には電極をポテンショスタットと接続し，カウンター電極からワーク電極に対して -0.9 V の電圧を印加した．このセンサの特徴は，① 電極に白金ではなく銀を用いた点，② プラスではなくマイナスの電圧を電極に加え過酸化水素の酸化電流を測定するのではなく，還元電流を測定する点，③ 定常電流ではなく非定常応答電流を指標とする点にある．

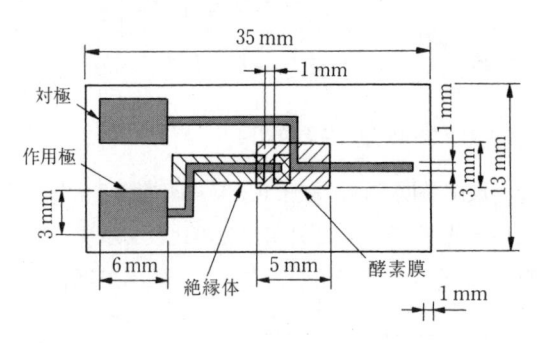

図 5.21　ディスポーザブル銀ペースト電極の模式図

$C_G = 50$ mg/dl でも応答電流値の変化を測定することが可能であり，また，$C_G = 300$ mg/dl までは，C_G とピーク電流値との間に線形性が得られた．応答電流値の経時変化にはピークが現れたが，これは過酸化水素の生成に伴い過酸化水素の電極反応による還元電流値が増加し，さらに時間が経過するとグルコースの消費により応答電流値が減少していくためである．センサ素子の速度過程を解析するためにモデル化を行っている．解析モデル図を図 5.22 に示す．センサ膜上に滴下された検体はセンサ膜上に溶液層を形成し，上から空気，溶液層，センサ膜，電極の 4 層を構成する．また，センサ膜内から溶液層に GOD が溶解し，酵素反応がセンサ膜内だけでなく溶液層でも起こっている．したがって，過酸化水素の生成反応は溶液層でも起こり，生成した過酸化水素はセンサ膜内を移動し電極で消費される．図 5.23 にピーク電流値の測定値と計算結果の比較を示すが，比較的良い一致を示した[50]．

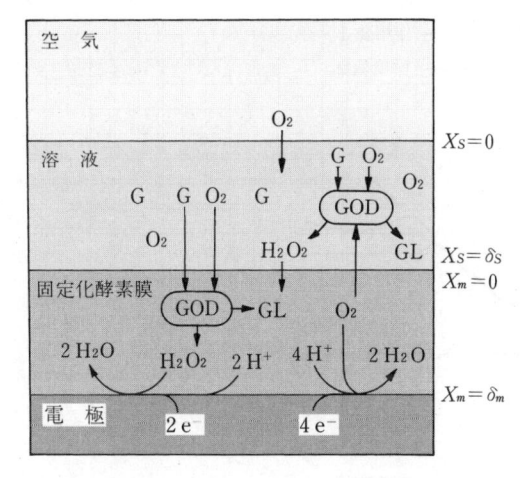

図 5.22 センシング膜内の反応・輸送模式図

G：グルコース　　GL：グルコノラクトン

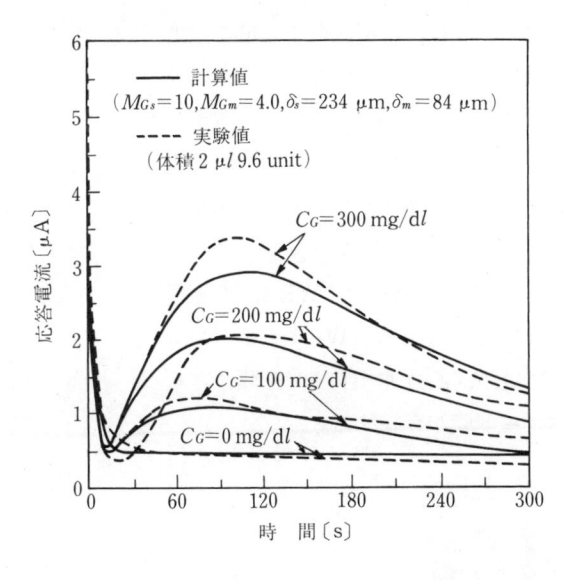

図 5.23 応答電流の経時変化

5.9.3 酸素発生型簡易血糖値モニタ

近年，自己血糖値を測定するための手段として，ディスポーザブル型グルコースセンサが開発されている。しかし，従来の過酸化水素モニタ型グルコースセンサでは，血液中の酸素が不足してくると酵素反応が制限されて，電極反応による応答電流がグルコース濃度に依存しなくなるという問題点があった。検体を電気分解し酸素飽和下での応答電流を測定する新型のディスポーザブル型血糖値モニタを開発し，応答電流値のシミュレーションを行い，その設計と応答電流に与える影響について考察した。

図 5.24 に，応答電流値の測定波形の概略図を示す。各ステップの条件は以下に示すとおりである。ステップ1で作用極1（working electrode 1：WE 1），作用極2（WE 2）に正の電圧を印加し，対極（counter electrode：CE）との間に流れる

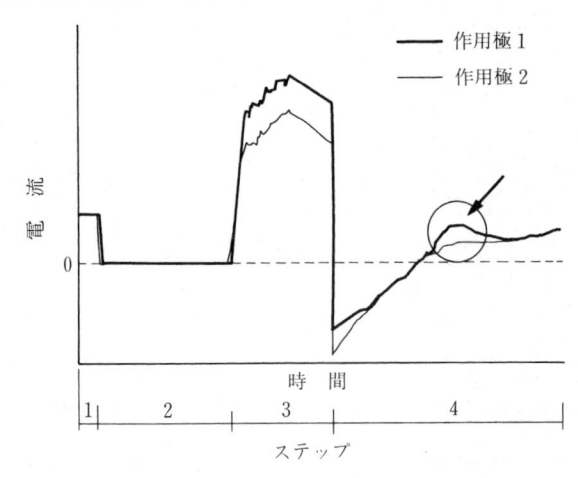

図 5.24 応答電流値のステップ状測定波形の概略図

電流値により試料を感知し，測定を始める。ステップ 2 は，電極表面上の酵素反応部において試料を酵素膜に浸透させて，酵素反応を行うための区間である。ステップ 3 の A より前の区間では，ある一定時間試料の電気分解を行い試料中の酸素量を増加させ，ステップ 4 において電位の掃引を行い，B で WE 1，WE 2 の応答電流値のピーク電流値の差を求めることにより，あらかじめ作成しておいた検量線からグルコース濃度に換算する。

実験に使用した電極を図 5.25 に示す。WE 1 (1.2×0.5 mm)，WE 2，参照極 (reference electrode：RE)，CE はそれぞれ白金メッキである。WE 1 上はグルコースオキシダーゼ (GOD) 担持 PVA 膜，WE 2 上は GOD 非担持 PVA 膜，さらにその上部にはアルギン酸ナトリウムのオーバコート膜が存在する。

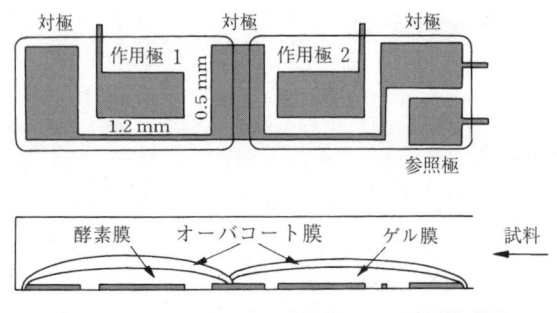

図 5.25 差動型使い捨て血糖値モニタ電極模式図

ステップ 3 の試料の電気分解を行った場合と省いた場合のグルコース濃度 C_G とピーク電流値 I_P の関係，およびシミュレーション結果との比較を，図 5.26 に示す。ステップ 3 を省いた結果では，C_G が 100 mg/dl よりも高濃度になると，出力に差がみられなくなった。これは，試料中の酸素の不足により酵素反応が制限されるためだと考えられる。ステップ 3 の電気分解を行った結果では，C_G =0〜500 mg/dl まで線形性が得られた。これは，試料の電気分解を行うことにより試料

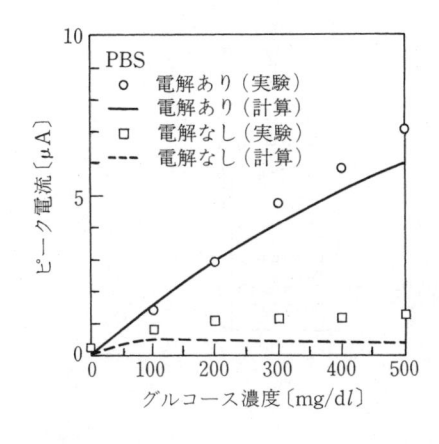

図 5.26 予備電解を賦与したときのピーク電流とグルコース濃度の関係

中の酸素濃度が高くなり，グルコースの高濃度域でも酵素反応が円滑に進行するためだと考えられる[51]。

5.10 携帯型人工膵臓

閉ループ（closed-loop）式人工膵臓は，ベッドサイド型と携帯型に区別される。ベッドサイド型人工膵臓は，すでに実用化され臨床応用されている。これは，臨床検査用の装置を応用して，採血，ヘパリン注入，希釈血液のグルコースセンサによる血糖値測定を連続自動化した形式である。さらに，インスリン注入ポンプを組み合わせてコンピュータ制御した人工膵臓システムが，ベッドサイドで応用されている。ベッドサイド人工膵臓システムでは，1日当り 30〜72 ml の採血を必要とするので，比較的手術後の管理などの短期間に限定され使用される[52]。

携帯型人工膵臓に必要な事項は，採血が不要で，長期間使用が可能で，体内へ埋込み可能か，生体情報の遅れ時間があまりなく，連続的に計測できることである。七里ら日機装のグループは，微小針型グルコースセンサを開発し，生体適合膜の被覆，エレクトロンメディエータのフェロセン付加センサにより長期安定性を実現した。また，マイクロダイアリシスプローブを用いたシステムも同時に開発した。図 5.27 に，携帯型人工膵臓システムのグルコースモニタ部の構成例を示す。マイクロダイアリシスプローブ，透析液ポンプ，廃液バッグ，グルコースモニタからグルコースセンシングされ，インスリン，グルカゴン注入システムを組み合わせて携帯型システムとする。インスリンの静脈注入から，より長期使用可能な皮下への持続注入のための制御アルゴリズムの開発が行われている[53]。皮下吸収速度の速い超速効型インスリンアナログを用いた皮下注入方式により，インスリン依存型糖尿病患者の日内変動を制御することに成功している。しかし，製造物責任法（PL法）のため実用化されていない。また埋込み型人工膵臓を目指したテレメトリーシステムが提案されている。

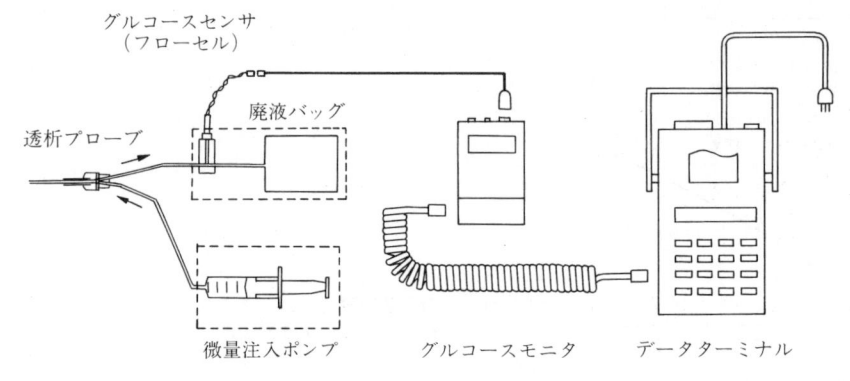

図 5.27 携帯型グルコースモニタシステムの構成

5.11 新規なグルコース・血糖値測定法

ルミノールを用いた電気化学発光[54]，コンカナバリン A を用いた蛍光[55]，生成グルコン酸の pH 変化による色相変化[55]，酸化タングステン光着色[56]等光ファイバを用いた方法，ボロン酸基を導入した膨潤変化による抵抗変化を利用した方法[57]が挙げられ，多くの検討が必要であるものもあるが，今後の報告が期待される。

光学的手法により非侵襲的に生体情報を計測する方法は，近未来の方法として期待されている。しかし，*in vivo* 計測時には，生体物質の混在や未知物質の存在のために，着目物質のみを測定するのはかなり困難である。七里らは，内部多重全反射（ATR）プリズムを口唇粘膜に接着し，フーリエ変換赤外分光光度計の吸光スペクトルから，グルコース固有のスペクトルに着目し検討している。1 180/cm を基線とした 1 080/cm の頂点吸光強度が，グルコース濃度と良い相関を示している[58]。

経皮的血糖値測定[59]とは，表面角質層を粘着テープで除去した後に皮膚表面を減圧吸引することにより微量な検体（吸引浸出液：suction effusion fluid：SEF）が得られ，これを微小半導体型グルコースセンサ（IFFET）を用い ISFET の電位差でグルコース濃度を測定するものである。この装置を糖尿病患者に適用したところ，糖尿病患者の血糖値と SEF が良好に相関しており，血糖値をモニタリングすることができた。将来採血要らずの血糖値測定として期待されている。

5.12 ハイブリッド型人工膵臓

臓器そのものではなく，膵臓の機能をもつラ氏島を移植することが検討されている。これをハイブリッド型人工膵臓と呼ぶ。ラ氏島を拒絶反応から保護する目的で，ラ氏島と生体を隔離する膜を使用する。しかし，ラ氏島生存のための栄養分の供給と分泌されたインスリンの透過が可能な膜が必要である。図 5.28 に示す 4 種

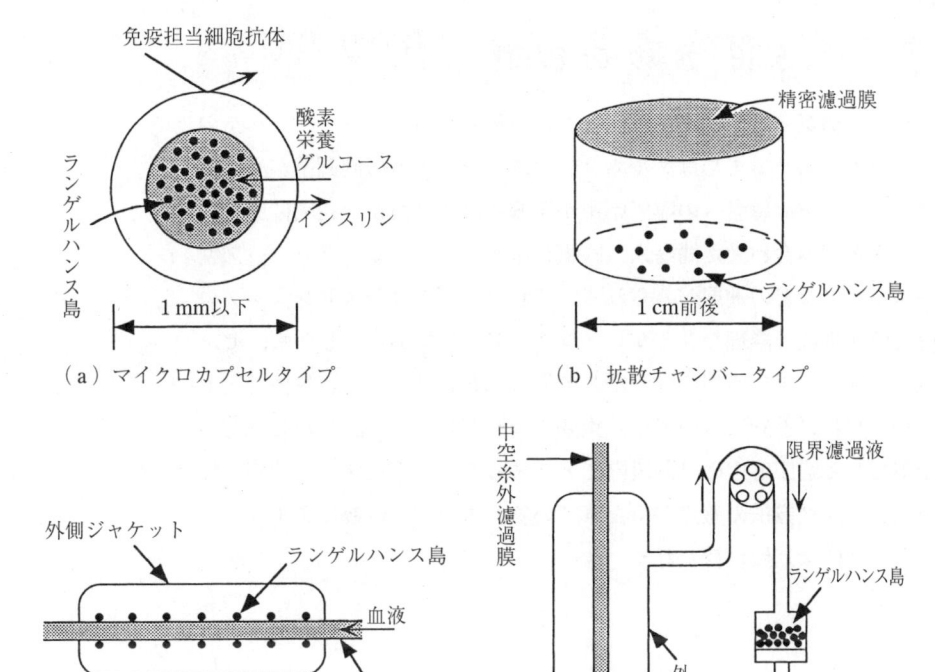

図5.28 ハイブリッド型人工膵臓

類のハイブリッド型人工膵臓が検討されている[60]。

① アガロースマイクロビーズ（1 mmϕ以下）に封入したラ氏島マイクロカプセルタイプ
② 精密濾過膜を用いる拡散チャンバータイプ
③ 血液透過中空糸膜外部のラ氏島を保持したタイプ
④ 血液とラ氏島を限外濾過膜で分離したタイプ

分子量6 000のインスリンを透過し，分子量160 000の免疫グロブリンG (IgG) を阻止する膜，およびゲル素材の開発が重要である。IgG は γ-グロブリンに含まれるので，γ-グロブリンの阻止率を測定すればいい。孔径のそろった核孔 (nucleopore) フィルタでは，0.05 μm の孔径でもわずかに透過がみられた。また，細胞の付着，タンパク質の付着の少ない素材が必要であり，大量のラ氏島の採取に豚膵を用いることが検討されている。重症糖尿病ラット尾の長期間血糖値制御には，2〜3個/g-体重が必要とされ，人に応用するには10万〜25万個必要となる。

5.13 今後の課題

人工膵臓システムを構築するには，生体内または生体外でのグルコースレベルの計測とそれに応じたインスリンまたはグルカゴンの注入システムの制御系が必要である。ベッドサイドでの重症患者への臨床応用が実施されてきたが，在宅健康管理のための簡易モニタと組み合わせた簡易人工膵臓システム，またオープンループ型の簡易グルコースモニタなどの進展がみられる。これは，グルコースセンシングの基礎原理，反応と輸送過程の詳細なシミュレーションの成果である。しかし，センシングの微細加工技術の改善や新規な計測法の開発などが必要である。生体計測で特に重要な生体適合材料の設計についても，重要な進展がみられた。しかし，生体内直接計測は依然として臨床応用の試験段階でとどまっている。正確で長期安定性のあるマイクロセンシング方法の確立が待たれている。また，非侵襲にグルコースを計測する方法の画期的な進展が待たれる。

■ コーヒーブレイク ■

糖尿病の診断・治療の歴史

糖尿病の血糖値はいつごろから測定されていたかというと，17世紀にさかのぼる。最初は，異常に気づいた糖尿病患者が，なめたかどうかはわからないが，尿が甘いと気づいたときからで，ついで，酵母によるアルコール発酵法で発生する炭酸ガスの量測定が行われたようである。微量血糖値測定が実施されたのは，20世紀になってからであり，除タンパクした血液のグルコースの還元能を測定する化学分析が実施されるようになった。さらに，除タンパクの方法，銅の還元，フェリシアン・フェロシアン対などの酸化還元剤，呈色試薬などの開発が実施された。実際には，血液中の干渉物質の影響，血球成分の呈色への影響など，不十分な結果だったことは，現在の知識からは十分推察できる。

酵素を用いた分析が実施されたのは，1960年前後である。当時は1～2時間の計測時間を要していたのが，酵素電極の開発により数分で計測できるようになったのは，画期的な技術開発であった。グルコースオキシダーゼ酵素の固定化技術，制限透過膜，酸素透過膜，メディエータ利用などは，本文に記述したとおりである。治療への応用は，微小針型センサの開発と皮下組織への埋込みが開始されて進展した。この間の歴史は，Diabetes Journal, **19**, 72 (1991) に詳しく出ている。

治療といえば，病気を治す医者の仕事であろう。一方，診断は，工学者が設計したデバイス，材料，システムを駆使して，予防医学に工学者が役立つことのできる仕事であろう。近年は，在宅健康管理，在宅看護の観点からも，病気にならない，または病気の兆候を見逃さない診断技術が重要になっていると思う。

6 薬物送達システム

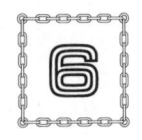

6.1 はじめに

　1960年代初頭，メキシコのある医薬品会社研究所で，経口避妊薬製造工程の作業員たちに，性ホルモン特有の副作用問題が深刻になっていた。頭痛，ほてり，体重増加，ムーンフェイス，男性の女性化などである。この対策の責任者であったDr. Zaffaroniは，原因となる多くの可能性を検討した結果，粉塵中の薬物が皮膚表面に付着しそこから吸収されていることを見いだした。当時皮膚は，体外から薬物や毒物の侵入を防ぐ防御膜と信じられていた。彼は，この常識が「必ずしも真ならず」，「薬物は皮膚から副作用を生じるほどよく吸収され得る」と確信したという。そこでこの研究所を去り，自らALZA社を創設し，薬を取り込む新しいルートを開発する革新的な薬剤学分野：ドラッグデリバリーシステム（drug delivery system：DDS）研究を開拓した。

　どんなにすばらしい機能をもった人工衛星が設計できたとしても，その衛星を軌道に乗せるためのロケットがなければ何の意味もない。どんなに破壊力のある弾丸が開発されても，それを打ち出す銃がなければ価値はない。「魔法の弾丸」は「魔法の銃」と一緒に使われてこそ意味をもつ。薬の分子という魔法の弾丸で病変部のみを集中的に攻撃できる魔法の銃をそなえた治療システムが，ドラッグデリバリーシステムである。これまで医薬品の開発段階で副作用が解決できず臨床利用に至らなかった多くの薬理活性分子の中には，革新的な体内への取り込みルートを開発することによって，副作用問題を解決できるものがあるかもしれない。

　ドラッグデリバリーシステムは，まさに医療のルネッサンスと期待されている。この期待はこれからも大きく広がるだろう。さらに，もっと重要なこととして，今日開発されようとしている新化合物は，革新的な取り込みルートと合体して初めて治療システムとして臨床利用可能になると考えられ，ドラッグデリバリーの意義はますます重要になっている。例えば，インスリンに代表されるペプチドやタンパク質は遺伝子操作によって大量生産されるようになったが，タンパク質であるがゆえに経口投与できない。消化管でそのほとんどが分解してしまうからである。これらはなんらかの新しい取り込みルートが開発されない限り，何度も厄介な痛みをとも

なう注射剤に頼らざるを得ない。

　今日では，薬理活性のある化合物を自然界から発見したり，実験室で合成することと同じように，薬の薬効成分を安全に効率よく標的組織に送達するシステムが必須と考えられるようになっている。ごく微量でも著しい薬効をもつ化合物が合成されるにつれ，標的移行性を高めて薬効を維持するとともに，標的外への分布を抑え，副作用を防ぐため，ドラッグデリバリーシステムは，以前にもまして重要になっている。

　ドラッグデリバリーシステムは，薬物を皮膚から吸収し体内の標的組織に送達する経皮吸収製剤のほか，体内で分解するポリマーに薬物を保存し徐々に放出する注射剤，消化管の内容物とその量やpHなどに依存せずあらかじめ調節した一定の速度で放出できる経口持続製剤，眼組織や脳などの深部に直接挿入する生分解性あるいは生体適合性ポリマーを用いた埋込み剤，鼻粘膜や肺気道吸収によるスプレー剤，口腔粘膜に付着する徐放製剤など，すでに広範囲な病気の治療に利用されている。

　本章では，このようなDDS技術の基礎と最近の進歩について概説し，その将来を展望する。

6.2　血中濃度と標的濃度

　製剤から放出した薬効成分は，生体側吸収膜を透過して毛細血管に吸収され，全身の標的組織に送達される。この場合，吸収部位によっては最初の循環で肝臓を経ずに直接心臓から標的へ送達できるので，薬効成分が有効に利用される。経口製剤と注射剤の大きな相違はこの第一循環での代謝の有無にある。すなわち，経口製剤は手軽に投薬できるが薬の使用効率は低く標的外移行性も大きい。一方，注射剤は薬を有効に利用できる点で有利だが，投薬は手軽でなく薬効の持続時間も短い。このような薬の利用効率（bioavailability：BA）を革新的なDDS製剤の開発で改善することが重要である。

　一般に，静脈注射，経口，経皮，その他により，製剤から放出した薬効成分は血中に吸収され，全身へ移行する。全身循環の過程で，一部分は血液成分(血漿)や組織に結合して保存される。結合していないフリーな薬効成分が薬効発現部位に達した後，薬理効果が現れる。さらに時間経過に伴い，薬物分子は，代謝して元の形を変えたり，そのままの分子で体外へ排泄される。DDSの多くは，薬効成分を効果的に治療に用いるとともに，標的外への移行を抑え副作用を防ぐため第1循環での肝臓代謝をバイパスする利点をもっている。いくつかの体内取り込み方法とその特徴(利点と欠点)を，**表6.1**に示す。理想的なDDS製剤設計は，標的組織で最適薬物濃度を実現できるよう，体内動態を考慮して，最適血中濃度の時間変化を明確に定義したうえで，この最適血中濃度を得るための放出特性をもつ製剤を設計開発することと定義できる。しかし，最適血中濃度の時間変化について明確でない点が多

表 6.1 種々の薬物吸収ルートの特徴

ルート	利　　点	欠　　点
経口	投薬が手軽 経済的	BA が低い
静注	BA が最も高い 大量投薬可能 即効性	コストが高い 炎症の恐れあり 医師，看護婦のサポートが必要
皮下	BA が比較的高い 注入場所の制限が少ない 即効性	コストが高い 硬化の恐れあり 医師，看護婦のサポートが必要 投薬量に制限
経皮	投薬が手軽 薬効持続時間が長い BA が高い	経口よりコスト高 皮膚刺激 即効性でない
経粘膜	経口より BA が高い 吸収が速い	経口よりコスト高 薬効時間が短い
経直腸	経口より BA が高い 手軽な投薬 薬効持続時間がやや長い 経済的	感覚的，文化的に好まない人が多い

く，時間的に一定の血中濃度を維持するための DDS 製剤が最も一般的である。

例えば，麻薬系鎮痛薬を用いるがん患者の痛み治療を考えてみよう。経口製剤では，薬効成分は消化管粘膜から吸収され血管を経て，全身の標的部位へ到達する。この過程で，薬物の一部は，第一循環で肝臓の代謝作用によって分解される。このため，肝臓代謝の大きな薬物では，標的部位で薬効の発現に要する量よりもはるかに過剰の薬物を投与することになる。また，消化管内で比較的すみやかに分散吸収される薬物が多く，血中濃度は，図 6.1 に示すように，パルス状に変化する。この

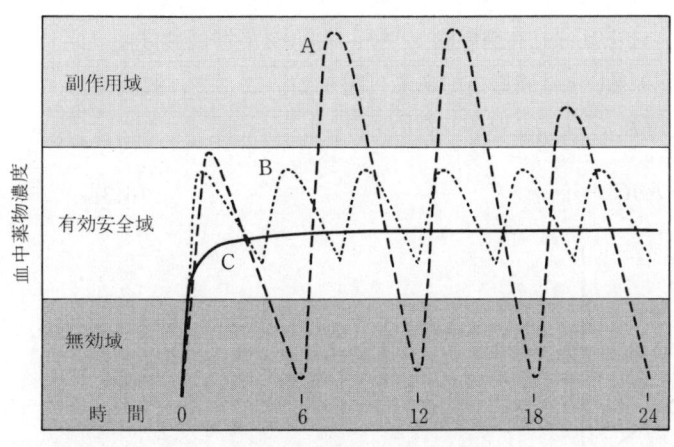

A：痛みを感じた時点で服用，血中濃度が副作用域に入ることがある。
B：通常の経口薬をきちっと服用した場合。実際には投薬を忘れてしまう
　　ことが多い。
C：持続性の DDS 製剤を用いた場合。

図 6.1　麻薬系鎮痛薬の血中濃度時間変化

ため，治療効果を持続するには，経口薬は1日数回投与される．最近，24時間有効な1日1回型持続経口製剤も開発され臨床利用されるようになっているが，肝臓への負担は無視できない．痛みが現れてから投薬する従来の経口製剤では，薬効成分は効果的に利用されず副作用の可能性も高い．持続製剤はその点効果的だが，経口製剤では肝臓への負担は無視できない．一方，定常的な痛みの予防に，持続製剤は明らかに効果をもつが，突発的な痛みに対しては，注射や経口製剤が有利である．また，長期に血中濃度を維持する治療では，薬物によっては薬剤耐性が現れることもあり，最適血中濃度の時間変化は種々の因子を考慮して判断されなければならない．

6.3 薬物の生体膜吸収

生体膜には，生体情報分子や栄養物などの能動輸送やトランスポータを介する促進輸送が確認されているが，たいていの医薬品は生体にとって異物質であるため，生体膜吸収は濃度こう配に依存する受動拡散である．この場合，膜を介して薬物分子が吸収されるフラックスは，Fick の第一法則から

$$F = \frac{dQ}{dt} = -D\frac{dC}{dx} \tag{6.1}$$

となる．ここで，D は膜内拡散係数，C は膜内濃度，x は膜表面からの距離である．また，t と Q はそれぞれ時間と総透過量を示す．一般に，膜内濃度を測定することは困難なため，式 (6.1) は定常状態について

$$\left(\frac{dQ}{dt}\right)_{ss} = \frac{D(K_d C_d - K_r C_r)}{l} \tag{6.2}$$

ただし，添え字 d および r はそれぞれ高濃度側（ドナー側）および低濃度側（レセプター側）で，K は分配係数，l は膜厚みである（図 6.2）．ここで，膜両面に接する液が同じなら，分配係数 K_d と K_r は等しいので

$$\left(\frac{dQ}{dt}\right)_{ss} = \frac{DK\Delta C}{l} = P\Delta C \tag{6.3}$$

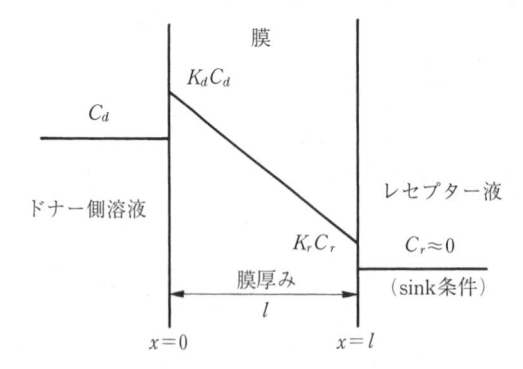

図 6.2 均質膜薬物透過における定常状態濃度分布

ただし，ΔC は濃度差（$C_d - C_r$），P は透過係数（$=DK/l$）である。レセプター側に sink 条件が成立すると

$$\left(\frac{dQ}{dt}\right)_{ss} = \frac{DKC_d}{l} = PC_d \tag{6.4}$$

となる。多くの場合，薬物の生体膜拡散が律速段階で，毛細血管への移行は sink 条件のもとで進行する。

式 (6.3)，(6.4) は，薬物の生体膜吸収を記述する基礎式であるが，生体膜は普通の合成高分子膜と異なり，① 生体膜は多層膜不均質膜である，② 厚みが時間的に変化する，③ 接している物質によって膜変化を生じる，④ 界面抵抗が大きく必ずしも分配平衡は成立しないなど，生体膜特有の性質のため，そのまま式 (6.4) を使えるとは限らない。したがって，合成高分子膜で確立されている薬物透過理論を用いて，実験データを整理したり，拡散係数や分配係数を決定する際には，生体膜固有の性質を考慮しておくことが重要である。

6.3.1 拡散係数と分配係数

薬物の膜透過で最も重要な因子は，拡散係数と分配係数である。これらの数値は，ふつう膜透過実験から決定される。**図 6.3** に示すような横型あるいは縦型拡散セルに生体膜をはさみ，一方に薬物溶液を，他方に薬物を含まないレセプター液を満たす。レセプター液を時間的にサンプルし，その濃度を測定すると，**図 6.4** に示

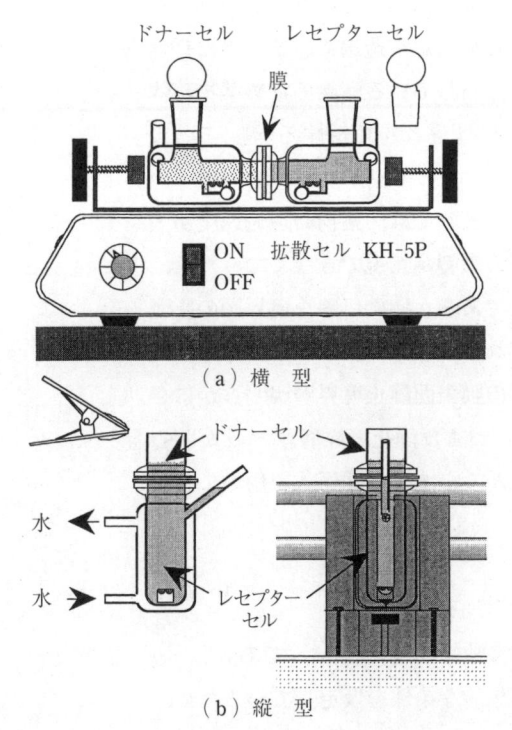

図 6.3 膜透過実験に用いられる拡散セル

図6.4 膜透過実験で得られる累積透過量と時間との関係

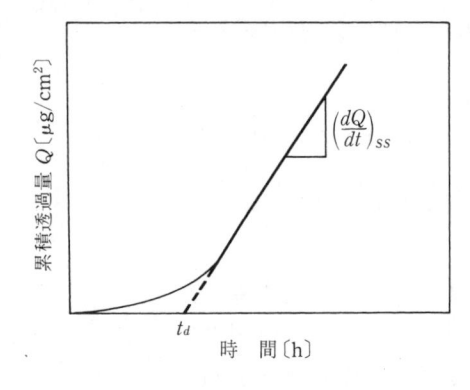

拡散係数は式（6.5）から時間遅れを用いて計算される。

すような累積膜透過量 Q と時間 t の関係が得られる。

膜内で代謝や結合が起こらない場合，膜内拡散係数 D は Q-t 時間曲線の直線部の時間切片（時間遅れ）t_d から次式で計算される。

$$D = \frac{l^2}{6t_d} \tag{6.5}$$

一方，分配係数 K は，直線のこう配（フラックス）と拡散係数から式（6.6）を用いて決定される。

$$K = \frac{\left(\dfrac{dQ}{dt}\right)_{ss} l}{DC_d} \tag{6.6}$$

たいていの場合，薬物は膜内で多かれ少なかれ組織に結合している。この結合が著しく大きい場合には，結合部位を薬物で満たすために定常透過に達するのに長い時間遅れを生じることがある。一方，生体膜内に分布している酵素のため薬物が代謝することもよく起こる現象である。膜内代謝は時間遅れを短縮する[2),4)]。このように，結合や代謝を伴う膜透過では，式（6.5）はそのまま使えないので，より一般化した解析方法が提案されている。また，膜透過実験では，薬物の透過速度が大きくなるにつれ，膜表面に形成される静止境界層の影響が無視できなくなったり，分配平衡が成立しなくなることもよく起こる現象である。特に，静止境界層の影響は，脂溶性の高い薬物の膜透過で十分考慮しなければならない。拡散係数や分配係数を in vitro 実験で決定する際，膜透過実験装置の膜表面静止境界層が明らかにされている装置を使うべきである。液中拡散係数 D_f および静止境界層厚み δ が明らかであれば，正味の膜透過速度が見かけの実験値から，つぎの関係式を用いて容易に求められる[1)]（図6.5）。

$$\left(\frac{dQ}{dt}\right)_i = \left(\frac{2DK}{k_m l} + 1\right)\left(\frac{dQ}{dt}\right)_{ss} \tag{6.7}$$

ただし，$(dQ/dt)_i$ は正味の透過速度，k_m は物質移動係数（$=D_f/\delta$）である。

膜透過実験から得た拡散係数や分配係数は，理想的な条件を仮定しているため，独立したほかの実験からも確認することが好ましい。例えば，分配係数は，薬物溶

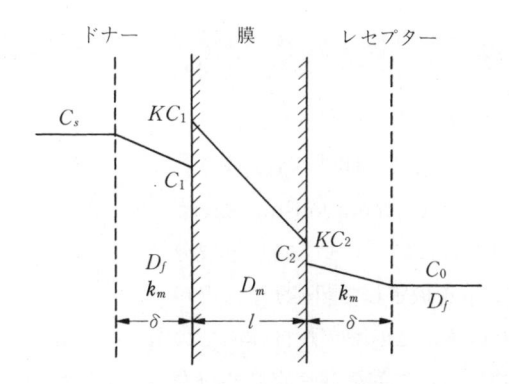

図 6.5 膜表面に形成される静止境界層の影響が無視できない場合の濃度分布

液と組織が平衡に達した後，組織濃度と溶液濃度との比で定義できる．結合が無視できる程度であれば，こうして得た分配係数は，透過実験から計算された式 (6.6) の数値と同程度になるはずである．

6.3.2 2層膜モデル

生体膜は多くの場合多層膜である．特に薬物の透過に関しては，親水性および脂溶性薬物に対する抵抗膜として作用することもあり，脂溶性膜と親水性膜が2層膜として機能していることが多い．例えば，皮膚や角膜は薬物透過に関して，典型的な2層膜と近似できる．2層膜における薬物の拡散係数と分配係数は，無傷の2層膜透過実験と片方の膜を取り除いた単層膜透過実験の結果から，次式を使って求められる[2]（図 6.6）．

$$D_1 = \frac{1}{1-\eta} \frac{h}{C_2} \left(\frac{dQ}{dt}\right)_w \tag{6.8}$$

$$C_2 = \frac{(1-3\tau+2\eta\tau)}{(1+2\eta)(1-\eta)} \frac{6t_{dw}}{h} \left(\frac{dQ}{dt}\right)_w \tag{6.9}$$

ここで，$\tau = t_{d2}/t_{d1}$，$\eta = (dQ/dt)_2/(dQ/dt)_1$，ただし添え字 w は無傷の皮膚を示し，1，2 はそれぞれ単層膜，2層膜を意味する．

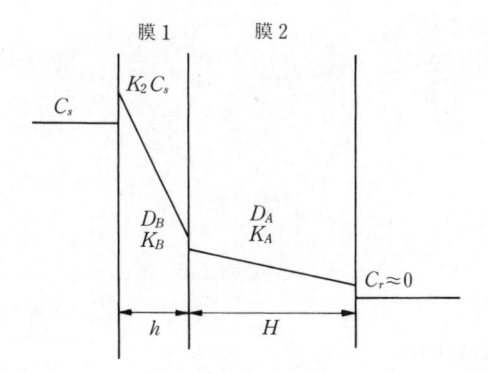

図 6.6 2層膜での薬物透過における濃度分布

6.4 体 内 動 態

DDS製剤から放出した薬効成分は，生体膜透過を経て血中に吸収され，全身の標的組織へ移行する．吸収の後，組織への分布，代謝などを経て体外へ消失する．この一連のプロセスをADME (absorption, distribution, metabolism, excretion) と呼ぶことがある．多くの薬物について，体内でのこのプロセスを血液成分の主要コンパートメントと残りの周辺コンパートメントを仮定して記述することが多い．これを体内動態2-コンパートメントモデルという．このモデルは体内でのADMEを単純化しすぎる欠点をもつが，多くの薬物について消失速度定数や分布容積などモデルパラメータが明らかにされており，新しいDDS製剤を設計するために使用できる．

体内での薬効成分の分布，消失などが図6.7に示すような2-コンパートメントモデルで記述できると仮定すると，主コンパートメントおよび周辺コンパートメントでの薬物濃度は，それぞれ式 (6.10) および式 (6.11) で記述できる．

$$V_p \frac{dC_p}{dt} = \left(\frac{dQ}{dt}\right)S + k_{21}C_t V_t - (k_{12} + k_e)C_p V_p \tag{6.10}$$

$$V_t \frac{dC_t}{dt} = k_{12}C_p V_p - k_{21}C_t V_t \tag{6.11}$$

ここで，k_{12} は主コンパートメントから周辺コンパートメントへの移動速度定数，k_{21} は周辺コンパートメントから主コンパートメントへの移動速度定数，k_e は消失速度定数である．また，$(dQ/dt)S$ はDDSから放出した薬物の吸収速度，V_p および V_t は主コンパートメントおよび周辺コンパートメントの分布容積である．特に，1-コンパートメントの場合，式 (6.10) は式 (6.12) のように簡単化される．

$$V_p \frac{dC_p}{dt} = \left(\frac{dQ}{dt}\right)S - k_e C_p V_p \tag{6.12}$$

薬物の製剤からの放出速度が一定に維持されるDDS製剤について，$(dQ/dt)S$ 一定のもとで式 (6.12) を解くと，血中濃度は次式で表される．

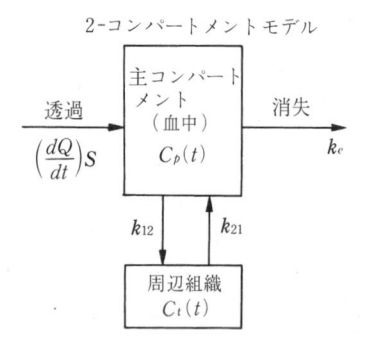

図6.7 薬物の体内動態2-コンパートメントモデル

$$C_p = \frac{\left(\dfrac{dQ}{dt}\right)S}{k_e V_p} \{1 - \exp(-k_e t)\} \tag{6.13}$$

この式は，DDSからの薬物放出速度が一定なら，定常状態血中濃度は時間に依存せず一定に維持されることを示す．しかし同時に，一定速度放出型のDDS製剤では，血中での消失速度定数 k_e が血中濃度の時間変化を決める重要なパラメータであることを示す．すなわち，血中濃度が一定になるための時間遅れは体内消失速度定数に大きく依存する．この消失速度定数は式(6.14)の体内半減期として定義される．

$$t_{\frac{1}{2}} = \frac{0.693}{k_e} \tag{6.14}$$

6.5 制御放出

多くの病気の治療で，血液中コンパートメントは必ずしも標的部位でない．しかし，標的部位での薬物濃度測定が一般に困難なため，測定容易な血中濃度を薬理効果と関係づけるのが薬力学の基準である．慢性的な疾患で長期間の治療では，血中濃度を至適濃度域に維持するために，式(6.13)から予想できるように，一定速度放出型DDS製剤が適している．したがって，時間や生体側環境に依存せずあらかじめ調節した一定速度で薬効成分を血中へ送達することが，DDS製剤で多く望まれている．このような薬物の放出を制御放出と定義する．制御放出の実現には，基剤として高分子膜，生分解性ポリマー，溶解性高分子，粘着ポリマーなどが用いられている．また，エネルギー源としては浸透圧，膜間濃度差，高分子基剤，生分解速度，電流，圧力，超音波などが利用されている．基剤，放出エネルギー源，製剤形状および薬効成分の製剤内保存方法の組合せによって，薬効成分の放出速度が最適に制御される．薬効成分のDDS製剤内への保存法は，基本的には，基剤内に均質に分散あるいは溶解するマトリックス製剤と薬物保存層を放出速度制御用薄膜で包み込んだレザバー型製剤に大別できる．

6.5.1 マトリックス型製剤からの薬物放出

平板状の高分子マトリックス内に薬物分子が結晶状に均質分散していると仮定すると(図6.8)，製剤表面での静止境界層の影響が無視できるような条件では，Fickの拡散第2法則を適当な境界条件，初期条件で解くと，累積透過量 Q は式(6.15)で記述できる[3]．

$$Q = \sqrt{(2A - C_m) D_m C_m t} \tag{6.15}$$

ここで，A は製剤内初期薬物保存量，C_m は膜内飽和濃度である．

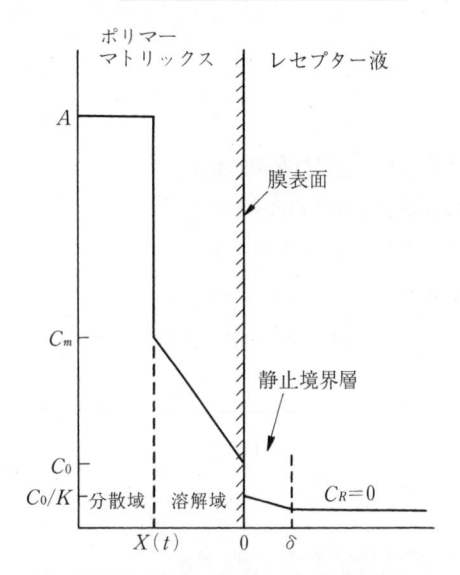

静止境界層の影響が無視できる場合は薬物の膜表面濃度は0である。

図6.8 マトリックス型DDSでの薬物濃度分布

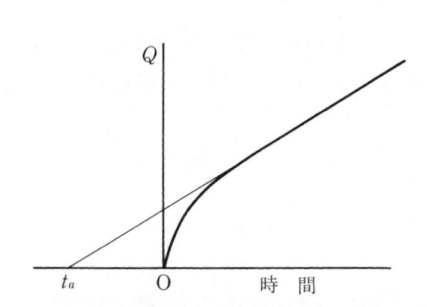

初期破裂的放出と後期の緩やかな0次放出とに近似できる。

図6.9 マトリックス型DDSからの薬物放出曲線

したがって，放出速度は

$$\frac{dQ}{dt} = \sqrt{\frac{\left(A - \frac{C_m}{2}\right) \cdot D_m C_m}{2t}} \tag{6.16}$$

となり，時間の平方根に反比例する。

式(6.16)からわかるように，マトリックス型製剤からの薬物放出速度は一定に

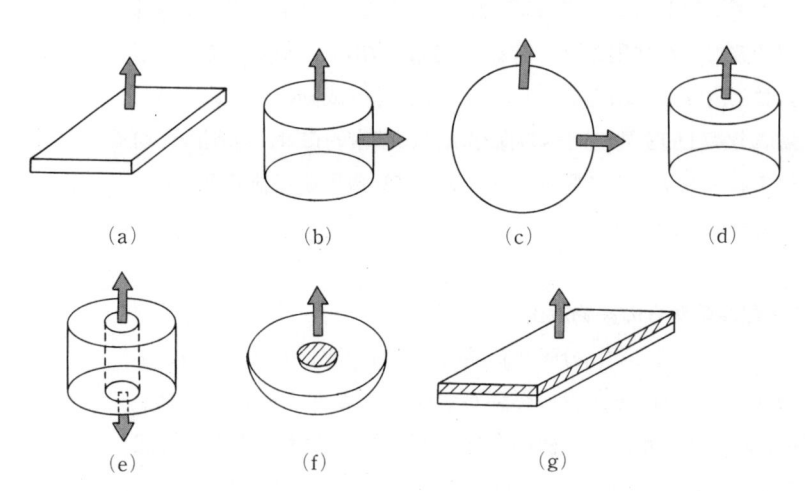

(a)　(b)　(c)　(d)

(e)　(f)　(g)

(d)，(e)，(f)のように放出孔を内部に設けると近似的に一定速度放出が達成できる。

図6.10 種々のマトリックス型製剤

ならず、時間とともに低下する。そのため、マトリックス型DDSでは厳密には血中濃度は一定にならず時間とともに低下する。しかし、放出速度と時間の平方根との比例関係は、初期の急速放出（破裂的（bursting）放出）期間を除くと、近似的にほぼ一定放出と近似できる（**図6.9**）。また、臨床上の使用条件では、生体膜側の拡散抵抗が無視できないことが多いので、放出速度が時間とともにやや低下することは、治療効果に好ましくない影響を及ぼすことは少ない。しかし、球状や円柱状製剤では、時間とともに放出速度の低下が著しくなる。このようなマトリックス型製剤でも、**図6.10**のように放出面を円柱や球（半球）の内部に設けることで、一定速度放出を実現できる[4]~[6]。

6.5.2 レザバー型製剤からの薬物放出

レザバー（reservoir）型製剤は、ふつう高分子制御膜で薬物の放出を制御する構造になっている。レザバー層に飽和濃度以上の薬物を結晶状などで保存する限り、放出速度は一定に維持される。そのため、血中濃度は長期間一定に維持でき、治療の有効期間も持続する。平板、円柱、球状の製剤について、定常状態放出速度はそれぞれ式（6.17）、（6.18）、（6.19）で示される。

$$\frac{dM}{dt} = a\frac{dQ}{dt} = \frac{aDK\Delta C}{l} \tag{6.17}$$

$$\frac{dM}{dt} = \frac{2\pi h_c DK\Delta C}{\ln\left(\frac{r_0}{r_i}\right)} \tag{6.18}$$

$$\frac{dM}{dt} = 4\pi DK\Delta C \frac{r_i r_0}{r_0 - r_i} \tag{6.19}$$

ただし、aは面積、ΔCは膜間濃度差、lは膜厚み、h_cは円柱高さ、r_0は円柱あるいは球の外径、r_iは内径である。

6.6 DDSに用いられる高分子基剤

DDSの基剤に用いられる高分子には、さまざまなものが存在するが、大きく分けて、生体内で分解しない生体適合性の高分子と、生体内で分解して徐々に消滅していく生分解性高分子とがある。

6.6.1 非分解性高分子

非分解性高分子は、医療用ディスポーザブル製品や人工臓器に多く用いられている。DDSにも、薬物の放出制御や徐放性製剤として、シリコーンエラストマー（PDMS）、エチレン-酢酸ビニル共重合体（EVA）、ハイドロゲルなどがおもに用いられており、シリコーンは、体内埋込みDDSの基剤として広く臨床応用されて

〔1〕 シリコーンエラストマー

シリコーンは疎水性高分子であり，化学安定性も高く，その優れた生体適合性から医療用材料として広く用いられている。

1964年に，Folkmanらによって，シリコーン（PDMS）に対するさまざまな薬物の透過性と組織適合性について報告されて以来[7]，多くの徐放性製剤に関する検討がなされてきた。

シリコーンの薬物透過性，シリコーンからの薬物放出特性，添加剤やフィラーの影響などが，すでに報告されている。Kinclらは，黄体ホルモンプロゲステロンの膜透過性を，各種プラスチックフィルム（polyamide, polyethylene, polyesterなど7種）と比較し，シリコーンの優位性を実験的に明らかにした[8]。そのほか，麻酔薬，ペプチド，抗炎症薬など種々の薬物についてシリコーンの膜透過性が検討され，おもに脂溶性薬物の放出制御に有用であることが確認されている。

シリコーンの優れた生体適合性を生かした長期埋込み型DDSとして，避妊効果を得るために黄体ホルモンプロゲステロンを持続放出する子宮内挿入剤Progestasert，マッチ棒サイズのシリコーンチューブに合成黄体ホルモンレボノルゲストレルを満たし上腕部に6本埋め込む避妊製剤Norplantなどが，臨床利用されている。シリコーンは，経皮治療システムの薬物保存層にも使用されている。シリコーンエラストマーは，おもにPDMSが臨床利用されているが，最近，PDMSにPMMAやPEOなど親水性域をブロックやランダム共重合した，より親水性の基剤としてもDDSへ応用が検討されている[9]~[11]。

〔2〕 エチレン–酢酸ビニル共重合体（EVA）

EVAはビニルポリマーの一種で，エチレンと酢酸ビニル（VA）がランダムに存在するランダム共重合体である。生体適合性が高く，加熱圧着が可能で，成形加工性に富んでいる。共重合体中のエチレンと酢酸ビニルの組成比は，容易に変化できる。例えば，VA含量を変化させると，その物理化学的性質も異なり，ポリマーに対する薬物の溶解度や透過特性を調節できる。拡散係数はVA含量にほとんど

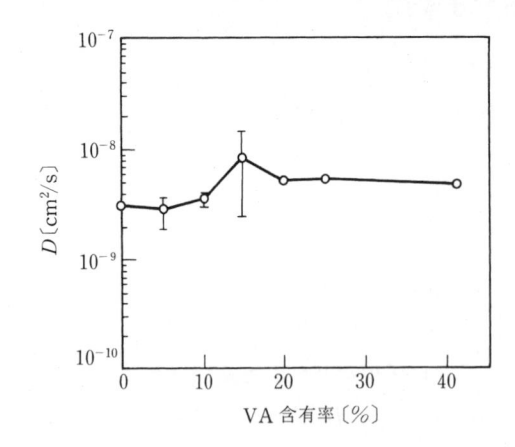

図6.11 薬物（硝酸イソソルビド）のEVA膜拡散係数に及ぼすVA含有率の影響

依存しない[12]（図6.11）。この性質を利用して，EVA膜を用いて薬物の放出速度を時間制御する新しい経皮治療製剤が開発され，臨床応用が期待されている。EVAのDDSへの応用例としては，緑内障治療薬Ocusert，子宮内挿入避妊具Progestasertにおいてそれぞれピロカルピン，プロゲステロンの放出制御膜として，また経皮吸収製剤で，乗物酔予防薬Transderm-Scop，心臓病治療薬Transderm-Nitro，Nitro-Discにおいてそれぞれスコポラミン，ニトログリセリンの放出制御膜として用いられている。

〔3〕 **生分解性高分子**

生分解性高分子は，体内で分解し消滅する高分子である。一般に生分解性高分子の生体内分解メカニズムは，**図6.12**のように3通りの可能性がある[13]。一つは，高分子の主鎖あるいは側鎖が切断して低分子体となる場合である。ポリグリコール酸やキチンのような疎水性高分子は，このメカニズムによって分解される。二つめは，高分子の側鎖が切断して生じた高分子が水溶性である場合である。合成ポリペプチドやデキストランなどの誘導体は，これに属している。最後は高分子の三次元架橋体であり，イオン結合や加水分解を受けやすい共有結合などの架橋点がイオンや水によって開裂することによって，一次元の水溶性高分子となる。最もよく研究されているポリ乳酸-グリコール酸共重合体などの生分解性高分子は，水の存在下で果物が腐敗するように，全体分解（bulk erosion）を起こす。

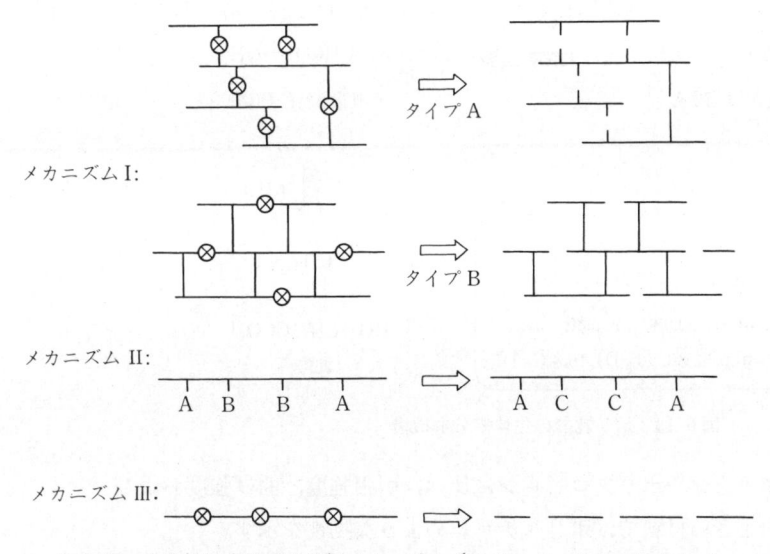

図6.12 生分解性高分子の分解メカニズム〔Heller, J.: Biomaterials, 1, pp.51-57（1980）〕

DDSに用いられる高分子は，そのほとんどがメカニズムIの様式で分解する。また，DDS用の生分解性高分子の体内での分解は，酸化，光，熱などではなく加水分解によって起こる。この加水分解には，生体内酵素の触媒作用によって分解される（酵素的加水分解）ものと，酵素とは無関係に加水分解される（非酵素的加水

分解）ものとがある。

　生分解性高分子は，組織内や血管内に直接埋め込んだり，マイクロカプセルとして注射したりなどの方法によって，薬物放出を制御する目的で使用される。シリコーンなどの非分解性高分子も埋込み型徐放性製剤として利用されるが，この場合，生体内に埋め込み，一定期間の治療後，製剤を再び摘出しなければならない。一方，埋込み型製剤として，生分解性高分子を用いれば，治療後に再度摘出するための外科的手術も必要なく，患者の負担も少なくなるなどの利点が多く，広範な治療分野で研究されている。生分解性高分子をDDSに用いる場合，生体適合性に優れ，加工しやすく，また分解産物が無毒であることが条件である。

　（a）　ポリ乳酸（PLA）　　生体内で非酵素的に加水分解され，その分解産物である乳酸は，肝，筋肉，腎，心，肺，脳などの種々の組織内で代謝され，最終的には炭酸ガスと水として体外へ排出される。

　乳酸は不斉炭素を有し，光学異性体が存在するため，ポリ乳酸（**図6.13**）はD-体，L-体，DL-体の3種類が存在する。このうち，L-体とDL-体が生体に対して有害な反応を示さないことが見いだされており，これらの利用に関する研究が行われている。L-体およびD-体のポリ乳酸は，結晶性であり，DL-体のポリ乳酸は非結晶性である。

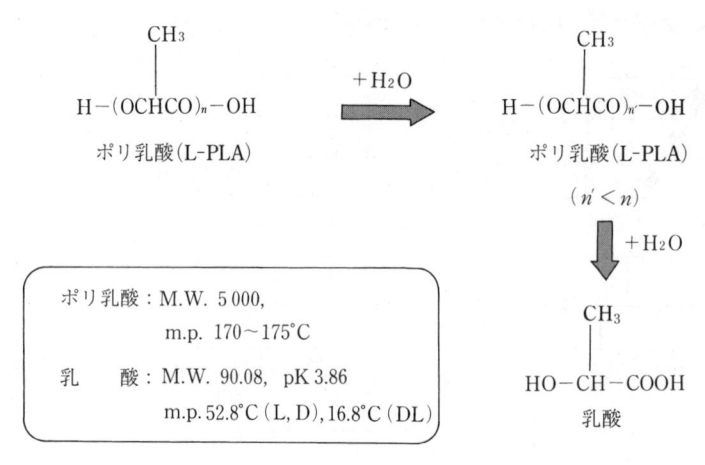

$$H-(OCHCO)_n-OH \xrightarrow{+H_2O} H-(OCHCO)_{n'}-OH \xrightarrow{+H_2O} HO-CH(CH_3)-COOH$$

ポリ乳酸(L-PLA)　　　　　　ポリ乳酸(L-PLA)　　　　　　乳酸
　　　　　　　　　　　　　　　　($n' < n$)

ポリ乳酸：M.W. 5 000, m.p. 170～175℃
乳　　酸：M.W. 90.08, pK 3.86　m.p. 52.8℃（L, D），16.8℃（DL）

図6.13　ポリ乳酸の生体内分解機構

　ポリ乳酸は，ポリエチレンやポリプロピレンに比べ，引張強度，曲げ強度および弾性率が高く，伸びの小さい材料で，ポリスチレンのような物性を示す。

　ポリ乳酸のガラス転移温度（T_g）は，分子量に大きく依存するが，DL-体とL-体のポリ乳酸で差はほとんど認められない。分子量が1 000以下のポリ乳酸では，T_gがきわめて低く0℃以下であるが，分子量が増大するとT_gも上昇し，分子量が4～5万で平衡値（57℃）に達する傾向がある。分子量は，その加水分解速度にも影響を与え，分子量が大きくなるにつれて，加水分解速度は低くなる。また，一般に，非結晶性のDL-体は結晶性のL-体よりもすみやかに加水分解する。

ポリ乳酸は，結晶性のL-体と非結晶性のDL-体があり，その物性の違いから薬物放出を制御することが可能である．また，合成高分子のため，分子量を数千から百万まで制御できることも大きな利点である．

（b） ポリ乳酸-グリコール酸共重合体（PLGA） ポリ乳酸-グリコール酸共重合体は，その組成比の違いにより異なる性質を示す．L-乳酸-グリコール酸共重合体では，グリコール酸含量が多くなるに従い結晶性・融点の低下が認められ，25～70 mole %の範囲では非晶質となる．また70 mole %までは親水性が増大する．グリコール酸含量50 mole %のものが，加水分解速度が最も高く，生体内での分解半減期が最も短いことが報告されている．高分子の分解半減期は，約1週間のものから約6か月のものまで得ることができる．このように，共重合体組成の選択も，薬物放出速度制御を考えた場合に重要である．生分解性高分子は，薬効持続製剤の開発に数多く研究されているが，生体内で埋込み後期に製剤内部が破裂的に崩壊するため，薬物を多量放出してしまい副作用が生じるといった場合もあるため，その取り扱いには十分注意が必要である．このような埋込み後期に認められるポリマーの内部崩壊に基づく破裂的放出を伴わず，長期間ほぼ一定の速度で薬効成分を放出できる生分解性埋込みDDSが，製造プロセスの最適化によって実現できることも明らかになっている．今後，生分解性ポリマーの加水分解反応と生体内の製剤環境条件との詳細な関係が明らかにされるにつれて，*in vitro* 放出実験から容易に *in vivo* 性能や臨床性能が評価できるようになるものと期待できる．

〔4〕 刺激応答性高分子基剤

温度，pH，磁気，超音波，電場などの外部環境条件で内部構造が変化する高分子基剤が，薬物の制御放出やターゲティングに利用されつつある．温度に対して鋭敏に親水性/疎水性が変化するポリ（n-イソプロピルアクリルアミド）を用いた温度応答性高分子ミセルの抗がん剤ターゲティングが，研究されている[14]．pH上昇によって膨潤するゲルにたんぱく質などの薬効成分を固定化し，中性付近で基剤膨潤に伴い薬効成分を放出できるpH応答性ハイドロゲル[15]も提案されている．また，がんの温熱療法に利用する機能性磁性微粒子[16]，皮下埋込み剤からの薬物放出に超音波照射を利用して動的制御する試みなども提案されている．このような基剤は，その内部構造が体外から加えられた外部エネルギーや生体情報そのものに応答して変化する．そのため，臨床利用に至るまでには，基剤応答の個体差や生体情報のばらつきなど定量的に制御できなければならない．

6.7 DDSの現状

6.7.1 経口DDS

〔1〕 持続性経口製剤

経口DDS製剤は，ワックスマトリックス型，粉粒体コーティング型，浸透圧ポ

ンプ型，セルロース誘導体型などが開発されている。ワックスマトリックス型と粉粒体コーティング型製剤は，徐放製剤として古くから臨床利用されている。また，その製造方法も，かくはん，混合，乾燥，コーティングなどの単位操作の組合せで確立している。しかし，これらの製剤からの薬効成分の放出は，消化管内の水分量や食物量とその種類などの環境条件に依存するため，放出速度の制御はむずかしく，生物学的利用能（バイオアベイラビリティ）も低い。セルロース型製剤は，薬効成分をヒドロキシエチルセルロースやヒドロキシプロピルメチルセルロースなどのマトリックス構造内に分散させた製剤である。胃や小腸でセルロースが徐々に溶解するにつれ，薬効成分が放出される。このシステムからの薬物放出速度は，消化管液の水分に依存し，pHや酵素に支配されない利点をもつ。薬効成分としてモルヒネを用いた1日2回型の経口鎮痛剤，MS Contin（モルヒネ，Purdue Pharma, Norwalk, Conn）やOxyContin（オキシコドン，Purdue Pharma）が臨床利用されている。

一方，水溶性の薬効成分単独で，あるいは水溶性の基剤とともにコア（芯）物質として，その周りを半透膜でコーティングした経口製剤（OROS）（**図6.14**）が臨床利用されている。消化管内で製剤表面から水が浸透するにつれて，コア物質である薬物が徐々に溶解し，放出小孔から外部へ一定速度で放出される。OROSからの薬物の放出速度は，つぎに示すような因子に支配される。

① 半透膜からの水の流入速度。これは，半透膜表面積，膜厚，膜の透過性などに依存する。

② コア物質の溶解速度。溶解速度が遅いと，十分な浸透圧促進力が得られず，薬物を押し出すポンプ作用も生じない。溶解性の低い薬物については内部が2コンパートメントになったOROS製剤（Push-Pull型）（**図6.15**）も開発されている。

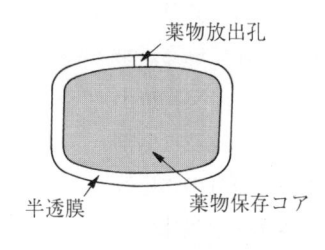

図6.14 浸透圧を利用した経口一定放出製剤 Elementary OROS

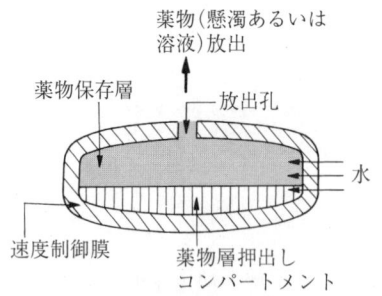

図6.15 Push-Pull型2コンパートメントOROSシステム

③ 放出孔直径。薬物放出用の小孔は，薬物の放出速度を決定する最も重要な因子である。孔径が小さすぎると，製剤内部の圧力が上昇し，半透膜からの水の流入が低下する。また，上昇した内部圧のため，製剤の変形や損傷が起こり得る。一方，孔径が大きすぎると，薬物は孔を濃度こう配を推進力として拡散放出し，浸透圧による一定速度の制御ができなくなる。100～200 μm 程度のオリフィス孔径が適している（図 6.16）[17]。

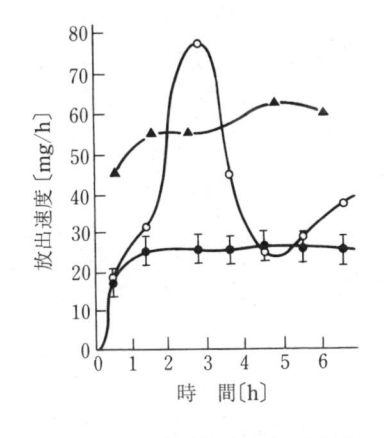

(●) 75, 128, 190, 224 μm の平均, (○) 435 μm, (▲) 368 μm

図 6.16 Elementary OROS システムからの薬物放出速度に及ぼすオリフィス径（孔径）の影響
〔Theeuwes, F. : The elementary osmotic pump, J. Pharm. Sci. 64, pp.1987-1991 (1975)〕

〔2〕 吸収部位指向型経口製剤

本来は生体内で微量生産されているタンパク質やペプチド類の生体情報分子は，最近バイオテクノロジーの進歩によって，体外で大量生産されるようになり，治療への応用も期待されている。しかし，ペプチド医薬は，消化管内で分解してしまうので，手軽な経口製剤として開発するのが容易でない。それでも，いくつかの興味あるアプローチが提案され，治療への応用が期待されるようになっている。その一つに，結腸からの吸収を目的にした経口製剤がある。飲み込んでから結腸に至るまでの時間（平均5時間程度）持続するコーティング剤やマトリックス剤で酸性胃液中薬物放出を抑え，結腸のアルカリ液中でコーティング物質の溶解やポリマーの膨潤により薬物を放出するシステムである。また，その他，腸内細菌によるコーティング剤の分解を利用する方法もある。加水分解酵素 b-グリコシダーゼやアゾ基の還元酵素アゾレダクターゼは胃液中にほとんど含まれておらず，盲腸，結腸，直腸に多く含まれている。そこで，薬物を含むカプセルをアゾ基をもつポリマーでコーティングし，胃や小腸での分解から保護するとともに，盲腸に達して初めて腸内細菌の還元作用でアゾ結合が還元され，水が透過しやすくなるとともにカプセル内部の薬物を盲腸や結腸に選択的に放出する。このような標的指向型経口製剤は，すでにインスリンの放出システムとして研究されている。

6.7.2 経皮治療システム

経皮治療システムとは，薬の有効成分をあらかじめ調節した速度で皮膚から吸収した後，全身の標的組織へ効率的に送達するドラッグデリバリーシステムである

（**図 6.17**）。最初の血液循環で肝臓をバイパスできるので，薬効成分が壊れずに静脈注射と同じように最も有効に利用できる。しかも，張るだけなので，注射のような痛みを伴わない。また，経皮治療製剤では，皮膚吸収速度を特殊な高分子膜で長時間一定に制御できるので，薬効が長時間維持する（**図 6.18**）。一度張ると 24 時間有効なものから 1 週間有効なものまで臨床利用されている。

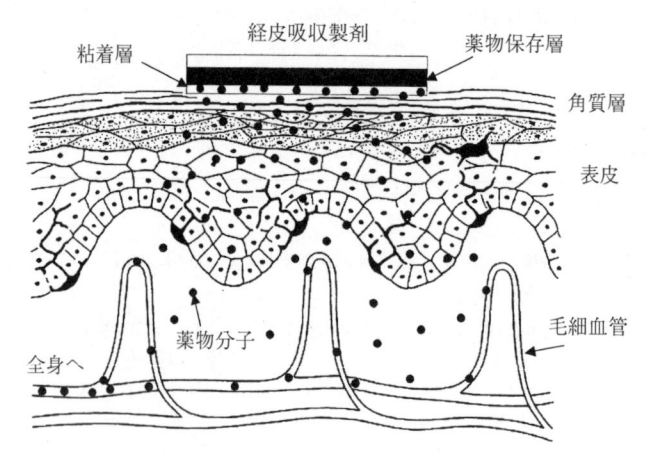

図 6.17 経皮ドラッグデリバリーシステムの仕組み

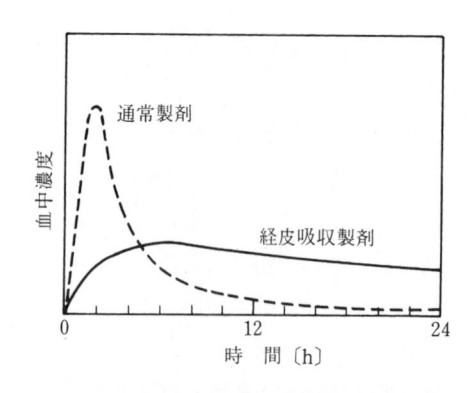

図 6.18 経皮ドラッグデリバリーシステムと 通常製剤における薬物血中濃度変化模式図

経皮治療に適した薬物としては，一般的には，体内半減期の短い薬や肝臓で代謝されやすい薬が挙げられる。これらの医薬品は，経皮吸収の利点を最大に利用できる。また，長期間の投薬を要する治療にも，肝臓への負担が小さい経皮吸収製剤は適している。現在わが国で臨床利用されているものは，乗り物酔い予防（スコポラミン），狭心症発作予防（ニトログリセリン，硝酸イソソルビド），ホルモン補充療法/骨粗しょう症（エストラジオール），高血圧症治療（クロニジン），禁煙補助（ニコチン），麻薬系鎮痛薬（フェンタニル）などである。海外では，張る避妊薬や男性機能改善薬（テストステロン）なども経皮治療システムとして有効利用されている。経皮治療システムは，製剤中の薬物保存層デザインによって，マトリックス型，レザバー型，多層膜型などに分類される（**図 6.19**）。

わが国では，シップ薬，膏薬など皮膚に適用する薬が古くから広く利用されてい

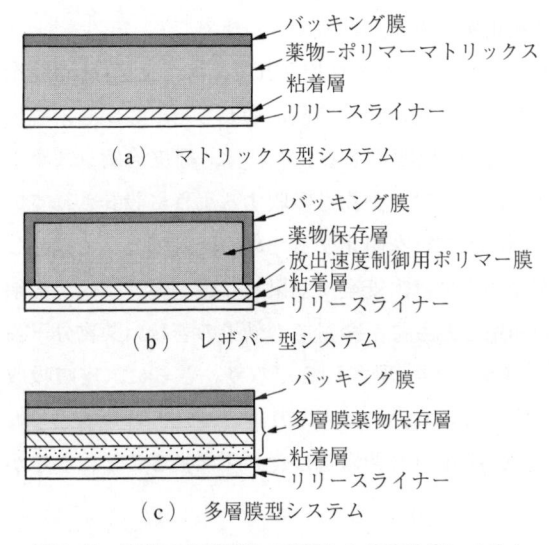

図 6.19 製剤の内部構造で分類した経皮治療システム

(a) マトリックス型システム（バッキング膜／薬物-ポリマーマトリックス／粘着層／リリースライナー）

(b) レザバー型システム（バッキング膜／薬物保存層／放出速度制御用ポリマー膜／粘着層／リリースライナー）

(c) 多層膜型システム（バッキング膜／多層膜薬物保存層／粘着層／リリースライナー）

る。これらの製剤は，患部や患部に近い場所に直接適用され，DDSの概念からは，局所投薬と呼ばれる。この場合，薬効成分は可能な限り多く患部にとどまり，血中に吸収されないのが副作用の点からも好ましい。したがって，局所投薬の開発原理は，全身作用の経皮治療システムと明らかに異なっている。それでも薬物の皮膚吸収や皮膚刺激の現象に差はなく，伝統的に蓄積された基礎知識が有効に利用されている。

経皮吸収製剤には，普通皮膚吸収を促進するために，何らかの添加剤（透過促進剤，例えばアルコールや界面活性剤など）を用いる。そのため，皮膚は，薬以外に，高分子粘着剤，添加剤にさらされる。皮膚の敏感な人は，これらの物質によって皮膚刺激を受けることがある。そのため経皮吸収製剤は，場所を変えて張り替える。また，角質層抵抗が大きいため，薬の皮膚吸収に時間遅れが生じ，注射のような即効性はない。例えば，ニトログリセリンパッチは狭心症の発作予防に有効だが，発作が起こってから張ってもほとんど効果はない。この場合は，舌下剤が必要である。また，経皮鎮痛製剤も定常的な痛みには有効だが，突発的な痛みに対しては使用できない。ただ，このような時間変動を伴う新しい経皮治療システムとして，電場，超音波，圧力などの外部エネルギーを利用するシステムが研究され，すでに一部は臨床利用されている。近い将来，このような外部からのエネルギーの加え方を最適に制御することによって，時間治療可能な新しい経皮治療システムが広く利用されることになるだろう。

経皮治療システム研究では，基礎研究の知見に基づき製剤設計し，臨床試験でその性能を評価する。研究室規模の経皮吸収製剤製造装置はすでに市販されているし，マウス実験から臨床での血中濃度を予測するコンピュータソフトウエア SKIN-CAD™ も開発されている[19]。これらの研究用ハードやソフトの有効利用によっ

て，経皮吸収製剤の研究開発は加速化するものと期待できる。

経皮治療システムが米国で1981年に初めて臨床利用されて，すでに20年が経過する。その間，薬物の皮膚吸収に関する基礎研究は格段に進展した。しかし，臨床利用されている経皮治療薬物はまだ10個程度である。これは，経皮治療システムの課題を端的に示している。私たちの皮膚は，薬物を吸収するように設計されていないのである。皮膚は，体外からの侵入物質を阻止するための防御膜として機能している。そのため，経皮吸収製剤の開発には，安全で効果的な透過促進技術が必須になる。今後は，電場や超音波の利用とともに，微量でも効果の著しい薬物分子設計によって，理想的な経皮治療システムが実現されるだろう。さらに，皮膚吸収は，治療システムばかりでなく，栄養分や食品の体内取り込みルートとしても一般化するものと考えられている。将来，宇宙食や非常食は食べずに張ることになるかもしれない。

6.7.3 眼科領域の DDS

急速な社会の高齢化に伴い，白内障に代表される眼深部組織の疾患が急増し，有効な薬物療法が望まれている。一般に，経口剤ばかりでなく通常の点眼剤でも，水晶体や網膜などに薬効成分を送達するのは非常に困難である。眼は，眼球表面および内部の組織を保護するため，涙液層での希釈と分解，角膜の拡散抵抗と代謝，房水流れによる排泄（wash out）など，外部からの侵入物質に対する巧妙な防御機能を備えているからである。このような障壁機能のため，眼科薬剤の生物学的利用能（bioavailability：BA）は，全身作用の経口剤に比べても著しく低いのが普通である。

眼科薬剤の BA を改善するため，近年種々の DDS が考案されてきた。角膜透過促進剤，高粘性点眼剤，リポソーム製剤，ミクロスフィア・ナノパーティクル製剤，マイクロカプセル，プロドラッグ，眼球表面付着製剤などである。さらに，最近，白内障手術後の水晶体内や硝子体内に直接埋め込む分解性および非分解性ポリマー製剤も検討されている。ここでは，粘性点眼剤，眼内挿入剤についての現状を以下に述べる。

〔1〕 粘性剤の効果

点眼剤にメチルセルロース，ポリビニルアルコール，ポリビニルピロリドンなどの水溶性高分子を用いて粘性を高め，前眼部涙液層での滞留性を改善する点眼剤が古くから臨床利用されている。リン酸プレドニゾロン，クロラムフェニコール，ピロカルピンなどで涙液層での薬物消失遅延効果が確認されている。粘膜付着性のヒアルロン酸を使用した場合，ピロカルピンやトロピカミドの薬理作用が粘性効果以上に遅延することが観察されており，基剤によっては，角膜表面との相互作用も重要である。点眼剤の粘度が 1〜15 cP の範囲では，粘度の増大とともに BA は著しく改善されるが，さらに粘度を増大しても，涙液層での滞留時間はそれ以上改善し

ない。

一般に高粘度製剤は，点眼が容易でなく不快感もあるため，イオン強度，pH や温度で相転移するゲル化剤の応用が検討されている。1価あるいは2価の陽イオンによりゲル化するゲランゴムで，チモロールの BA をヒドロキシエチルセルロースよりも改善したとの報告もある。また，4％ピロカルピンを含む Carbopol（acrylic acid）ゲル製剤によって，1回の点眼で24時間にわたって眼圧を制御できたとの報告もある。また，温度変化でゾル-ゲル相転移を起こす高分子であるポリオキシエチレン-ポリオキシプロピレンのブロックコポリマー，プルロニックや pH 変化でゲル化する高分子セルロースアセトフタレートなどの基剤も期待されている。

〔2〕 **デバイスを用いた眼科ドラッグデリバリー**

点眼可能な眼科薬剤のドラッグデリバリーばかりでなく，デバイスを用いた治療システムも活発に研究されている。

Ocusert は，放出制御膜であるエチレン酢酸ビニル共重合体膜の間に，アルギン酸ゲルからなる薬物（ピロカルピン）保存層が挟まれている。眼球の下部に装着すると，ピロカルピンは1週間にわたって一定速度（20 μg/h あるいは 40 μg/h）で放出され，薬効が1週間持続する。そのほかに，Collagen shield やソフトコンタクトレンズに薬物を含有させ，前眼部涙液層での薬効成分の滞留時間を延長し，薬効を持続させるシステムも臨床利用されている。

また，直接眼内組織（例えば硝子体）へ注入あるいは埋め込む DDS も期待されている。高分子基剤には，シリコーンエラストマーやエチレン酢酸ビニル共重合体 EVA などの非分解性ポリマー，ポリ乳酸やポリ乳酸グリコール酸共重合体などの生分解性基剤が用いられる。

ガンシクロビルをポリビニルアルコールに包み込み，EVA 膜コーティングによって薬剤を一定速度で放出する硝子体埋込み DDS（Vitrasert）（図 6.20）が，CMV 網膜炎の治療に臨床利用されている[20]。局所麻酔下で耳側下方から鼻側下方の強膜を約 6 mm 切開し，Vitrasert が創口から硝子体に挿入され強膜に逢着される。1回の埋込みで8か月間は治療効果が持続する[21]。Vitrasert は CMV 網膜炎の長期治療が可能で患者の QOL に有用だが，8か月ごとの埋込み再手術（入院）が

ポリビニルアルコール
ガンシクロビル
エチレンビニルアセテート

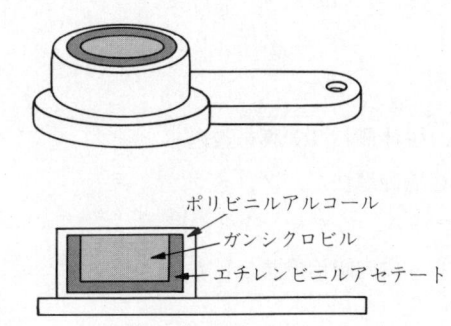

薬効成分を PVA に包み込み EVA 膜コーティングによって一定速度放出する CMV 網膜炎治療システム。直径 3 mm 程度で手術によって強膜内側に固定する。

図 6.20 硝子体埋込み型ガンシクロビル放出製剤〔木村英也，小椋祐一郎：眼科でのドラッグデリバリーシステム　増田寛次郎監修眼科の最先端, p.52, 先端医療技術研究所 (1999)〕

必要である。そこで，埋込み手術がより簡単で，治療後取り出し手術を要しない生分解性ポリマーを用いた眼内埋込み剤が期待されている。生分解性ポリマー製剤からの薬物放出は，一般に投与初期の表面薬物の溶出に基づく初期破裂的放出と，埋込み後期に認められるポリマーの全体分解に起因する後期破裂的放出との2相性を示すことが多い[22]（図6.21）。後期破裂的放出の時期と大きさは，ポリマーの加水分解速度に依存するが，加水分解速度は製剤の環境条件によって変化するため，$in\ vitro$ 実験から $in\ vivo$ や臨床での製剤性能を予測するのが容易でない。そこで，薬効成分を長期間一定速度で放出できる生分解性ポリマーDDSの研究が注目されている。最近，ポリ乳酸埋込みDDSの製造プロセスを最適化して，2相性放出を示さない長期一定放出型の生分解性埋込みDDSも開発され，良好な基礎実験結果が得られている[23]（図6.22）。また，分子量の異なるポリ乳酸を最適配合して一定速度放出を実現しようとする試みもある。

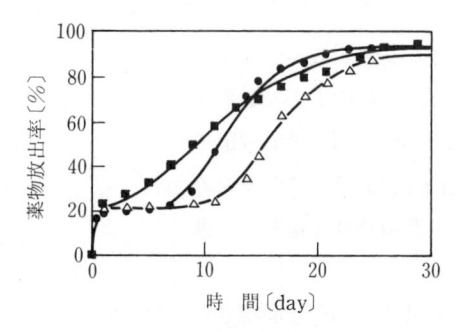

表面近傍薬物の初期急速放出の後，ゆるやかな放出を経て，ポリマー内部の全体分解による後期破裂的放出が起こる。
（△）分子量 20 000，（●）15 000，
（■）10 000
PLA/PGA：75/25，薬物：phosphorothioate oligodeoxynucleotide.

図6.21 生分解性ポリマー（PLGA）からの典型的な薬物放出特性〔Yamakawa, I., Ishida, M., Kato, T., Ando, H. and Asokawa, H.: Release behavior of poly (Lactic acid-co-glycolic acid) implants containing phosphothioate oligodeoxynucleotide, Biol. Pharm. Bull., 20, pp.455-459 (1997)〕

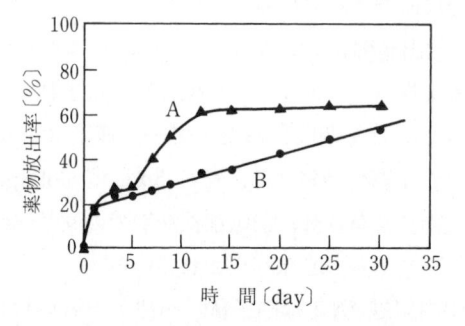

A：通常のマトリックス製剤，典型的な2相性放出で後期破裂的放出。B：2段階溶融圧縮法で作成した製剤からの一定速度放出。

図6.22 ポリ乳酸ロッド製剤からのDMSB放出特性〔東條角治：マトリックス型及びレザバー型高分子ポリマーDDSからの薬物放出制御，医工学治療，12, pp.689-691 (2000)〕

6.7.4 プロドラッグ

親薬物に脂溶性を高める化学修飾してプロドラッグ化し，生体側バリア膜を透過促進した後，体内組織内で酵素の作用で親薬物に変換する透過促進法が，プロドラッグ法である（図6.23）。眼科薬物のエピネフリン，チモロール，カタリンなどのプロドラッグが角膜透過促進に有効なことが確認されている。白内障治療薬として

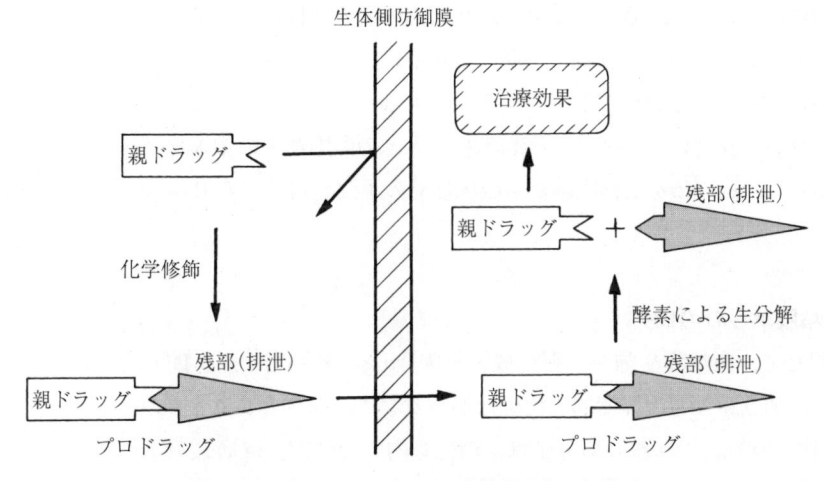

図6.23　プロドラッグによる生体膜吸収の促進法

臨床利用されているカタリン（1-hydrocy-5-oxo-pyrido-3-2-a-phenoxazine-3-carboxylic acid）のカルボキシル基にメチル，エチル，プロピル，ブチル基を導入した脂溶性カタリンエステル（図6.24）を用いて角膜透過性を検討した家兎 in vitro 実験結果によると，カタリン自身の角膜透過に比べプロドラッグによる親薬物カタリンの角膜透過量は優位に増大し，エチルカタリンで最大5倍程度になることが示された（図6.25）[24]。側鎖アルキル基のプロピル，ブチルカタリンはほとんど酵素的に親薬物に分解しないことが明らかになっている。

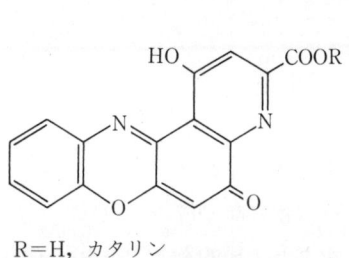

R=H，カタリン
R=$-CH_3$，メチルエステル
R=$-C_2H_5$，エチルエステル
R=$-C_3H_7$，プロピルエステル
R=$-C_4H_9$，ブチルエステル

図6.24　プロドラッグの例：カタリンエステル〔Tojo, K. : Ophthalmic drug delivery by prodrug bioconversion, DN&P, 8 (7), pp.409-416 (1990)〕

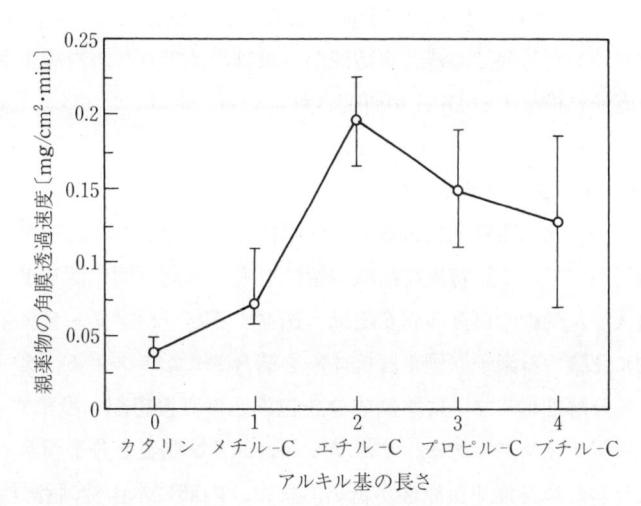

図6.25　プロドラッグカタリンエステルによるカタリンの角膜透過促進〔Tojo, K. : Ophthalmic drug delivery by prodrug bioconversion, DN&P, 8 (7), pp.409-416 (1990)〕

また，経皮治療システムなどでも，エストラジオールエステルやプレドニゾロンエステルなどの透過促進が，実験段階で研究されている。さらに，ビタミンCとビタミンEのプロビタミンが化粧品に使用され，皮膚内でプロビタミンが親ビタ

ミンに酵素的に変換されることが確認されている。皮膚内の酵素活性についても詳細な研究が行われているが，なおその詳細に不明な点が多い。皮膚内エステラーゼ活性分布の測定結果によると，分布様式が動物モデルで大きく異なることが観察されている。一部のプロドラッグについては，実験動物と人との酵素活性の相違などが明らかになっており[25]，in vitro 動物実験から臨床性能の予測が可能になりつつある。

6.7.5 気道，鼻粘膜からのDDS

エアロゾルを利用して，鼻粘膜や肺から薬効成分を吸収し全身へ送達するDDSが，喘息，気管支炎，肺気腫などの局所的な疾患ばかりでなく，ペプチド系分子のDDSとして注目されている。これら大型分子は，消化管内での分解，皮膚透過抵抗などのため経口や経皮など他のルートからの送達が困難なためである。肺は吸収表面積が非常に大きく，粒子を肺に有効に到達できれば効果的な薬物吸収ルートになり得る。インスリン，ヒト成長ホルモン，インターフェロン-βなどのDDSが検討されている。これらの製剤では，粒子径の制御が重要である。例えば，鼻粘膜吸収に適した粒子径は 10 μm 程度といわれており，その制御はそれほど困難でない。一方，肺送達では，2〜3 μm の粒子径が要求される。さらにエアロゾル粒子が標的部位に到達するまでに，気管や肺の中で粘液の分泌によって粒子周辺の湿度や粒子の取り込み，除去などに，動的で複雑な影響を与える。エアロゾルを利用するDDSでは，薬物のBAが粒子径に最も大きく依存するため，吸入器や噴霧器の最適デザインが重要である。水溶液から微細なエアロゾルを産生させ，インスリンを食事直前に投与するDDSが研究されている。

6.7.6 薬物ターゲティング

活性物質を標的器官細胞あるいは病原体などに選択的に送達するターゲティングが，重視されている。特異な組織滞留性をもつ基剤（例えばリポソーム）に薬効成分を封入し，受動的にその病変組織へ送達するパッシブターゲティングと，標的を特異的に認識する素子〈例えば抗体〉を結合させたアクティブターゲティングとがある。生分解性ポリマーに薬効成分を包み込み直接患部へ投薬するDDSも，パッシブターゲティングである。リポソームは，リン脂質2分子膜からなる微小球で，生体成分のため毒性や抗原性が低い。また，内部に水溶性,脂溶性いずれの薬物も封入できる利点をもっている。特に，水溶性薬物のリポソーム内保持率を高めることと肝臓や肺など細網内皮系に補足されやすい性質を克服することが，臨床利用の大きな課題である。最近この解決法がいくつか提案され，抗がん剤を封入したリポソーム製剤が一部臨床利用されるようになっている。パッシブターゲティングの一例だが，ポリエチレングリコールによって表面を修飾したリポソームで肝臓や脾臓に取り込まれることなく高い血中滞留性をもたせ固形がん組織へ送達するもので，

ステルスリポソームと呼ばれている。一方，通常のリポソームは生体にとって侵入粒子と見なされ，肝臓や肺で除去される。この特性をうまく利用すれば，肝臓や肺の病気，あるいは寄生虫病などの治療に有効である。さらに，温度感受性リポソームを用いれば，がん温熱療法と組み合わせ薬効成分を選択的にがん部へ送達可能である。

今後，遺伝子や生理活性物質を選択的に標的部位へ安全に効率よく送達する技術が必須である。そのため，高度なターゲティング技術の進展が特に望まれている。

6.8 時間治療と時間制御型 DDS

最近，薬物の効果や副作用，毒性，ADME，ステロイドやペプチドホルモンに代表される生体情報分子の血中濃度などに時間周期性が確認され，治療の最適化に生体リズムの考慮が必要と考えられるようになってきた。さらに，経口製剤や一般 DDS 研究の進展によって，1 日 1 回型制御放出製剤が一般化するにつれ，薬効や副作用を制御するために投薬タイミングがこれまで以上に重要になっている。DDS はこのような背景から，血中への薬効成分の移行を時間制御できる製剤として期待されるようになっている。

多くの生体情報分子は，周期的に日内変動している。**図 6.26** に，その例を示す[26),27)]。メラトニンや LH（黄体形成ホルモン）などは就寝中にピーク値を示すが，テストステロン，カテコールアミンなどは早朝にピークになる。また，コレステロールやインスリンはたいてい午後に最大になることが確認されている。血圧，体温などにも，約 24 時間周期のリズムが認められている。本態性高血圧症では早朝起床前後に最高血圧となり，午後になると次第に低下し，就寝時に最低になるのが普通である。したがって，就寝時に血圧が低下しすぎないよう，また起床時に薬

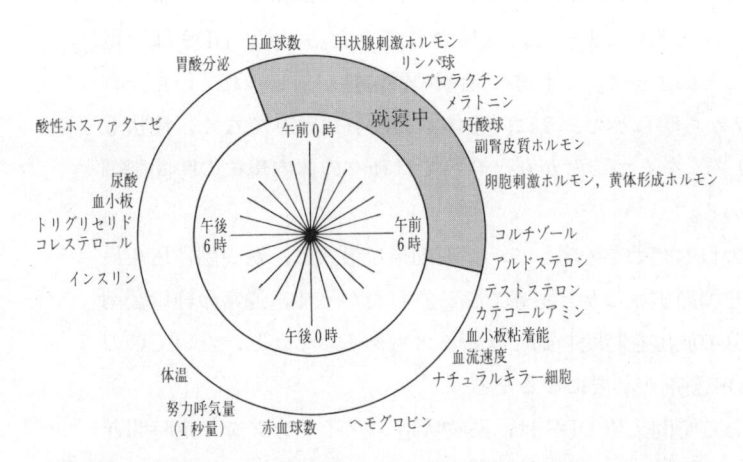

図 6.26 生体機能，生体情報分子の日内周期変動（最大値を示す時間）
〔Smolensky, M. H., Labrecque, G.: Chronotherapeutics, Pharm News, 4 (2), pp.10-16 (1997)〕

効が十分発現するよう，投薬すべきである．このためには，薬物吸収の時間制御が望まれる．

時間制御型 DDS が最も有効なのは，症状や発症に生体リズムが認められる場合である．例えば，喘息，関節炎，神経症などである．特に，喘息に関しては，これまでに多くの研究者によって時間治療の有効なことが明らかにされている．喘息発作の 80 ％ は，就寝中に起こる．そのため就寝前に服用すると，朝の服用より効果的なことが多く指摘されている．一方，関節炎に関しては，その痛みは，リウマチ性なら朝起こり，骨関節炎では昼もしくは夕方起こることが多い．そのほか，抗がん剤や心臓病薬なども，その効果ばかりでなく副作用や毒性に日内変動のあることが知られている．症状や発作が最もよく起こるとされる時間の例を図 6.27 に示す．

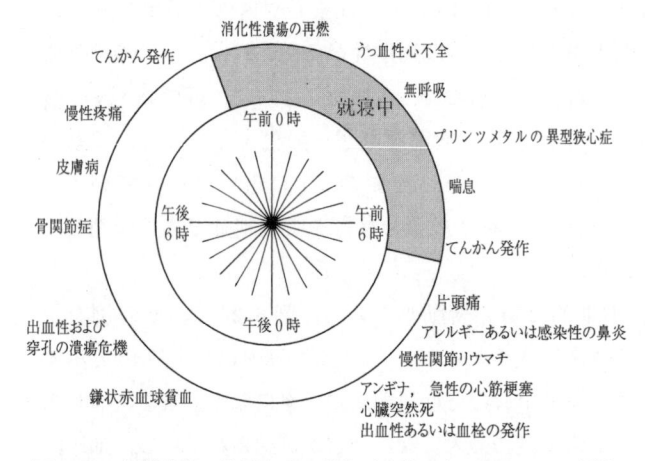

図 6.27　各種疾患の日周リズム現象（症状の起こるピーク時間）
〔Smolensky, M. H., Labrecque, G.: Chronotherapeutics, Pharm News, 4 (2), pp.10-16 (1997)〕

血圧を一定に維持したり，生体情報物質の血中濃度を一定に維持することは，生体の恒常性（homeostasis）理論によって，支持されてきた．また，DDS は一定長期放出を実現できることによって，これまで治療の優位性が信じられていた．しかし，図 6.26，図 6.27 から明らかなように，生体情報物質ばかりでなく，症状もまた約 24 時間周期のリズムをもつことから，今日では種々の体内現象の時間制御が無視できなくなっている．

時間治療とは，病態の日内変動を考慮して，薬理効果を最大に，かつ副作用を最小に保つよう治療時間を調節することと定義できる．したがって，通常の経口製剤やカプセル剤で薬効成分の放出を時間制御できることもある．しかし，たいていの場合，特別の新しい DDS 製剤が必要になるだろう．

現在臨床利用されている時間治療 DDS は，薬物吸収のタイミングを一定時間遅らせる遅延放出型経口製剤である．喘息治療薬 Uniphyl は夕方服用するテオフィリンの 1 日 1 回型経口剤で，親水性セルロースと疎水性高級脂肪アルコールの割合

を調節して,放出速度を制御している.テオフィリンの血中濃度を,喘息発作の起こりやすい夜間から明け方にかけて高く維持し,日中は低く保つ時間治療 DDS である.本態性高血圧症と狭心症治療に 1996 年米国で臨床利用された Convera-HS は,薬効成分ベラパミルの遅延吸収型経口製剤で,就寝前に服用すると 4〜5 時間後から吸収され,起床時には血中に移行するようデザインされている.胃内の水分で錠剤表面のコーティングが溶解した後,薬効成分が浸透圧によって放出される.その結果,午前から日中にかけて十分な血中濃度を維持した後,夜から就寝時は低レベルに維持される.これらの時間治療型経口 DDS は,吸収の遅延効果をねらったもので,製剤中の膨潤剤やゲル形成高分子が消化管の水分で膨潤して破壊するまでの時間,ゲル形成高分子の栓が膨潤して射出するまでの時間,製剤表面のゲル形成高分子がゲル化し溶解し尽くすまでの時間などを吸収の時間制御に利用している.そのため,消化管の水分,食物量と種類など消化管条件の差に影響されやすく,個体差の少ない時間治療型経口 DDS には至っていない.

経口 DDS では,消化管内容物の影響を無視できないので,時間治療も一般に容易でない.そこで,この問題を膜制御型 DDS 製剤で解決しようとする試みも,経皮治療製剤で検討されている[28].EVA 膜の厚みで吸収遅延時間を調節し,その結果生じる吸収速度の低下に対し,VA 量の増加によって薬物溶解量を増大させ,結果として定常吸収速度を一定に維持したまま,所定の吸収遅延時間を設定できる時間治療型経皮吸収製剤である.このようなシステムは,薬剤耐性の問題になる薬物で休薬期間を設定したり,生体リズムを考慮した時間治療型 DDS ばかりでなく,

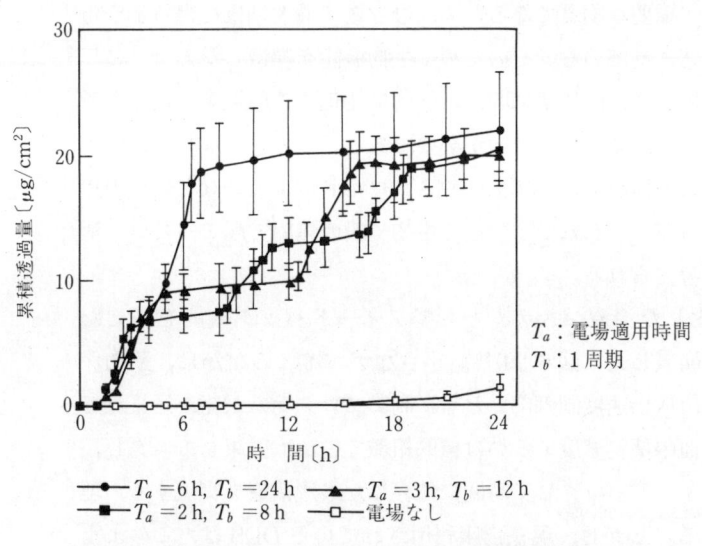

T_a:電場適用時間
T_b:1 周期

― ● ― T_a =6 h, T_b =24 h ― ▲ ― T_a =3 h, T_b =12 h
― ■ ― T_a =2 h, T_b =8 h ― □ ― 電場なし

図 6.28 電場の on-off で薬物 DMSB の皮膚透過量を時間的に制御するイオントフォレシス〔赤木亮之,小野秀典,村岡賢一,山下明泰,東條角治:医工学治療における薬物送達システム;電場による薬物皮膚吸収の時間制御,医工学治療,11, pp.622-625 (1999)〕

本来必要でない時間での投薬の回避（例えば睡眠中のニコチン吸収）などの新しい時間治療型 DDS として期待できる。

さらに，薬物の生体膜吸収を電場や超音波の on-off で時間制御する試みも始まっている。皮膚や角膜からの薬物吸収で，本来透過しない薬物でも，治療に有効な量の薬物が電場オン時に吸収されることが明らかにされている。さらに，電場の on-off 操作によって吸収量を時間的に制御できることも確認されている（図 6.28)[29]。このような技術を最適化することによって，再現性と確実性の高い時間治療 DDS が近い将来実現されるだろう。

6.9 DDS 設計におけるバイオミミクリー

生物は，交信や警報のための分子，生体情報分子を巧妙な情報伝達プロセスと組み合わせ，生命活動を維持している。生物の体内で起こっている化学反応や情報分子の送達プロセスは，生物が長い年月にわたる進化の過程で獲得したエレガントで効率的な営みである。将来の医薬品は，このような生物の情報分子送達機能を模倣した粒や膜製剤，知能性ドラッグデリバリーシステムに高度化するものと考えられる。

時間治療でも述べたように，最近，種々の生体情報分子の放出とその機能についての研究が進展し，一定速度放出や長期間標的濃度を一定に保つ従来の制御放出は，必ずしも有効でないばかりか，生体自身に好ましくない影響を及ぼすことも指摘されるようになっている。また，生物の体内で必要に応じて生成される生体情報分子は，生物自身にとって重要な物質であるため，最少量で最大効果を得るよう巧妙な送達システムが組み込まれている。そのため，生物機能を模倣したドラッグデリバリーシステムは，生体リズム，休薬期間，時間的に変化する環境条件などを考慮して，時間に依存した最適な薬物放出特性が必要である。このような時間に依存した薬物放出は，われわれの体内でのペプチドやステロイドホルモンなどの放出特性としてよく知られているが，そればかりでなく生物一般の体内で起こっている情報伝達分子の放出特性と考えられる。

ハイルマンは最も進化した治療システムとしてフィードバック機能を備えた DDS の概念を 1977 年に発表した（図 6.29)[30]。小さなデバイスのなかに，薬物保存層，放出エネルギー源，放出速度制御部とともに制御プログラムが組み込まれている。時間的に変化する血中薬物濃度あるいは標的組織での治療効果をモニタし，その情報をデバイスにフィードバックして時間に依存した最適治療を実現する，理想的な治療システムである。しかし，現在臨床利用されている DDS は，このようなフィードバック機能を備えたシステムには至っておらず，図 6.30 に示すようにあらかじめ放出量や放出速度を最適治療条件としてプログラムされた一方方向のシステムにとどまっている。フィードバック機能を備えた治療システムでは，生体情報をモニタするバイオセンサが使用される。しかし，もっと重要なのは，生体情報

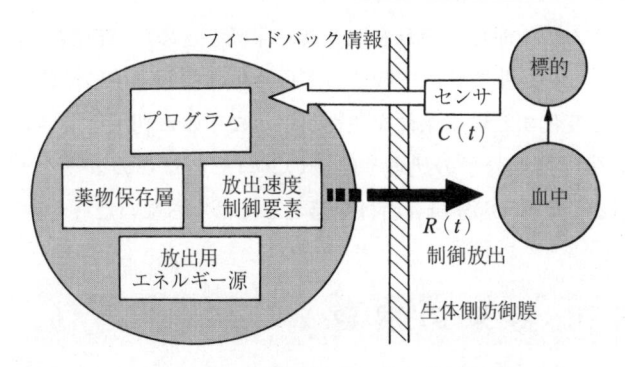

図6.29 フィードバック制御系を組み込んだDDS〔Heilmann, K.: Therapeutic systems, Georg Thieme Pub. (1978)〕

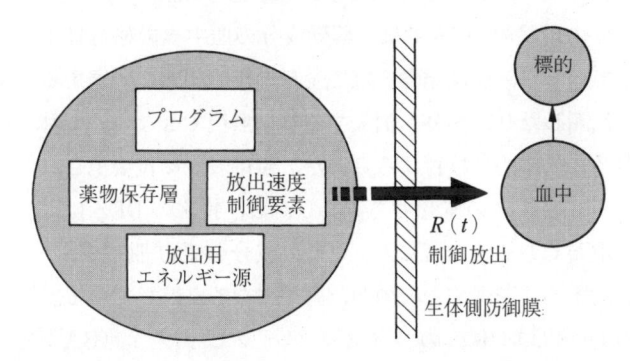

図6.30 現在臨床利用されている通常のDDS〔Heilmann, K.: Therapeutic systems, Georg Thieme Pub. (1978)〕

を正しく迅速に処理あるいは制御するプログラムである。

　生体内で起こっている情報制御の仕組みを治療システムに正しく組み込むことは，バイオセンサのマイクロ化や安定化以上に，重要で実現困難な課題となるだろう。今日，生体情報の流れについて，分子レベルでの詳細な研究成果が蓄積されている。そのため，私たちは生体内で起こっている諸現象をミクロなレベルで正しく理解できたように誤解しがちである。しかし，生体情報の定量的処理プロセスに関しては，ほとんどわかっていないのが現状である。これが明らかにならない限り，生物機能を正しく模倣して革新的治療システムをデザインできない。治療システムに限らず，これからの科学技術は，生物機能の模倣度でその優劣を評価することになるかもしれない。

　一般に生物機能の重要な点は，最適化と持続性である。私たちは生物のこの特質を正しく学び，そのプロセスで導かれる自然をモデルとした知能性製剤を創造しなければならないだろう。まさに，知能を備えた粒や粉や膜の設計という興味深い新研究分野が出現している。

　しかし，もし生物の体内で起こっている生体情報のミクロな流れだけに注目してしまうと，生物機能を正しく模倣できないばかりか，破滅的な過ちを犯すことになるかもしれない。バイオミミクリー（biomimicry）の研究では，生体内の個々の

機能のみでなく，生命体システムや生命体とそれを取り巻く環境を含めた"自然システム"に注目しなければならない。生物体内で起こっている生体情報分子の流ればかりでなく，体内外で刻々と変化する環境条件を生物がいかに巧妙に利用しているかを理解する必要がある。生体情報分子の処理や制御のプロセスはこのような"自然システム"に依存していることをDDS研究者は見落としてはならないだろう。

6.10 将来の展望

　現在臨床利用されているDDSは，基本的には，薬効成分をデバイス設計であらかじめ調節した速度と期間にわたって，血中もしくは標的組織近傍に放出するシステムである。しかし，たいていの現状のDDSでは，薬効成分の血中への移行は生体吸収膜によって影響を受けているし，血液循環を経て全身の標的組織に到達するまでに，標的外に分布したり代謝したり，体外へ消失する量は無視できない。これまでは，薬効成分が血液循環系に効率的に移行することが，製剤設計に重要視されてきた。それがバイオアベイラビリティの概念である。しかし，将来のDDSは，そこから先の薬物送達が特に重要である。血流に入った薬効成分を標的細胞膜ばかりでなく，その内部にまでも効率的に送達する技術が，必須になろうとしている。そういう意味では，将来のDDSは血中へのバイオアベイラビリティ（BA：bioavailability）でなく標的でのアベイラビリティ（TA：target availability）で評価されることになるだろう。その意味で，標的での薬物濃度測定法や詳細な体内動態評価法の確立が望まれる。

　その一方で，ADMEに及ぼす個体差が，遺伝子レベルで解明されつつある。これが実現されると，薬効や副作用をもたらす機能素子としての薬剤のはたらきが明らかになるだろう。その結果，その機能をもたらすための生体環境条件の影響も定量的に解明されるかもしれない。最近，アルツハイマー病の発症にかかわる生活環境条件の大きな影響が明らかにされ，人々を驚かせた。米国に住むアフリカ系アメリカ人より，アフリカでずっと生活しているアフリカ人のほうがはるかにアルツハイマー病を発症しないことが，明らかにされたからである。病気の治療で，生体情報素子としての薬物分子が製剤から放出され，生体膜を透過して，血中に移行し，さらに全身の標的細胞に到達して初めて，薬効を発現する。薬物分子の体内挙動の制御は，ドラッグデリバリーの最適制御にほかならない。この生体情報素子が標的に到達するまでの体内環境因子の影響を正しく理解し，革新的なドラッグデリバリーシステムをデザインするのが，これからの最も困難でチャレンジングな課題である。いうまでもなく，将来のDDSはこのような課題を解決する製剤でなければならない。

参 考 文 献

第1章
1) Langer, R., Vacanti, J. P. : Tissue Engineering, Science, **260**, pp.920-926（1993）

第2章
1) 真島英信：生理学，第18版，文光堂（1986）
2) Ganong, W. F. : Review of Medical Physiology, 14th ed., Appleton & Lange, Norwalk（1989）
3) Brenner, B. M., Rector, F. C. eds. : The Kidney, 4th ed., W. B. Saunders Company（1991）
4) Abel, J. J., Rowntree, L. G., Turner, B. B : On the Removal of Diffusible Substances from the Circulating Blood of Living Animals by Means of Dialysis, J. Pharmacol. Exp. Ther., 5, pp.275-316（1914）
5) Kolff, W. J., Watschinger, B. : Further Development of a Coil Kidney, Disposable Artificial Kidney, J. Lab. Clin. Med., 47, pp.969-977（1956）
6) Kedem, O., Katchalsky, A. : Thermodynamic Analysis of the Permeability of Biological Membranes to Non-electrolytes, Biochim. Biophys. Acta, 27, pp.229-246（1985）
7) Colton, C. K. : Permeability and Transport Studies in Batch and Flow Dialyzers with Applications to Hemodialysis（Ph. D. thesis）, MIT, Cambridge, Mass.（1969）
8) Scribner, B. H. : Discussion, Trans. Amer. Soc. Intern. Organs, 11, p.29（1965）
9) Babb, A. L., Popovich, R. P., Christopher, T. G., Scribner, B. H. : Peritoneal Dialysis, Trans. Am. Soc. Artif. Intern. Organs, 17, pp.81-91（1971）
10) Colton, C. K., Lowrie, E. G. : Hemodialysis, Physical Principles and Technical Considerations, in The Kidney, ed. by Brenner, B. M. and Rector, F. C., Jr., 2nd ed., vol.2; W. B. Saunders Company, pp.2425-2489（1981）
11) Sakai, K. : Technical Determination of Optimal Dimensions of Hollow Fiber Membranes for Clinical Dialysis, Nephrol. Dial. Transplant, 4（Suppl.）, pp.73-77（1989）
12) Hayama, M., Kohori, F., Sakai, K. : AFM Observation of Small Surface Pores of Hollow-fiber Dialysis Membranes Using Highly Sharpened Probe, J. Memb. Sci., 197, pp.243-249（2002）
13) 吉田文武，酒井清孝：化学工学と人工臓器，第2版第3刷，共立出版（2002）
14) Sakai, K. : Artificial Kidney Engineering-Dialysis Membranes and Dialyzer for Blood Purification-, J. Chem. Eng. Japan, 30, pp.587-599（1997）
15) Sakai, K. : Determination of Pore Size and Pore Size Distribution, 2, Dialysis Membranes, J. Memb. Sci., 96, pp.91-130（1994）
16) 仲川　勤：膜のはたらき，共立出版（1985）
17) 太田和夫：人工腎臓の実際，南江堂（1974）
18) 下条文武，本間則行，荒川正昭：β_2-microglobulin，臨床透析，3, pp.235-244（1987）
19) 中林宣男：血液浄化膜素材の多様化，腎と透析，23, pp.21-25（1987）

第3章

1) Vander, A. J. et al.: Human Physiology, McGraw-Hill (1994)
2) Cooney, D. O. (権藤晋一郎訳)：医工学, p.288, アイピーシー (1984)
3) Zapol, W. M. and Qvist, J. (ed.): Artificial lungs for acute respiratory failure, Acadermic Press (1976)
4) Richardson, P. D. and Galletti, P. M.: Correlation of effects of blood flow rate, viscosity and design features on artificial lung performance, In Physiological and clinical aspects of oxygenator design, pp.29-45, Elsevier (1976)
5) 谷下一夫：膜型人工肺, 膜利用技術, 化学工学協会, pp.55-65 (1982)
6) 吉田文武, 酒井清孝：化学工学と人工臓器, 共立出版 (1993)
7) 赤須弘幸, 穴沢孝典：新しい二層構造のポリオレフィン中空糸とそれを用いた人工肺の開発, 生体材料, 8, pp.141-147 (1990)
8) Kawakami, H, Nagaoka, S. and Kubota, S.: Gas transfer and *in vitro* and *in vivo* blood compatibility of a fluorinated polyimide membrane with an ultrathin skin layer, ASAIO J., 42, M871-M876 (1996)
9) 谷下一夫：血液におけるガス輸送, 日本機械学会編, 生体機械工学, pp.67-69 (1997)
10) Colton, C. K.: Fundamentals of blood gas exchange In membrane lungs, In Artificial Lungs for Acute Respiratory Failure, pp.3-41, Academic Press (1976)
11) 谷下一夫：生体における物質移動, 日本バイオレオロジー学会誌, 5, pp.103-113 (1991)
12) 堀 重之, 棚沢一郎, 谷下一夫ほか：血液の酸素吸収に関する基礎的研究, 日本機械, 学会論文集, 46B, pp.1854-1861 (1980)
13) Keller, K. H.: Effect of Fluid Shear on Mass Transport in Flowing Blood, Fed. Proc., 30, pp.1591-1599 (1971)
14) Hemmingsen, E. and Scholander, P. F.: Specific Transport of Oxygen Through Hemoglobin Solutions, Science, 132, pp.1379-1381 (1960)
15) Diller, T. E., Mikic, B. B. and Drinker, P. A.: Shear-Induced Augmentation of Oxygen Transfer in Blood, J. Biomech. Eng., 102, pp.67-72 (1980)
16) Weissman, M. H. and Mockros, L. F.: Oxygen transfer to blood flowing In round tubes, J. Engineering Mechanics Division, ASCE, pp.225-244 (1967)
17) Dorson, W. J., Voorhees, M. E.: Analysis of oxygen and carbon dioxide transfer In membrane lungs, Artificial Lungs for Acute Respiratory Failure, pp.43-68, Academic Press (1976)
18) Lightfoot, E. N.: Low-order Approximations for Membrane Blood Oxygenators, A. I. Ch. E. J., 14, pp.669-670 (1968)
19) 谷下一夫, 棚沢一郎, 山口隆美, 菅原基晃：血液における炭酸ガス拡散係数の測定, 日本機械学会論文集, 50B, pp.1945-1954 (1984)
20) Tanishita, K., Tanasawa, I., Yamaguchi, T. and Sugawara, M.: Facilitated Diffusion of Carbon Dioxide in Whole Blood and Hemoglobin Solution, Pflugers Archiv, 405, pp.83-90 (1985)
21) Meldon, J. H., Stroeve, P. and Gregorie, C. E.: Facilitated Transport of Carbon Dioxide, a Review, Chem. Eng. Commun, 16, pp.263-300 (1982)
22) Richardson, P. D.: Oxygenator testing and evaluation: meeting ground of theory, In Artificial Lungs for Acute Respiratory Failure, pp.87-102, Academic Press (1976)
23) Eberhart, R. C., Dengle, S. K. and Curtis, R. M.: Mathematical and experimental methods for

design and evaluation of membrane oxygenators, Artif Organs, 2(1), pp.19-34 (1978)
24) Drinker, P. A. and Bartlett, R. H.: Practical application of secondary flows In membrane oxygenator, In Artificial Lungs for Acute Respiratory Failure, pp.69-85, Academic Press (1976)
25) Bellhouse, B. J., Bellhouse, F. H., Curl, C. M., MacMillan, T. I., Gunning, A. J., Spratt, E. H., MacMurray, S. B., Nelems, J. M.: A high efficiency membrane oxygenator and pulsatile pumping system and It's application to animal trials, Trans. ASAIO, 19, pp.72-29 (1973)
26) Tanishita, K., Richardson, P. D., and Galletti, P. M.: Tightly Wound Coils of Microporous Tubing: Progress with Secondary Flow Blood Oxygenator Design, Trans. ASAIO, 21 : pp.216-222, (1975)
27) Benn, J. A., Drinker, P. A., Mikic, B., Shults, M. C., LaCava, E. J., Kopf, G. S., Bartlett, R. H., Hanson, E. L.: Predictive correlation of oxygen and carbon dioxide transfer In a blood oxygenator with Induced secondary flows, Trans. ASAIO, 17, pp.317-322 (1971)
28) Tanishita, K., Nakano, K., Sakurai, Y., Hosokawa, T., Richardson, P. D. and Galletti, P. M.: Compact Oxygenator Design with Curved Tubes Wound in Weaving Patterns, Trans. ASAIO, 24, pp.327-331 (1978)
29) Tanishita, K., Nakano, K., Richardson, P. D., Galletti, P. M., Sugawara, M. and Sakurai, Y.: Augmentation of Gas Transfer with Pulsatile Flow in the Curved Tube Membrane Oxygenator Design, Trans. ASAIO, 26, pp.561-565 (1980)
30) Tanishita, K., Nakano, K., Richardson, P.D., Galletti, P. M., Sugawara, M. and Suma, K.: Effect of Pulsatile Blood Flow on Oxygen Transport in Serpentine Oxygenators, ASAIO J. 6, pp.153-160 (1983)
31) Tanishita, K., Ujihira, M., Watabe, A., Nakano, K., Richardson, P.D., and Galletti, P. M.: Design Feature of Serpentine Tube Membrane Lung for ECCO2R, Trans. ASAIO., 31, pp.622-626 (1985)
32) 谷下一夫，星野堪児：蛇行管膜型人工肺の酸素付加性能，日本機械学会論文集，55B, pp.2383-2389 (1989)
33) Tanishita, K., Ujihira, M., Watabe, A., Nakano, K., Richardson, P. D. and Galletti, P. M.: Gas Transport in Serpentine Microporous Tubes Under Steady and Pulsatile Blood Flow Condition, J. Biomech. Eng., 113, pp.223-229 (1991)
34) Murata, S., Miyake, Y. and Inaba, T.: Laminar flow In a curved pipe with varying curvature, J. Fluid Mech., 73, pp. 735-752 (1976)
35) Lyne, W. H.: Unsteady viscous flow In a curved pipe, J. Fluld Mech., 45, pp.13-31 (1970)
36) Mockros, L. F., Gaylor, J. D. S.: Artificial lung design: tubular membrane units, Med. Biol. Eng., 13, pp.171-181 (1975)
37) Kolobow, T., Gattinoni, L., Tomlinson, T., Pierce, J. E. J.: An alternative to breathing, Thorac. Cardiovasc. Surg., 75, pp.261-266 (1978)
38) 谷下一夫，高田潤一，矢崎幹人，渡部晃久：微孔性膜型人工肺の炭酸ガス除去性能，日本機械学会論文集，56B, pp.3874-3880 (1990)
39) Schenk, J. and Dumore, J. M.: Appl. Sci. Res., Sec. A4, p.39 (1953)
40) Wang, P. Y., Schultz, D. H., Shah, V. L.: The diffusion of carbon dioxide through blood flowing In a tube, Med. Biol. Eng., 14, pp.172-179 (1976)
41) Katoh, S., Yoshida, F.: Carbon dioxide transfer In a membrane blood oxygenator, Ann. Biomed. Eng., 6, pp.48-59 (1978)
42) Okagawa, A. and Mason, S. G.: Capllarography: a new surface probe, Proc. 6th Fund. Res. Symp.,

Oxford, pp.581-586 (1977)
43) Bagnall, R. D.: Adsorption of plasma proteins on hydrophobic surfaces. III serum, plasma and blood, J. Biomed. Material Res., 12, pp.707-721 (1978)
44) 谷下一夫，中西謙次郎：微孔性膜型人工肺における炭酸ガス促進拡散，日本機械学会論文集，56B, pp.3869-3873 (1990)
45) Harris, G. W., Tompkins, F. C., deFilippi, R. P. and Porter, J. H.: Development of capillary membrane oxygenators, In Blood Oxygenation, pp.334-354 Plenum (1970)
46) Hill, J. D. et al.: Prolonged Extracorporeal Oxygenation for Acute Post-Traumatic Respiratory Failure, New England J. Medicine, 286, p.629 (1972)
47) Bartlett, R. H. et al.: Prolonged Extracorporeal Cardiopulmonary Support in Man, J. Thorac. Cardiovasc. Surg., 68, p.918 (1974)
48) Custer, J. R. and Bartlett, R. H.: Recent Research in Extracorporeal Life Support for Respiratory Failure, ASAIO J., 38, pp.754-771 (1992)
49) Tracy, T. Jr., Delosh, T. and Bartlett, R. H., Extracorporeal life support organization 1994, ASAIO J., 40, pp.1017-1019 (1994)
50) Mortensen, J. D.: An Intervenacaval Blood Gas Exchange Device. Trans. ASAIO, 33, pp.570-573 (1987)
51) Vaslef, S. N., Mockros, L. F. and Anderson, R. W.: Development of an implatable lung assist divice, ASAIO Trans., 35, pp.660-664 (1989)
52) Federspiel, W. J., Hewitt, T., Hout, M. S., Walters, F. R., Lunds, L. W., Sawzik, P. J., Borovetz, H. S., Hattler, B. G.: Recent progress in engineering the Pittsburgh intravenous membrane oxygenator, ASAIO J., 42, M435-M442 (1996)
53) Tanishita, K., Panol, G., Richardson, P. D., Galletti, P. M.: Gas transport in the intracorporeal oxygenator with woven tubes, Artificial Organs, Vol.18, No.11, pp.797-800 (1994)

第4章

1) http://www.unos.org/Newsroom/Frame_news.asp?SubCat=wait
2) 中井益代，山本三毅夫，山本直樹，坂井建雄：imidas Special Issue 人体とウイルス，p.103，集英社 (1996)
3) 渥美和彦：人工臓器 不老不死の時代は来るか，p.65，東京書籍 (1990)
4) 高橋善弥太：第12回犬山シンポジウム A型肝炎，劇症肝炎（犬山シンポジウム記録刊行会編），pp.116-125，中外医学社 (1981)
5) 渡辺明治：臨床肝不全学，pp.19-20，永井書店 (1994)
6) Kiley, J. E., Welch, H. F., Pender, J. C., Welch, C. S.: Removal of blood ammonia by hemodialysis, Proc. Soc. Exp. Biol. Med., 91, pp.489-490 (1956)
7) Yatzidis, H.: A convenient hemoperfusion microapparatus over charcoal for the treatment endogeneous and exogenous intoxication, Proc. Eur. Dial. Transplant Assoc., 1, p.83 (1964)
8) 平澤博之，菅井桂雄，大竹善雄，織田成人，中西和寿也，北村伸哉，松田兼一，渡邊統一，上野博一，疋田 聡：持続的血漿交換（CPE）および持続的血液濾過透析（CHDF）併用による人工肝補助療法（ALS）の検討，人工臓器，23, S-8 (1994)
9) 川村明夫：肝性昏睡も血液浄化で覚醒，Clin. Eng., 3, pp.170-177 (1992)
10) 児玉正智，岡藤太郎，谷 徹，中根佳宏：人工肝臓の開発と臨床応用の現況，診断と治療，73, pp.

1975-1978 (1985)

11) 葛西眞一：人工肝臓と移植，人工臓器, 18, pp.1474-1480 (1989)
12) Yoshiba, M., Inoue, K., Sekiyama, K., Koh, I. : Favorable Effect of new artificial liver support on survival of Patients with fulminant hepatic failure, Artif. Organs, 20, 11, pp.1169-1172 (1996)
13) 児玉正智，岡藤太郎，谷　徹，花沢一芳：血液浄化法としての人工肝装置の進歩，日本臨床, 43, pp. 2605-2610 (1985)
14) 森岡恭彦，河野信博，長尾　桓，大盛芳路，吉見富洋：血液浄化を目的とする人工肝の限界，日本臨床, 43, pp.2611-2616 (1985)
15) Sorrentino, F. : Premericirche per la realization di un fegatto artificiale, Chir. patol. Sper., 4, p. 1401 (1956)
16) Brunner, G. : Advanced in the development of immobilized enzymes for future extracorporeal liver support, Artificial liver Support, p.230, Springer Verlag Berlin (1980)
17) Brunner, G. : An apparatus for the removal of lipophilic and hydriphilic toxins of patients in fulminant hepatic failure, 2nd International Symposium on Artificial liver Support, Abstr., 6 (1990)
18) Mikami, J. : Surgical treatment of acute liver failure. II. An experimental study of extracorporeal metabolizm in the artificial liver using slices of canine liver, Jpn. J. Gastroenterol., 56, p.1022 (1959)
19) Kimura, K. : Hemoperfusion over small liver pieces for liver support, Artificial Liver Support, p. 254, Springer Verlag Berlin (1980)
20) 渥美和彦：人工臓器ガイダンス，メディカルフレンド社, p.194-216 (1982)
21) 武藤泰敏：肝不全―基礎と臨床―, p.76, 日本醫事新報社 (1994)
22) Berry, M. N., Friend, D. S. : High-yield preparation of isolated rat liver parenchymal cells. -A biochemical and tissue structure study, J. Cell. Biol., 43, p.506 (1969)
23) Chen, S. C., Mullon, C., Kahaku, E., Watanabe, F., Hewitt, W., Eguchi, S., Middleton, Y., Arkadopoulos, N., Rozga, J., Solomon, B., Demetriou, A. A. : Treatment of severe liver failure with a bioartificial liver, Annals of the New York Academy of Sciences, 831, pp.350-360 (1997)
24) Kardasis, D., Busse, B., Kraemer, M. R., Smith, M. D., Neuhaus, P., Gerlach, J. C. : Hemodynamic effect of therapy with a hybrid liver support system, ASAIO J., 45, pp.203 (1999)
25) Patience, C., Takeuchi, Y., Weiss, R. A. : Infection of human cells by an endogenous retrovirus of pigs, Nature Med., 3, 3, pp.282-286 (1997)
26) Luc, J. W. van der Laan, Lockey, C. et al. : Infection by porcine endogenous retrovirus after islet xenotransplantation in SCID mice, Nature, 407, pp.90-94 (2000)
27) Paradis, K., Langford, G., Long, Z., Heneine, W., Sandstrom, P., Switzer, W. M., Chapman, L. E., Lockey, C., Onions, D., Otto, E. : Search for cross-speacies transmission of porcine endogenous retrovirus in patients treated with living pig tissue., Sience, 285 (5431): pp.1236-41 (1999)
28) FDA subcomittee finds no evidence of PERV transmission, Nature Med., 5, 8, p.855 (1999)
29) Nyberg, S. L., Hibbs, J. R., Hardin, J. A., Germer, J. J., Persing, D. H. : Transfer of porcine endogenous retrovirus across hollow fiber membranes, Transplant., vol.67, no.9, pp.1251-1255 (1999)
30) http://www.corporate-ir.net/media_files/nsd/btrn/btrn_splash.html
31) Baquerizo, A., Mhoyan, A., Shirwan, H., Swensson, J., Busuttil, R. W., Demetriou, A. A., Cramer,

D. V. : Xenoantibody response of patients with severe acute liver failure exposed to porcine antigens following treatment with a bioartificial liver, Transplant. P., 29, pp.964-965 (1997)

32) Koebe, H. G., Pahernik, S. A., Thasler, W. E., Schildberg, F. W. : Porcine hepatocytes for biohybrid artificial liver devices; A comparison of hypothermic storage techniques, Artif. Organs, 20, pp.1181-1190 (1996)

33) Sussman, N. L., Kelly, J. H. : Artificial liver support, Clin. Invest. Med., 19, pp.393-399 (1996)

34) Doi, I. : Establishment of a cell line and its clonal sublines from a patient with hepatoblastoma, Gann, 67, 1, pp.1-10 (1976)

35) 松浦知和：人工肝に利用する細胞―肝実質細胞と非実質細胞―，組織培養工学，23, 8, pp.288-291 (1997)

36) 深谷憲一，宮崎正博，井上裕介，難波正義：人工肝に利用する細胞―不死化細胞の利用―，組織培養工学，23, 8, pp.292-297 (1997)

37) 阿岸鉄三，秋澤忠男：血漿浄化療法，医学書院，pp.121-125 (1996)

38) 中村晃忠：医療用具及び医用材料の基礎的な生物学的試験のガイドライン1995解説，薬事日報社，pp.25-45 (1996)

39) Gerlach, J. C., Encke, J., Hole, O., Muller, C., Courtney, J. M., Neuhaus, P. : Hepatocyte culture between three dimensionally arranged biomatrix-coated independent artificial capillary systems and sinusoidal endothelial cell co-culture compartments, Int. J. Artif. Organs, vol.17, no.5, pp.301-306 (1994)

40) Watanabe, F. D., Mullon, C. J-P, hewitt, W. R., Arkadopoulos, N., Kahaku, E., Eguchi, S., Khalili, T., Arnaout, W., Shackleton, C. R., Rozga, J., Solomon, B., Demetriou, A. A. : Clinical Experience With a Bioartificial Liver in the Treatment of Severe Liver Failure, Ann. Surg., vol.225, no.5, pp.484-494 (1997)

41) Bader, A., Knop, E., Boker, K., Fruhauf, N., Schuttler, W., Oldhafer, K., Burkhard, R., Pichlmayr, R., Sewing, K-F. : A novel bioreactor design for *in vitro* reconstruction of *in vivo* liver characteristics, Artif. Organs, vol.19, no.4, pp.368-374 (1995)

42) 赤池敏宏，後藤光昭，小林　明，小林一清：糖鎖と細胞（糖鎖工学と人工臓器），日経サイエンス，pp.114-129 (1994)

43) 大和雅之，今野智恵，串田　愛，菊池明彦，桜井靖久，岡野光夫：温度応答性培養皿から非侵襲的に回収した細胞シートの2次元・3次元マニピュレーション，細胞シート工学，第2回日本組織工学会，p.52 (1999)

44) Mooney, D. J., Sano, K., Kaufmann, P. M., Majahad, K., Schloo, B., Vacanti, J. P., Langer, R. : long-term engraftment of hepatocytes transplanted on biodegradable polymer sponges, J. Biomed. Mater. Res., 37, pp.413-420 (1997)

45) Elcin, Y. M., Dixit, V., Lewin, K., Gitnick, G. : Xenotransplantation of fetal porcine hapatocytes in rats using a tissue engineering approach, Artif. Organs, 23(2) : pp.146-152 (1999)

46) Kaufmann, P. M., Kneser, U., Fiegel, H. C., Pollok, J. M., Kluth, D., Izbicki, J. R., Herbst, H., Rogiers, X. : Is there an optimal concentration of cotransplanted islets of langerhans for stimulation of hepatocytes in three dimensional matrices?, Transplant., vol.68, no.2, pp.272-279 (1999)

47) 辻　秀人，筏　義人：ポリ乳酸―医療・製剤・環境のために―，高分子刊行会，pp.77-96 (1997)

48) Koide, N., Sakaguchi, K., Koide, Y., Asano, K., Kawaguchi, M., Matsushima, H., Takenami, T., Shinji, T., Mori, M., Tsuji, T. : Formation of multicellular spheroids composed of adult rat

hepatocytes in dishes with positively charged surfaces and under other nonadherent environments, Exp. Cell Res., 186, pp.227-235（1990）

49) 松下通明，高橋　学，大久保尚，蒲池浩文，藤堂　省：バイオ人工肝臓，組織培養工学，24, pp.188-192（1997）

50) 中村敏一：初代培養肝細胞実験法，学会出版センター，pp.29-53（1989）

51) Kamlot, A., Demetriou, A. A.: Review: artificial liver support system, Biotech. Bioeng., 50, pp.382-391（1996）

52) Moghe, P. V., Berthiaume, F., Ezzell, R. M., Toner, M., Tompkins, R. G., Yarmush, M. L.: Culture matrix configuration and composition in the maintenance of hepatocyte polarity and function, Biomat., vol.17, no.3（1996）

53) Yanagi, K., Ookawa, K., Mizuno, S., Ooshima, N.: Performance of a new hybrid artificial liver support system using hepatocytes entrapped within a hydrogel, Trans ASAIO, 35, pp.570-572（1989）

54) 川崎誠治：肝移植と肝病態，pp.185-192（1997）

55) 松下　琢，井嶋博之，和田茂久，中澤浩二，船津和守：ハイブリッド型人工肝臓補助システム，組織培養，21, 13, pp.473-476（1995）

56) Suleiman, S. A., Stevens, J. B.: The effect of oxygen tension on rat hepatocytes in short-term culture, In Vitro Cell. Develop. Biol., 23, 5, pp.332-338（1987）

57) Ijima, H., Matsushita, T., Nakazawa, K., Fujii, Y., Funatsu, K.: Hepatocyte spheroids in polyerethane foams: functional analysis and application for a hybrid artificial liver, Tissue Eng., vol.4, no.2, pp.213-226（1998）

58) Sussman, N. L., Gislason, G. T., Conlin, C. A., Kelly, J. H.: The hepatix extracorporeal liver assist device; Initial clinical experience, Artificial Organs, 18, pp.390-396（1994）

59) 仲　成幸，竹下和良，柿原直樹，山本拓実，鈴木雅之，谷　徹，石橋治昭，小玉正智：コラーゲンゲル包埋ブタ肝細胞を用いた人工肝補助システムの検討，人工臓器，28, 1, pp.68-73（1999）

60) Sielaff, T. F., Hu, M. Y., Amiot, B., Rollins, M. D., Rao, S., Mcguire, B., Bloomer, J. R., Hu, W.-S., Cerra, F. B.: Gel-entrapment bioartificial liver therapy in galactosamine hepatitis, J. Surg. Res., 59, pp.179-184（1995）

61) 特許出願：特願平 11-238818（1999）

62) Gerlach, J. C., Encke, J., Hole, O., Muller, C., Courtney, J. M., Neuhaus, P.: Hepatocyte culture between three dimensionally arranged biomatrix-coated independent artificial capillary systems and sinusoidal endothelial cell co-culture compartments, Int. J. Artif. Organs, 17, 5, pp.301-306（1994）

63) Flendrig, L. M., Velde, A. A., Chamuleau, R. A. F. M.: Semipermeable hollow fiber membranes in hepatocyte bioreactors: a prerequisite for a successful bioartificial liver?, Artif. Organs, 21, 11, pp.1177-1181（1197）

64) Flendrig, L. M., Calise, F., Florio, E. D., Mancini, A., Ceriello, A., Santaniello, W., Mezza, E., Sicoli, F., Belleza, G., Bracco, A., Cozzolino, S., Scala, D., Mazzone, M., Fattore, M.: Significantly improved survival time in pigs with complete liver ischemia treated with a noval bioartificial liver, Intern. J. Artif. Organs, 22, 10, pp.701-708（1999）

65) 井嶋博之，川久保康彦，松下　琢，船津和守：ポリウレタンフォームを用いた壁付着性動物細胞の三次元培養，化学工学会，25, pp.180-184（1991）

66) Matsushita, T., Ijima, H., Koide, N., Funatsu, K.: High albmin production by multicellular spheroid of adult rat hepatocytes formedin the pores of polyurethane foam, Appl. Microbiol. Biotechnol., 36, pp.324-326 (1996)
67) 井嶋博之，松下 琢，船津和守：多細管型PUFスフェロイド充塡層を用いたハイブリッド型人工肝臓の開発，人工臓器，23, 2, pp.463-468 (1994)
68) 松下 琢，井嶋博之，和田茂久，船津和守：肝不全ラット体外循環によるポリウレタンフォーム(PUF)/肝細胞スフェロイド充塡層型人工肝臓の性能評価，人工臓器，24, 3, pp.815-820 (1995)
69) 松下 琢，小山信吾，井嶋博之，中澤浩二，祇園智信，調 憲，島田光生，杉町圭蔵，船津和守：PUF/肝細胞スフェロイド充塡層型人工肝臓のイヌ温虚血肝不全モデルへの適用，人工臓器，26, 2, pp.455-459 (1997)
70) Gion, T., Kaneko, M., Shimada, K., Nakazawa, K., Ijima, H., Matsushita, T., Funatsu, K., Sugimachi K.: Evaluation of a hybrid artificial liver using a polyurethane foam packed-bed culture system in dogs, J. Surg. Res., 82, pp.131-136 (1999)
71) 阿岸鉄三編：血漿浄化療法，p.57，医学書院 (1996)
72) Nishikawa, M., Uchino, J., Matsushita, M., Takahashi, M., Taguchi, K., Koike, M., Kamachi, H., Kon, H.: Optimal oxygen tension conditions for functioning culture hepatocytes *in vitro*, Artif. Organs, 20, 2, pp.169-177 (1996)
73) 平成11年10月18日特許出願
74) Takahashi, M., Ishikura, H., Takahashi, C., Nakajima, Y., Matsushita, M., Matsue, H., Sato, K., Noto, H., Taguchi, K., Koike, M., nishikawa, M., kamachi, H., Kon, H., Uchino, J., Yoshiki, T.: Immunologic considerations in the use of culture porcine hepatocytes as a hybrid artificial liver; Anti-porcine hepatocyte human serum, ASAIO J., 39, pp.M242-246 (1993)
75) Hasegawa, H., Shimada, M., Gion, T., Ijima, H., Nakazawa, K., Funatsu, K., Sugimachi, K.: Modulation of Immunologic Reactions Between Cultured Porcine Hepatocytes and Human Sera, ASAIO J., 45, 5, pp.392-396 (1999)

第5章

1) 七里元亮，河盛隆造，鮴谷佳和，山崎義光，阿部 裕：ライフサイエンスの現状と将来 II集, 3，人工臓器研究，理化学研究所，p.195 (1985)
2) 近藤達平監修：人工膵臓の基礎と臨床，名古屋大学出版会 (1985)
3) 高田明和，本田西男，森田之大：臨床生理学，p.370，医歯薬出版 (1988)
4) 山田明夫：最近の人工臓器技術と今後の展望，桜井靖久，酒井清孝監修，p.197 アイピシー (1987)
5) 大河原久子，河合達郎，寺岡 慧，太田和夫：細胞植え込み型人工膵臓，人工臓器，**20**, p.209 (1991)
6) 岩ійй博夫，小林和生，清水 浩，雨宮 浩，阿久津哲造：ハイブリッド型人工膵臓—アガロースマイクロビーズ封入ラ島のマウス間同時移植の適用，人工臓器，**20**, p.213 (1991)
7) 七里元亮，福島英生，榊田典治，梶原研一郎：バイオセンサ最近の進歩—ブドウ糖センサの生体適用時の問題点と解決策—，日本臨床，**49**, p.553 (1991)
8) Clark, L. C. Jr. and Lyons, C.: Electrode systems for continuous monitoring in cardiovascular surgery, Ann. N. Y. Acad. Aci., **102**, p.29 (1962)
9) Updike, S.J. and Hicks, G.P.: Glucose electrode based on an oxygen probe, Nature, **214**, p.986 (1967)

10) 須藤雅夫，谷澤直実：グルコース感応膜のpH変化，化学工学会第57年会，B202（1992）
11) Gough, D. A. and Leypoldt, J. K.: Theoretical aspects of enzyme electrode design, in Applied Biochemistry and Bioengineering ed. by Wingard, L.B. Jr. et al., vol.3, p.175 (1981)
12) Gondoh, S., Isayama, S. and Kusunoki, K.: On the approximate expression of the effectiveness factor for the enzyme film reactor, J. Chem. Eng. Japan, **7**, p.64 (1974)
13) 須藤雅夫，宇田泰幸，向山隆之，勝間田仁之：過酸化水素検出型グルコースセンサーの応答電流に与える電極反応及び酵素反応の影響，化学工学論文集，**17**, pp.531-538（1991）
14) Shichiri, M., Kawamori, R. and Yamasaki, Y.: Needle-type glucose sensor and its clinical applications, in Biosensors fundamental and applications edited by Turner, A. P. F. et al., p.409 (1987)
15) Sudoh, M., Uda, Y., Komatsubara, H. and Katsumata, M.: Comparison between output linearities of oxygen detector and hydrogen peroxide detector for amperometric glucose sensor, J. Chem. Eng. Japan, **28**, pp.816-822 (1995)
16) 須藤雅夫：マイクロセンサー，生体工学（化学工学の進歩第32集），pp.217-230，槇書店（1998）
17) Sakakida, M., Fukushima, H., Kajiwara, K., Hashiguchi, Y. and Shichiri, M.: Development of ferrocene-mediated needle type glucose sensor as a measure of true subcutaneous tissue glucose concentrations, Japan J. Artif. Organs, **20**, p.193 (1991)
18) Ichikawa, K., Yukawa, T., Ohkura, K., Ichihashi, H., Kondo, T., Kojima, H., Sawada, Y., Ikeda, S., Ito, K., Yamazaki, C. and Masuko, K.: Artificial pancreas clinical application of the new glucose sensor, Japan J. Artif. Organs, **10**, p.1105 (1981)
19) 塚本玲三：血液ガスの測定原理と実際，p.16，医学書院（1985）
20) 権藤晋一郎：医工学，p.32，平河工業社（1984）
21) 須藤雅夫，立澤洋直，宇田泰幸，大橋和義，木村元彦，原田幸雄，木村泰三：皮下埋め込みのためのグルコースセンサーの膜デザイン，化学工学会第25回秋季大会要旨集，第2冊分，p.224（1992）
22) Ikeda, S., Aoyama, N., Ito, K., Ohkura, K., Yamamoto, T., Ichihashi H. and Kondo, T.: Artificial Pancreas-Study of the new vessel access type glucose sensor-, Japan J. Artif. Organs, **9**, p.185 (1980)
23) Sternberg, R., Barrau, M. B., Gangiotti, L. and Thevenot, D. R.: Study and development of multilayer needle-type enzyme-based glucose microsensors, Biosensors, **4**, p.27 (1988)
24) Levich, V.G.: Physicochemical Hydrodynamics, p.60, Prentice-Hall, Englewood Cliffs, N. J. (1962)
25) 須藤雅夫，向山隆之，勝間田仁之，青柳広志，中野義夫：グルコースセンサーに用いる膜担体の酸素，過酸化水素およびグルコースの透過特性，化学工学論文集，**17**, pp.119-126（1991）
26) 池田章一郎，石田睦，伊藤要，市川健次，湯川孝雄，大倉國利，中尾昭公，市橋秀仁，近藤達平，小島洋彦：人工膵臓用グルコースセンサーのためのグルコース透過制限膜の特性，日本化学会誌，**3**, p.507（1987）
27) 榊田典治，福島英生，梶原研一郎，橋口恭博，七里元亮：フェロセン付加微小針型ブドウ糖センサの開発と有用性，人工臓器，**20**, p.193（1991）
28) Sakakida, M., Fukushima, H., Kajiwara, K. and Shichiri, M.: Development of ferrocene-mediated glucose sensor for subcutaneous tissue glucose sensing, Japan J. Artif. Organs, **19**, p.885 (1990)
29) Bindra, D. S., Zhang, Y. and Wilson, G. S.: Design and *in vitro* studies of a needle-type glucose sensor for subcutaneous monitoring, Anal. Chem., **63**, p.1692 (1991)

30) 須藤雅夫，宇田泰幸，小松原勇人：酸素ガス拡散電極型グルコースセンサーによる応答電流の酸素濃度依存性の改善，化学工学会第24回秋季大会要旨集，第2冊分，p.81 (1991)
31) Bindra, D. S. and Wilson, G. S.: Pulsed amperometric detection of glucose in biological fluids at a surface-modified gold electrode, Anal. Chem., **61**, p.2566 (1989)
32) 軽部征夫，横山憲二：メディエイターを用いたグルコースセンサー，化学，**46**, p.358 (1991)
33) 草野 元，戸川達男，辻 隆之，青木秀希，秦 美治，東方正章：ハイドロキシアパタイト皮膚ボタンに装着したグルコース電極を用いた皮下組織液グルコース濃度の測定，医器材研報，**20**, p.97 (1986)
34) 石原一彦：新しい血液適合性機構を持つ高分子材料の開発，生体材料，**11**, p.36 (1993)
35) 石原一彦：タンパク質の吸着を抑制するポリマーの合成と医用膜への応用，膜 (MAMBRANE)，**18**, p.107 (1993)
36) Nishida, K., Sakakida, K., Hashiguchi, K., Uehara, Y., Uemura, T., Kajiwara, K., Shichiri, M., Ishihara, K. and Nakabayashi, N.: Long-term clinical applications of a wearable artifical endocrine pancreas with a newly designed needle-type glucose sensor, Japan J. Artif. Organs, **22**, p.1090 (1993)
37) Ueda, N., Yamasaki, Y., Sekiya, M., Kawamori, R., Kamada, T. and Shichiri, M.: Effectiveness of the antithrombogenic membrane in extending the bioactivity of the implanted glucose sensor, Japan J. Artif. Organs, **17**, p.196 (1988)
38) Harrison, D. J., Turner, R. F. B. and Baltes, H. P.: Characterization of perfluorosulfonic acid polymer coated enzyme electrodes and a miniaturized integrated potentiostat for glucose analysis in whole blood, Anal. Chem., **60**, p.2002 (1988)
39) 須藤雅夫，青沼貴子，椿 佳子，大橋和義，木村元彦：膜被覆水晶発振子に被覆された高分子薄膜へのタンパク質吸着の *in situ* 評価，膜 (MENBRANE)，**21**(1), pp.74-81 (1996)
40) 大橋和義，大河内隆雄，立澤洋直，須藤雅夫，木村元彦，木村泰三，原田幸雄：皮下埋め込みのための側面感応型マイクログルコースセンサーの開発，日本エム・イー学会東海支部学術集会要旨集 p.27 (1995)
41) Lunte, C. E., Scotto, D. O. and Kissinger, P. T.: Sampling living systems using microdialysis probes, Anal. Chem., **63**, p.773 (1991)
42) Lönnroth, P., Jansson, P. A. and Smith, U.: A microdialysis method allowing characterization of intercelluar water space in humans, Am. J. Physiol., p.228 (1987)
43) Hinkers, H., Dumschat, C., Steinkuhl, R., Sundermeier, C., Cammann, K. and Knoll, M.: Microdialysis system for continuous glucose monitoring, Transdusers, **2**, p.470 (1995)
44) Meyerhoff, C., Bischof, F. Mennel, F. J., Sternberg, F. and Pfeiffer, E. F.: Use of the microdialysis technique in the monitoring of subcutanious tissue glucose concentration, Int. J. Artif. Organs, **16**, p.268 (1993)
45) 七里元亮，橋口恭博，榊田典治，西田健哉，上原昌哉，梶原研朗：マイクロダイアリシスサンプリング法を応用した超小型血糖モニターシステム開発，人工臓器 **22**, p.1084 (1993)
46) 大河内隆雄，大橋和義，木村元彦，須藤雅夫：皮下組織内グルコース濃度の計測のためのマイクロダイアリシス・プローブの物質移動特性，化学工学論文集，**24**, pp.228-232 (1998)
47) 須藤雅夫，大河内隆雄，大橋和義，木村元彦：マイクロダイアリシス・サンプリング法に用いる表面処理透析膜のグルコース透過特性の *in vivo* 評価，化学工学論文集，**24**, pp.190-194 (1998)
48) 須藤雅夫：血糖値測定システム，ケミカルエンジニヤリング，**42**, p.918-924 (1997)

49) 須藤雅夫，シャニザ・セハット，森晃昌：メディエータ型簡易血糖値モニターの性能試験，化学工学シンポジウムシリーズ，**58**, p.42（1997）
50) 須藤雅夫，森　晃昌，藤村英隆，片山秀夫：ディスポーザブル型血糖値測定センサーの特性と理論展開，化学工学シンポジウムシリーズ，**55**, p.51（1996）
51) 須藤雅夫，森　晃昌，藤村英隆，片山秀夫：酸素発生型ディスポーザブル血糖値モニターの開発とセンサー応答解析，化学工学シンポジウムシリーズ，**58**, p.46（1997）; Sudoh, M., Mori, A., Fujimura, H. and Katayama, H.: Development of novel micro-sensor of disposable chips with oxygen enrichment by pre-electrolysis for monitoring blood glucose, Electrochim. Acta, **44**, pp. 3839-3848（1999）
52) 七里元亮：人工膵島―過去，現在，未来，医工学治療，**10**, p.130（1998）
53) 七里元亮：人工膵島の開発と血糖値の最適制御― BME 工学から遺伝子工学へ―，糖尿病，**35**, p.65（1992）
54) 吉見靖夫，金森敏幸，酒井清孝，菊池　眞：電気化学発光を利用した高感度型グルコースセンサの開発，人工臓器学会要旨集 p.82（1991）
55) 鈴木周一：バイオセンサー，p.206 講談社（1995）
56) 末永智一，西澤松彦，内田　勇：光導波路法による物質センシング，化学工業，p.859（1993）
57) 岡林　理，星野　洋，鈴木　憲，岡野光夫，桜井靖久：非酵素グルコースセンサー，第 33 回日本エム・イー学会大会要旨集 p.252（1994）
58) 上村毅郎，榊田典治，西田健朗，今野由美，上原昌哉，七里元亮：カロコゲナイド光ファイバーを導入した赤外分光計による非侵襲的血糖値計測法開発，医工学治療，**11**, p.294（1999）
59) 水島　裕：DDS の進歩 1995-1996，pp.148-152，中山書店（1995）
60) 岩田博夫：人工物と生体とのインターフェース，化学，**43**, p.428（1998）

第 6 章

1) Tojo, K., Sun, Y., Ghannam, M. M. and Chien, Y. W.: Characterization of a membrane permeation system for controlled drug delivery studies, AIChE J. 31, pp.741-746（1985）
2) Tojo, K., Chiang, C. C. and Chien, Y. W.: Drug permeation across the skin: effect of penetrant hydrophilicity, J. Pharm. Sci., 76, pp.123-126（1987）
3) Tojo, K.: Intrinsic release rate from matrix-type drug delivery systems, J. Pharm. Sci. 74, pp.685-687（1985）
4) 東條角治：マトリックス型ドラッグデリバリーの数学シミュレーション，粉体工学会誌，21, pp.490-495（1984）
5) Hsieh, D. S., Rhine, W. D. and Langer, R.: Zero-order controlled-release polymer matrices for micro- and macromolecules, J. Pharm. Sci. 72, pp.17-22（1983）
6) Lipper, R. A. and Higuchi, W. I.: Analysis of theoretical behavior of a proposed zero-order drug delivery, J. Pharm. Sci. 66, pp.163-164（1977）
7) Folkman J. and Long, D. M.: J. Surg. Res., 4, pp.139-142（1964）
8) Kincl, F. A., Benagiano, B. and Angee, I.: Steroids, 11, p.673（1968）
9) Ulman, K. L. and Lee, C. L.: Drug permeability of modified silicone polymers III. Hydrophilicd pressure sensitive adhesives for transdermal controlled drug release applications, J. Cont. Rel. 10, pp.273-281（1989）
10) Ulman, K. L., Gornowicz, G. A., Larson, K. R. and Lee, C. L.: Drug permeability of modified

silicone polymers I silicone-organic block copolymers. J. Cont. Rel. 10. pp.251-260 (1989)
11) Ulman, K. L., Larson, K. R., Lee, C. L. and Tojo, K.: Drug permeability of modified silicone polymers II Silicone-organic graft copolymers, J. Cont. Rel., 10, pp.261-271 (1989)
12) 小野秀典，東條角治：新しい経皮治療システムの開発，ケミカルエンジニアリング，42(7), pp.505-511 (1997)
13) Heller, J.: Biomaterials, 1, pp.51-57 (1980)
14) 小堀 深，酒井清孝，横山昌幸，岡野光夫：刺激応答性高分子によるインテリジェント薬物送達システム，医工学治療，12, pp.680-683 (2000)
15) 加藤功一：pH 変化に応答する高分子担体の開発とその応用，薬事日報，p.21, 1998年10月5日号
16) 柳瀬 貢，新海政重，本多裕之，小林 猛：機能性磁性微粒子を用いたガン温熱療法，化学工学シンポジウムシリーズ 55, 治療と診断のシステム，pp.5-8 (1997)
17) Theeuwes, F.: The elementary osmotic pump, J. Pharm. Sci. 64, pp.1987-1991 (1975)
18) Tojo, K., Chiang, C. C., Doshi, U. and Chien, Y. W.: Stratum corneum reservoir capacity affecting dynamics of transdermal drug delivery, Drug Dev. Ind. Pharm. 14, pp.561-572 (1988)
19) 森 大輔，東條角治：経皮治療システム設計用体内動態シミュレーションソフトウエア：SKIN-CAD™, PharmTechJapan (2001)
20) 木村英也，小椋祐一郎：眼科でのドラッグデリバリーシステム，増田寛次郎監修眼科の最先端，p.52, 先端医療技術研究所 (1999)
21) 望月 学：眼内埋め込み型ガンシクロビル制御放出製剤による CMV 網膜炎の治療，医工学治療，12, pp.692-694 (2000)
22) Yamakawa, I., Ishida, M., Kato, T., Ando, H. and Asokawa, H.: Release behavior of poly (Lactic acid-co-glycolic acid) implants containing phosphothioate oligodeoxynucleotide. Biol. Pharm. Bull., 20, pp.455-459 (1997)
23) 東條角治：マトリックス型及びレザバー型高分子ポリマー DDS からの薬物放出制御，医工学治療，12, pp.689-691 (2000)
24) Tojo, K.: Ophthalmic drug delivery by prodrug bioconversion, DN&P, 8(7), pp.409-416 (1990)
25) Hikima, T., Yamada, K., Kimura, T., Maibach, H. I., Tojo, K.: Comparison of skin distribution of hydrolytic activity for bioconversion of B-estradiol 17-acetate between man and several animals *in vitro*, pharm. Res. 54, pp.155-160 (2002)
26) Smolensky, M. H., Labrecque, G.: Chronotherapeutics, Pharm News, 4(2), pp.10-16 (1997)
27) 東條角治：薬物送達システムの展望：時間制御型製剤，医薬ジャーナル，35, pp.106-111 (1999)
28) 小野秀典，喜田由香，尾道博美，村岡賢一，東條角治：時間制御型経皮治療システム，化学工学論文集，25, pp.233-236 (1999)
29) 赤木亮之，小野秀典，村岡賢一，山下明泰，東條角治：医工学治療における薬物送達システム；電場による薬物皮膚吸収の時間制御，医工学治療，11, pp.622-625 (1999)
30) Heilmann, K.: Therapeutic systems, Georg Thieme Pub. Stuttgart (1978)

索　　引

【あ】

アクティブターゲティング	166
アシアロ糖タンパク質	87
圧力損失	22
アルブミン	25

【い】

異種免疫反応	82, 106
遺伝子工学	1
遺伝子操作	143
医用工学	2
医用材料	6
入口酸素飽和度	42
医療技術	1
インスリン依存型糖尿病	110
インスリン非依存型糖尿病	110
インプラント型	77, 87

【う】

ウォマースリ数	51

【え】

液膜型	31
エストラジオール	160
エチレンオキサイドガス	18
エチレン-酢酸ビニル共重合体	153
エチレンビニルアルコール共重合体	23
遠位尿細管	7

【お】

オキシヘモグロビン解離曲線	34
温度感受性ポリマー	87

【か】

外シャント	15
回転円筒型透析器	15
外部灌流膜型人工肺	65
化学プラント	2
拡散係数	147
拡散透過係数	16
過酸化水素電極	119
ガス透過膜	22
ガス輸送効率	32
カルボキシル基	26
肝細胞	70, 81
——の培養方法	88
ガンシクロビル	163
監視装置	17
肝小葉	71
肝スライス	79
肝臓の機能	72
肝臓の構造	71
肝臓病	74
眼内挿入剤	162
肝非実質細胞	71, 84
肝不全の定義	74
肝補助療法	76
ガンマ線滅菌	18

【き】

気体分離膜	4
基底膜	9
気泡型	31
逆浸透装置	18
逆浸透膜	4, 22
キャニスタ	18
球状組織体（スフェロイド）培養	89
球状組織体（スフェロイド）培養法	97
弓状動脈	9
急性肝不全	74
吸　着	4
境膜物質移動係数	21
近位尿細管	7
均質膜	27
銀電極還元電流型血糖値モニタ	136

【く】

グルコース感応膜	122
グルコースセンサ	112
クレアチニン	22
グレツ数	54
クロニジン	160

【け】

携帯型	27
携帯型人工膵臓	139
経皮吸収製剤	160
経皮治療システム	154
経皮的吸収薬物治療システム	6
劇症肝炎	74
血液灌流型	100
血液吸着	4, 78
血液浄化療法	2, 78
血液側境膜抵抗	15
血液側抵抗	40
血液貯留量	22
血液透析	4, 78
血液透析濾過	4
血液ポンプ	19
血液漏出	22
血液濾過	4
血管内留置型	65
結合酸素量	34
血漿灌流型	100
血漿吸着	4
血漿交換	1, 78
血漿交換システム	103
血漿水	10
結晶性	23
血漿成分分離	4
血漿バイパスライン	103
血漿分離	4
血清の漏洩	56
血清病	82
限外濾過膜	4, 22
懸濁培養	88

【こ】

コイル型透析器	15, 18
高圧蒸気滅菌	18
孔径分布	25
抗血栓性	28
高性能透析膜	25
酵素電極	113
酵素反応速度	114
高分子化学	6
呼吸商	41
固定化酵素	114
コーティング剤	159
コラーゲンゲル	94
コラーゲンゲルサンドイッチ培養	89
コロイド浸透圧	9
コンプライアンス	19

【さ】

再吸収	12
再生セルロース	23
細胞外マトリックス	85
酢酸セルロース	23
挫滅症候群	1
残血	22
酸素加	34
酸素解離曲線	34
酸素加器	34
酸素消費	91
酸素電極	119
酸素発生型簡易血糖値モニタ	137
酸素付加	34
酸素分圧	34
酸素飽和度	34
酸素有効拡散係数	35
酸素容量	34

【し】

時間制御型 DDS	168
時間治療	168
糸球体	9
糸球体濾過流量	9
子宮内挿入剤	154
刺激応答性高分子基剤	157
支持層	29
持続性経口製剤	157
持続的外来腹膜透析	3
糸束率	22
シャーウッド数	45
邪魔板	21
集合管	7, 11
術後肝不全	75
受動輸送	7
シュミット数	34
硝酸イソソルビド	160
晶質領域	24
上皮細胞	9
シリコーンエラストマー	153
腎盂	11
人工関節	4
人工肝臓	3, 69
人工肝臓モジュール	90, 92
人工血液	1
人工食道	4
人工心臓	4
人工腎臓	1
人工膵臓	3
人工膵臓システム	5, 111
人工臓器	2
人工的肝機能補助装置	5
人工肺	3
人工膜	4
腎静脈	9
腎臓	7
腎臓移植	12
心臓病治療薬	155
心電図	2
浸透圧	8
腎動脈	9
心拍出量	9

【す】

膵島	111
スカフォルド	84
スキン層	29
スケールアップ	99
スコポラミン	160
スペーサ	21
スポンジ構造	28

【せ】

制限透過膜	126
静止境界層	148
生体環境条件	172
生体機能代行装置	4
生物機能の模倣度	171
生体現象	1
生体情報素子	172
生体適合性	6, 25, 84
生体適合膜	126
生体の恒常性	168
生体膜	4
生体リズム	170
性能評価	42
生物学的利用能	158
生分解性高分子	155
精密濾過膜	4, 22
積層型透析器	15, 20
セルロース	23
セロイジン	12
セロファン	15, 22
全肝灌流型人工肝臓	76, 79
センシングモデル	127
前進接触角	58
全身的薬物治療システム	5
前進粘着張力	58
全体分解	155
選択性	15
選択透過膜	122
せん断誘導輸送	36

【そ】

総括物質輸送係数	32
装着型	27
相当直径	21
促進拡散	36
組織工学・再生医工学	6
疎水性高分子	33
ソーセージケーシング	15

【た】

体液量	8
体外循環回路	17, 43
体外循環システム	100
体外循環負荷	102
大孔径化	27
体内半減期	151
滞留時間	53
多管式熱交換器	21
ターゲティング	166
ターゲティング機能	5
蛇行管	48
多孔質体	86, 92
脱酢酸法再生セルロース膜	16
炭酸ガス解離曲線	37
炭酸脱水酵素	39
胆汁	73
胆汁酸	74
単層培養	88
タンパク質代謝産物	8

【ち】

知能性製剤	171
緻密斑	9
中空糸	86, 95, 96
中空糸型透析器	15, 16, 20
中空糸透析膜	16, 21
中分子仮説	3, 16
中分子量物質	16
チューブ	18
聴診器	2
腸内細菌	159
直接血液灌流	4

【つ】

ツインコイル型透析器	16
使い捨て血糖値モニタ	134
使い捨ての透析器	15

【て】

ディーン数	49
テストステロン	160
電解質組成	8
電解質代謝	8
添加剤	161
電気化学計測	113

点滴	1	ハイドロゲル	153	【へ】	
【と】		ハイブリッド型人工肝臓	5,70	平面透析膜	19
		ハイブリッド型人工膵臓		ヘパリン	15
透過係数	147		5,112,140	ペプチド医薬	159
透過促進剤	161			ヘモグロビン	34
透析	4	ハイブリッド型人工臓器	4	偏流	21
透析液供給装置	17,18	肺胞	31	ヘンレ係蹄	7
透析液側境膜抵抗	15	薄膜化	27		
透析液粉末	18	破断強度	22	【ほ】	
透析器	7,17	発汗	11	膀胱	11
透析膜	4,7,22	パッシブターゲティング	166	傍糸球体細胞	9
透析膜外因子	15	針型先端感応式センサ	129	傍糸球体装置	9
透析膜内因子	15	針型側面感応式センサ	130	ポッティング部	21
等電点	10	半透膜	22	ボーマン腔	9
糖尿病	110	反応面進行モデル	37	ボーマン嚢	9
ドナー不足	69	汎用プラスチック	29	ホメオスタシス	8
ドナンの膜平衡	10			ポリアクリロニトリル	23
ドラッグデリバリーシステム	143	【ひ】		ポリウレタン発泡体	92,98
トランスポータ	146	皮下組織液	121	ポリエステル系ポリマーアロイ	23
		微孔性膜	33	ポリスルホン	23
【な】		非晶質領域	24	ポリ乳酸	156
内蔵型人工腎臓	27	非対称膜	28	ポリ乳酸-グリコール酸共重合体	
内皮細胞	9	ヒト肝臓由来細胞株	83		157
		ヒドロキシメチル基	26	ポリメチルメタクリレート	23
【に】		標準静脈血条件	42	ホルマリン	18
ニコチン	160	標的指向型経口製剤	159	ホルモン分泌	8
2-コンパートメントモデル	150	標的でのアベイラビリティ	172	ポンプ	17
二酢酸	27	ビリルビン	74		
二次流れ	47	ヒルジン	12	【ま】	
二重構造膜	33			マイクロカプセル封入培養	89
2層膜モデル	149	【ふ】		マイクロキャリア	94
日内変動	167	ファウリング	10	マイクロキャリア付着培養	89
ニトログリセリン	160	フィルム型	31	マイクロ人工肝臓	6
尿管	11	フィン	21	マイクロ人工腎臓	6
尿素	22	フェンタニル	160	マイクロダイアリシス法	131
尿毒症	12	不感蒸泄	11	曲り管内流れ	47
		複合膜	127	膜型人工肺	31
【ね】		腹膜透析	4	膜限界	41
ネフロン	8	ふさ状モデル	24	膜抵抗	15,41
粘性点眼剤	162	フサン	106	膜デザイン	122
		不死化肝細胞株	83	膜透過特性	123
【の】		不織布	86,92,96	膜の選択透過性	125
濃縮透析液原液	18	物質移動	8,15	膜のぬれ特性	58
能動輸送	7,146	物質移動係数	148	膜分離	4
乗物酔予防薬	155	物質保存式	60	末期腎不全	12
		ブラックボックス	16	マトリックス型製剤	152
【は】		ブリッジユース	76	慢性肝不全	74
バイオアベイラビリティ	158,172	ふるい分け	22		
バイオミミクリー	171	プロドラッグ	164	【む】	
バイオミメティックス	3	プロビタミン	165		
バイオメディカルエンジニアリング		分配係数	147	無菌水	22
（医用工学）	2	分泌	12	無次元長さ	45
バイオリアクタ	1	分布容積	150		

【め】

メディエータ型簡易血糖値モニタ	134
免疫吸着	4
面積・時間仮説	16

【や】

薬剤送達システム	3
薬物送達システム	5
薬物投与法	5
薬物放出制御機能	5

【ゆ】

有効濾過圧	9

輸液技術	1
輸出細動脈	9
輸送現象論	45
輸送体	36
輸入細動脈	9

【よ】

葉間動脈	9
溶質透過流束	10

【ら】

ランダム構造	28

【り】

リポソーム	166

利用効率	144
緑内障治療薬	155
臨床試験	1

【れ】

レザバー型製剤	153
レトロウイルス	82

【ろ】

濾過	4
濾過係数	9, 16
濾過率	10

【A】

ADME	150

【B】

β_2-ミクログロブリン	25
bioavailability	172
bulk erosion	155

【C】

C 3 A	83
C 3 A 細胞株	94
central supply 方式	18
CMV 網膜炎	163

【D】

DDS	143

【E】

ECMO	33
ELSO	65
EVA	153

【F】

Fick の第一法則	146

【H】

HepG 2	83
homeostasis	168
Huh-6	83

【I】

in vitro	157
in vivo	157

【N】

NF 膜	22
Norplant	154

【O】

Ocusert	163
OROS	158

【P】

PDMS	153
pH 値	8
PLA	156
PLGA	157

【S】

SKIN-CAD™	161
standard Kiil 型透析器	15, 19
Staverman の反発係数	16

【T】

target availability	172

【V】

V-A バイパス方式	43
visking tube	16
Vitrasert	163

—— 編著者略歴 ——

酒井　清孝（さかい　きよたか）
1965年　早稲田大学理工学部応用化学科卒業
1970年　早稲田大学大学院博士課程修了（化学工学専攻）
　　　　工学博士
1970年　静岡大学専任講師
1972年　静岡大学助教授
1973年　早稲田大学助教授
1978年　早稲田大学教授
　　　　現在に至る
1983年　Cleveland Clinic 人工臓器研究所客員教授
1990年　University of Texas at Austin 客員教授

人工臓器（II）—代謝系人工臓器—
Artificial Organ (II) — Artificial Metabolic Organ —

© (社)日本エム・イー学会　2003

2003年8月8日　初版第1刷発行

検印省略	編　　者	社団法人　日本エム・イー学会 東京都文京区本駒込5-16-9
	発 行 者	株式会社　コロナ社
	代 表 者	牛来辰巳
	印 刷 所	新日本印刷株式会社

112-0011　東京都文京区千石4-46-10
発行所　株式会社　コロナ社
CORONA PUBLISHING CO., LTD.
Tokyo　Japan
振替 00140-8-14844・電話 (03)3941-3131(代)

ホームページ http://www.coronasha.co.jp

ISBN 4-339-07173-0　　（藤田）　　（製本：愛千製本所）
Printed in Japan

無断複写・転載を禁ずる
落丁・乱丁本はお取替えいたします

ME教科書シリーズ

(各巻B5判)

- ■(社)日本エム・イー学会編
- ■編纂委員長　佐藤俊輔
- ■編纂委員　稲田　紘・金井　寛・神谷　瞭・北畠　顕・楠岡英雄
  戸川達男・鳥脇純一郎・野瀬善明・半田康延

	配本順	書名	著者	頁	本体価格
A-1	(2回)	生体用センサと計測装置	山越・戸川共著	256	4000円
A		生体信号処理	佐藤俊輔編著		近刊
B-1	(3回)	心臓力学とエナジェティクス	菅・高木・後藤・砂川編著	216	3500円
B-2	(4回)	呼吸と代謝	小野功一著	134	2300円
B-3	(10回)	冠循環のバイオメカニクス	梶谷文彦編著	222	3600円
B-4	(11回)	身体運動のバイオメカニクス	石田・廣川・宮崎・阿江・林 共著	218	3400円
B-5	(12回)	心不全のバイオメカニクス	北畠・堀編著	184	2900円
B-6	(13回)	生体細胞・組織のリモデリングのバイオメカニクス	林・安達・宮崎共著	210	3500円
B-7	(14回)	血液のレオロジーと血流	菅原・前田共著	150	2500円
C-1	(7回)	生体リズムの動的モデルとその解析 ―MEと非線形力学系―	川上　博編著	170	2700円
C		感覚情報処理	安井湘三編著		近刊
D-1	(6回)	核医学イメージング	楠岡・西村監修 藤林・田口・天野共著	182	2800円
D-2	(8回)	X線イメージング	飯沼・舘野編著	244	3800円
D-3	(9回)	超音波	千原國宏著	174	2700円
E-1	(1回)	バイオマテリアル	中林・石原・岩崎共著	192	2900円
E-3	(15回)	人工臓器（II） ―代謝系人工臓器―	酒井清孝編著	200	3200円
F-1	(5回)	生体計測の機器とシステム	岡田正彦編著	238	3800円

以下続刊

	書名	著者		書名	著者
A	生体電気計測	山本尚武編著	A	生体用マイクロセンサ	江刺正喜編著
A	生体光計測	清水孝一著	B	循環系のバイオメカニクス	神谷瞭編著
B	肺のバイオメカニクス ―特に呼吸調節の視点から―	川上・西村編著	C	生体リズムとゆらぎ ―モデルが明らかにするもの―	山本光璋編著
C	脳磁気とME	上野照剛編著	D	画像情報処理（I） ―解析・認識編―	鳥脇純一郎編著
D	画像情報処理（II） ―表示・グラフィックス編―	鳥脇純一郎編著	D	MRI・MRS	松田・楠岡編著
E	電子的神経・筋制御と治療	半田康延編著	E	治療工学（I）	橋本大定著
E	治療工学（II）	菊地眞編著	E	人工臓器（I） ―呼吸・循環系の人工臓器―	井街・仁田編著
E	生体物性	金井寛著	E	細胞・組織工学と遺伝子	松田武久著
F	地域保険・医療・福祉情報システム	稲田紘編著	F	臨床工学(CE)とME機器・システムの安全	渡辺敏編著
F	医学・医療における情報処理とその技術	田中博著	F	福祉工学	土肥健純編著
F	病院情報システム	野瀬善明著			

定価は本体価格＋税です。
定価は変更されることがありますのでご了承下さい。

図書目録進呈◆